中医适宜技术操作入门丛书

U0265495

图解

火针疗法

第二版

◎ 总　主　编　张伯礼

◎ 副总主编　郭　义　王金贵

◎ 主　审　贺　林

◎ 主　编　李　岩　周　震　贺小靖

中国健康传媒集团

中国医药科技出版社

内 容 提 要

本着"看得懂、学得会、用得上"的编写原则，本书重点突出火针的临床操作技术及相关知识。此次修订在上一版基础上，新增病种 12 种，增加小视频 31 个，全书图文并茂，操作视频用二维码的形式附于正文相应位置，方便实用，真正实现"看得见的操作、听得见的讲解"。本书适于广大针灸临床工作者、基层医师及中医爱好者参考使用。

图书在版编目（CIP）数据

图解火针疗法 / 李岩，周震，贺小靖主编 . — 2 版 . — 北京：中国医药科技出版社，2021.10

（中医适宜技术操作入门丛书）

ISBN 978-7-5214-2667-0

Ⅰ . ①图… Ⅱ . ①李… ②周… ③贺… Ⅲ . ①火针疗法—图解 Ⅳ . ① R245.31-64

中国版本图书馆 CIP 数据核字（2021）第 156619 号

本书视频音像电子出版物专用书号：
ISBN 978-7-88728-279-8

美术编辑 陈君杞

版式设计 也 在

出版	**中国健康传媒集团** | 中国医药科技出版社
地址	北京市海淀区文慧园北路甲 22 号
邮编	100082
电话	发行：010 - 62227427　邮购：010 - 62236938
网址	www.cmstp.com
规格	710 × 1000mm $\frac{1}{16}$
印张	21 $\frac{1}{2}$
字数	395 千字
初版	2017 年 10 月第 1 版
版次	2021 年 10 月第 2 版
印次	2024 年 4 月第 3 次印刷
印刷	北京侨友印刷有限公司
经销	全国各地新华书店
书号	ISBN 978-7-5214-2667-0
定价	**68.00 元**

获取新书信息、投稿、为图书纠错，请扫码联系我们。

王序

中医药是中国古代科学技术的瑰宝，是打开中华文明宝库的钥匙。一直以来，中医药以独特的理论、独特的技术在护佑中华民族健康中发挥着独特的作用。正如习近平总书记在全国卫生与健康大会上所强调的，中医药学是我国各族人民在长期生产、生活和同疾病做斗争中逐步形成并不断丰富发展的医学科学，是我国具有独特理论和技术方法的体系。

"千淘万漉虽辛苦，吹尽狂沙始见金。"从针刺到艾灸，从贴敷到推拿，从刮痧到拔罐，这些技术经过历史的筛选，成为中医药这个宝库中的珍宝，以其操作便捷、疗效独特、安全可靠受到历代医家的青睐，并深深地融入人民群众的日常生活中。这些独特的技术不仅成为中医药独特的标识基因，更成为人民群众养生保健、疗病祛疾的重要选择。

党的十八大以来，以习近平同志为核心的党中央把中医药提升到国家战略高度、作为建设健康中国的重要内容，提出了一系列振兴发展中医药的新思想、新论断、新要求，谋划和推进了一系列事关中医药发展的重大举措，出台了《中华人民共和国中医药法》，印发了《中医药发展战略规划纲要（2016—2030年）》，建立了国务院中医药工作部际联席会议制度，发表了《中国的中医药》白皮书，推动中医药从认识到实践的全局性、深层次的变化。

刚刚胜利闭幕的党的十九大，作出了"坚持中西医并重，传承发展中医药事业"的重大部署，充分体现了以习近平同志为核心的党中央对中医药工作的高度重视和亲切关怀。这为我们在新时代推进中医药振兴发展提供了遵循、指明了方向。

习近平总书记指出，坚持中西医并重，推动中医药与西医药协调发展、相互补充，是我国卫生与健康事业的显著优势。近年来，我们始终坚持以人民为中心的发展思想，按照深化医改"保基本、强基层、建机制"的要求，在基层建立中医馆、国医堂，大力推广中医适宜技术，提升基层中医药服务能力。截至2016年底，97.5%的社区卫生服务中心、94.3%的乡镇卫生院、83.3%的社区卫生服务站和62.8%的村卫生室能够提供中医药服务。"十三五"以来，我们启动实施了基层中医药服务能力提升工程"十三五"行动计划，把大力推广中医适宜技术作为工作重点，并提出了新的更高的要求。

在世界中医药学会联合会中医适宜技术评价与推广委员会、中国健康传媒集团和天津中医药大学的大力支持下，张伯礼院士、郭义教授组织专家对21种中医适宜技术进行了系统梳理，包括拔罐疗法、推拿罐疗法、皮肤针疗法、火针疗法、刮痧疗法、耳针疗法、电针疗法、水针疗法、微针疗法、皮内针疗法、子午流注针法、刺络放血疗法、穴位贴敷疗法、穴位埋线疗法、艾灸疗法、自我康复推拿、小儿推拿、推拿功法、伤科病推拿、内科病推拿、食养食疗法，从基础理论、技法介绍、临床应用等方面详细加以阐述，编纂成《中医适宜技术操作入门丛书》。该丛书理论性、实用性、指导性都很强，语言通俗，图文并茂，还配有操作视频，适合基层医务工作者和中医爱好者学习使用。

希望这套丛书能够让中医适宜技术"飞入寻常百姓家"，更好地造福人民群众健康，为健康中国建设作出贡献。

国家卫生计生委副主任
国家中医药管理局局长
中华中医药学会会长
2017 年 10 月

张序

2016 年 8 月，全国卫生与健康大会在北京召开。这是新世纪以来，具有里程碑式的卫生工作会议，吹响了建设健康中国的号角。习近平总书记出席会议并发表重要讲话。他强调，没有全民健康，就没有全面小康。要把人民健康放在优先发展的战略地位，以普及健康生活、优化健康服务、完善健康保障、建设健康环境、发展健康产业为重点，加快推进健康中国建设，为用中国式办法解决世界医改难题进行了具体部署。

习近平总书记指出，在推进健康中国建设的过程中，要坚持中国特色卫生与健康发展道路。预防为主，中西医并重，推动中医药和西医药相互补充、协调发展，努力实现中医药健康养生文化的创造性转化、创新性发展。中医药要为健康中国建设贡献重要力量。

中医药学是中华民族在长期生产与生活实践中认识生命、维护健康、战胜疾病的经验总结，是中国特色卫生与健康的战略资源。广大人民群众在数千年的医疗实践中，积累了丰富的防病治病经验与方法，形成了众多有特色的中医实用适宜技术。前几十年，由于以药养医引致过度检查、过度医疗，使这些适宜技术被忽视，甚至丢失。这些技术简便验廉，既可以治病，也可以防病保健；既可以在医院使用，也可以在社区家庭应用，在健康中国的建设中大有可为，特别是对基层医疗单位具有重要的实用价值。

　　记得 20 世纪六七十年代有一本书，名为《赤脚医生手册》，这本深紫色塑料皮封面的手册，出版后立刻成为风靡全国的畅销书，赤脚医生几乎人手一册。从常见的感冒发热、腹泻到心脑血管疾病和癌症；从针灸技术操作、中草药到常用西药，无所不有。在长达 30 年的岁月里，《赤脚医生手册》不仅在经济不发达的缺医少药时代为我们国家培养了大量赤脚医生和基层工作人员，解决了几亿人的医疗问题，立下汗马功劳，这本书也可以说是全民健康指导手册。

　　编写一套类似《赤脚医生手册》的中医适宜技术丛书是我多年的夙愿。现在在医改深入进程中，恰逢其时。因此，我们组织天津中医药大学有关专家，在世界中医药学会联合会中医适宜技术评价和推广委员会、中国针灸学会刺络与拔罐专业委员会的大力协助下，在中国医药科技出版社的支持策划下，对千百年来医家用之有效、民间传之已久的一些中医适宜技术做了比较系统的整理，并结合医务工作者的长期实践经验，精心选择了 21 种中医适宜技术，编撰了这套《中医适宜技术操作入门丛书》。

　　丛书总体编写的原则是：看得懂，学得会，用得上。所选疗法疗效确实，安全性好，针对性强，重视操作，力求实用，配有技术操作图解，清晰明了，图文并茂，并把各技术操作方法及要点拍成视频，扫二维码即可进入学习。本丛书详细介绍了各种技术的操作要领、操作流程、适应证和注意事项，以及这些技术治疗的优势病种，使广大读者可以更直观地学习，可供各级医务工作者及广大中医爱好者选择使用。当然，书中难免会有疏漏和不当之处，敬请批评指正，以利再版修正。

中国工程院院士

天津中医药大学校长

中国中医科学院院长

2017 年 7 月

前言

中医是中华民族在长期的生产与生活实践中认识生命、维护健康、战胜疾病的宝贵经验总结。广大人民群众在数千年的医疗实践中积累了丰富的防病治病的方法，从而形成了众多中医特有的实用疗法。它们是我国传统医学宝库中的一大瑰宝，也是中医学的重要组成部分。

为了继承和发扬这些中医特有的宝贵经验，普及广大民众的医学保健知识，满足广大民众不断增长的自我保健需求，中国医药科技出版社和世界中医药学会联合会组织有关专家，根据中医药理论，对千百年来民间传之已久、医家用之于民、经实践反复验证而使用至今的一些中医实用技术做了系统整理，并结合医务工作者们的长期实践经验，精心选择了 21 种中医实用疗法，编撰了这套《中医适宜技术操作入门丛书》。

本丛书所选疗法疗效确实，针对性强，有较高的实用价值。本着"看得懂，学得会，用得上"的原则，我们在编写过程中重视实用和操作，文中配有操作技术的图解，语言表达生动具体、清晰明了，力求做到图文并茂，并把各技术操作方法及要点拍成视频，主要阐述它们的技术要领、规程、适应证和注意事项，使广大读者可以更直观更简便地学习各种技术的具体操作流程。这些适宜技术不但能够保健治病，在关键时刻还可以救急保命，具有疗效显著、取材方便、经济实用、操作简便、不良反应少等特点，非常适合基层医疗机构推广普及，有的疗法老百姓也可以在医生的指导下用来自我治病和保健。

本丛书在编写过程中得到了世界中医药学会联合会和中国医药科技出版社的大力支持，中医界众多同道也提出了许多有建设性的建议和指导，由于条件有限，未能一一列出，在此我们深表谢意。由于编者水平有限，书中难免会有疏漏和不当之处，敬请批评指正。

丛书编委会

2017 年 7 月

编写 说明

《图解火针疗法》自 2017 年刊印以来，已印刷 3 次，共计 13000 册，以其"看得懂，学得会，用得上"的特点，深受针灸医师及广大针灸爱好者的欢迎。该书出版以来不仅指导临床，更用于教学，编者以本书为底稿录制了

扫一扫，看慕课视频

视频慕课《火针疗法临床应用》，课程已在"学堂在线"平台正式运行。

火针疗法是一种古老且独特的针灸疗法，为更好地服务于患者，编者在临床与教学工作中不断扩展其应用范围，并积累了一定的经验。所得之余，对恩师首届国医大师贺普仁教授"生资困学"的赠言有了进一步的感悟，也理解了恩师所言"正人正己"的为医初心，及"须以困勉之功，志大人之学"的为学读悟。《图解火针疗法》出版 4 年来，也得到杏林同道的指正。鉴于困学所得及第一版缺憾之处，编者决定对该书进行修订、更新和再版。

《图解火针疗法 (第二版)》中，沿袭了第一版的体例，全书分为基础篇、技法篇、临床篇三部分。在基础篇中，对部分内容的语言描述进行修订。在技法篇中，本版结合临床操作经验对施术要求、烧针要点、针刺注意事项、进针控温问题及针刺选穴原则进行了修订补充。在临床篇中，本版共新增疾病 12 种：内科病证章节中新增火针治疗中风后尿潴留、中风后郁证、瘖痱 3 种疾病，骨伤科病证章节中新增火针治疗跟腱

炎，外科病证章节中新增火针治疗脂肪瘤、结缔组织外痔 2 种疾病，皮肤科病证章节中新增火针治疗传染性软疣，妇科、男科病证章节中新增火针治疗前庭大腺炎、产后乳少、子宫脱垂、压力性尿失禁 4 种疾病，五官科病证章节中新增火针治疗颞下颌关节紊乱综合征。治疗方法相似的病种，择其要者进行介绍，其他同类疾病以附篇加 ★ 的形式列出。

为体现本书"看得见的操作，听得见的讲解"的编写特点，《图解火针疗法 (第二版)》对临床篇视频学习资源进行了扩充，编委会选择了临床有效、特色鲜明的疾病进行了操作视频的录制，新增火针治疗疾病视频共 31 个，丰富了本书图视学习内容。

同时，为方便广大读者更直观、更便捷地学习火针疗法，本书将《火针疗法临床应用》慕课作为完整内容对《图解火针疗法 (第二版)》予以配套，课程由主编李岩主任医师、周震教授主讲，两位均为首届国医大师贺普仁教授弟子，在继承贺老对火针疗法贡献的基础上，结合他们这些年对火针的应用，设置了经典理论与临床经验相结合的十一个篇章内容，全面系统从"理、法、方、术"四个方面对火针疗法进行了深入浅出的讲解。该课程已在"学堂在线"平台免费开放，读者可于每个自然学期内随时反复学习。

著名国学大师王国维提出做学问的三个境界："'昨夜西风凋碧树。独上高楼，望尽天涯路'，此第一境也；'衣带渐宽终不悔，为伊消得人憔悴'，此第二境也；'众里寻他千百度，蓦然回首，那人却在灯火阑珊处'，此第三境也"。对于火针疗法的应用，编者既守火针疗法温通之正，又创火针疗法应用之新，意在追求火针疗法应用更高的境界，然而虽白璧有瑕，终瑕不掩瑜。敬请各位同道再指正，正所谓"若夫匡谬正讹，仍有望于博雅君子"。

编 者

2021 年 7 月

目录
CONTENTS

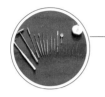

001~020

基础篇

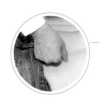

图解 火针疗法
TUJIE HUOZHEN LIAOFA

021~050

技法篇

技法篇

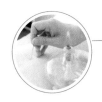

051~319

临床篇

临床篇

临
床
篇

临床篇

临
床
篇

火针疗法

特色鲜明、疗效确切，自古
以来就是针灸学的一个重要组成部分。
在数千年发展与积淀的过程中，形成了比较
系统的理论体系。我们应该更好地继承古代火针
疗法的经验，使这一古老且独特的针灸疗法得到发展
与推广，从而造福于广大患者。古代将火针疗法称为
"焠刺"，火针称为"燔针""焠针""大针""白针"等。
火针疗法的特点是：利用钨基高密度硬质合金材料制成
的针具，烧红火针针体，按一定刺法迅速刺入人体选
定部位，从而达到祛疾除病的目的。火针疗法属于
"贺氏针灸三通法"中"温通法"的内容，而
"火针刺络放血"又是"贺氏针灸三通法"
中"强通法"的一部分。

基础篇

关键词

○ 贺氏针灸三通法
○ 温通法
○ 火针疗法
○ 历史源流
○ 治病机制
○ 功效作用

第一章 历史源流

自有文字记载至今，火针疗法已发展应用两千多年，经历了简陋的工具、原始的操作方法等历程，通过历代医家的改进、发展和完善，火针针具及其操作方法逐步规范，其临床应用范围也得到了拓宽，已成为针灸疗法中独特的治疗体系。

 肇始于
秦汉

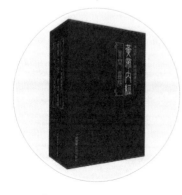

图 1-1 《黄帝内经》

《黄帝内经》（图 1-1）对火针疗法有了较为系统的认识，第一次明确记载了该疗法的名称、针具、刺法、适应证、禁忌证等内容。笔者从大量文献中考证：《黄帝内经》中所称之"大针"实为"火针"误书。《灵枢·九针十二原》云："九曰大针，长四寸……大针者，尖如梃，其锋微员"，此针针身粗大、针尖微圆，适应于高温、速刺的要求，此记述实为火针。《黄帝内经》也将火针称为"燔针""焠针"。《素问·调经论》曰："病在骨，焠针药熨"；《灵枢·官针》中云："凡刺有九……九曰焠刺；焠刺者，刺燔针则取痹也"。可见火针疗法被称为"焠刺"。《黄帝内经》中提到火针疗法的适应证有四种：痹证、寒证、经筋病、骨病。此外也提到火针疗法的禁忌证，如《灵枢·经筋》云："焠刺者，刺寒急也，热则筋纵不收，无用燔针"，可见在当时热证是火针疗法的禁忌证。

自《黄帝内经》以降，火针疗法广为历代医家所用，其适用范围不断扩大。从《伤寒论》（图1-2）中多次提到误用火针的例子可以推知，火针疗法至汉代在临床上的应用已经相当广泛，甚至发生误用或滥用的现象，书中也多次提及火针疗法的禁忌及误用后的处理。《伤寒论》肯定了火针疗法的治疗作用，取其具有温热作用之义，将火针称为"烧针""温针"，在《黄帝内经》的基础上，进一步丰富了火针疗法的内容，指出火针可以助阳发汗以散除外邪，用以治疗伤寒表证。

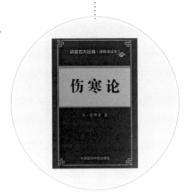

图 1-2　《伤寒论》

晋代皇甫谧撰写的《针灸甲乙经》（图1-3）肯定了"焠刺"的刺法，"焠刺者，燔针取痹气也""凡刺寒邪用毫针曰以温"；强调了火针的适应证及患者的体质因素，"故用针者，不知年之所加，气之盛衰，虚实之所起，不可以为工矣"。该书对火针的流传有承前启后的作用。"火针"名称最早出现于晋代陈延之所著的《小品方》（图1-4）一书中，"附骨疽……若失时不消成脓者，用火针、膏、散"；书中还首次把火针疗法用于眼科疾病，"取针烧令赤，烁着肤上，不过三烁缩也"。

药王孙思邈著《备急千金要方》《千金翼方》（图1-5）对火针疗法的发展主要有以下三个方面：①最早记载了火针疗法可以治疗热证，突破了《黄帝内经》中热证禁用火针的局限，大大扩展了火针的适用范围。既可用于治疗内科

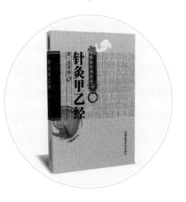

图 1-3　《针灸甲乙经》

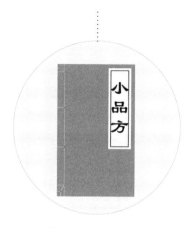

图 1-4 《小品方》

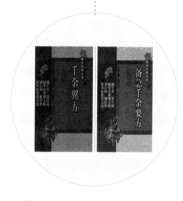

图 1-5 孙思邈著《备急千金
要方》和《千金翼方》

完善于
明清

黄疸、癫狂、痹证，又可用于外科疮疡痈
疽、瘰疬痰核及出血。如："外疥痈疽，针唯
令极热"，"痈有脓便可破之，令脓宜出，用
铍针，脓深难见，肉厚而生者用火针"，又
言："当头以火针，针入四分瘥"。②打破了
火针"以痛为腧"的取穴方法。如："侠人
中穴火针，治马黄疸疫通身并黄，语音已不
转者"；同时，在刺鬼十三针法中，其鬼路、
鬼枕、鬼床、鬼堂四穴在刺法中均言："火针
七锃，锃三下"等。③提出了火针的禁忌穴
位，认为"巨阙、太仓，上下管此一行有六
穴，忌火针也"等。

到了宋代以后，火针疗法的适应证在
《黄帝内经》的基础上有了更进一步的发展。
从病位上讲，火针由治疗筋骨病深入到可用
于治疗内科病证。如王执中的《针灸资生
经》将火针疗法更广泛地应用于内科疾病的
治疗，书中记载了火针治疗心腹痛、哮喘、
腰痛等病的经验，如"腰痛，出入甚艰，予
用火针微微频刺肾俞，则行履如故"；同时，
这句话中包含了病名、症状、取穴、手法及
治疗效果，开创了火针病案记载的先例。

明清时期是火针疗法发展的鼎盛时期。
针灸医家们在《黄帝内经》奠定的基础上，
借鉴唐宋的医疗经验，将火针疗法的针刺工
具、操作方法、适应和禁忌范围等各方面都
进行了改进和提高，从而使火针疗法日臻完
善。在此阶段对火针疗法的发展及提高贡献

最大的针灸学家应首推高武。在其撰写的《针灸聚英》（图1-6）中较为系统且全面地总结了前人的火针成就，对火针的针具选材、加热方法、针刺方法、针刺深度、适应证、禁忌证、火针的功效等作了系统总结与归纳，认为火针具有行气、发散两大功效，首次阐述了火针治病的基本原理。《针灸聚英》的问世，标志着火针疗法的成熟和完善。该期其他医籍如《针灸大成》《名医类案》等均有关于火针疗法的记载，比较有新意的是《明史·周汉卿传》中记载的采用火针治疗肠痈。

随着人们对火针疗法认识水平的提高，到了清代，多位医家对火针疗法有一定的发挥和补充。陈实功在其所著的《外科正宗》（图1-7）中提出了被后人广泛使用的火针治疗瘰疬的方法。吴仪洛不仅继承了前人的学术观点，如用火针治疗筋急、痹证、瘫痪不仁、积聚、痈疽发背等经验，而且还在他的著作《本草从新》（图1-8）中提出了使用火针治疗眼科疾患的观点，认为用火针治疗目疾，其意义不仅仅在于扩大了火针的治疗范围，更重要的是消除了火针疗法"粗鲁、不安全、危险性大"的偏见。廖润鸿则认为火针具有与艾灸相似的疗效，并指出火针比艾灸易于接受，可以成为艾灸的替代用法。

近代著作《金针百日通》将火针命名为"武针"，将毫针命名为"气针"，记载了一些用火针治疗的常见病。周树冬在《金针梅花诗抄》中，以诗歌的形式概括地论述了火针治疗的临床病种："燔针即是火烧针，除痹祛寒效独尊，瘰疬阴疽常焠刺，慎毋炮烙妄施为。"

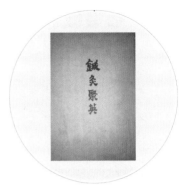

图 1-6 《针灸聚英》

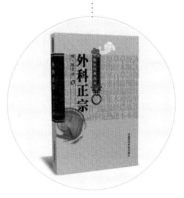

图 1-7 《外科正宗》

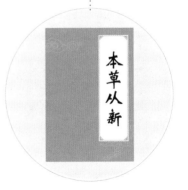

图 1-8 《本草从新》

推广在
现代

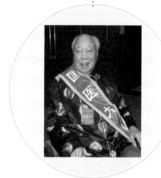

图 1-9　首届国医大师
贺普仁教授

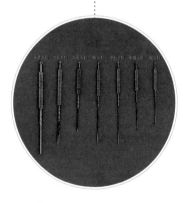

图 1-10　贺氏火针针具

火针疗法经过历代医家的发展已逐渐成为临床防病治病的独特治疗方法。在当代，火针疗法重新得到重视和推广，其治疗的疾病涉及内科、骨伤科、外科、皮肤科、妇科、五官科。传统认为火针的治疗禁忌病证及针刺禁忌部位也得到了突破。在火针的现代研究和应用中，尤以首届国医大师贺普仁教授（图 1-9）和师怀堂教授的贡献最为突出。

（一）"贺氏针灸三通法"代表方法——火针

首届国医大师贺普仁教授根据其"病多气滞，法用三通"的核心思想，创建了"贺氏针灸三通法"的针灸治疗体系，即微通法、温通法、强通法。"微通法"即我们经常用的毫针刺法，其作用在于通经络、调气血。"温通法"是指以火针和艾灸疗法施术于穴位或一定部位，借火力和温热刺激，温阳祛寒、疏通气血，治愈疾病的方法。"强通法"就是"放血疗法"，即用三棱针或其他针具刺破人体一定部位的浅表血管或穴位，根据不同的病情，放出适量的血液，通过决血调气、通经活络以治疗病痛的针刺方法。其中，火针疗法属于"温通法"的内容，而火针刺络放血又是"强通法"的一部分。"贺氏针灸三通法"开创了火针疗法的新纪元，推动了火针疗法的临床应用，为解决一些疑难病证提供了一种新的治疗方法。"贺氏火针疗法"（图 1-10）具有以下特点。

（1）阐发了火针的治疗原理：贺老精研《黄帝内经》《难经》，认为阳热充盛则阴寒可除，寒去凝散，经脉畅达，气血调和，诸疾自愈。火针疗法唯借火力，无邪则温补，有邪则胜邪，具有祛除寒邪、补益阳气的作用。贺老认为，无论病情寒热虚实、病灶轻重远近，无所不宜。正如明代龚居中在《红炉点雪》中所说："盖寒病得火而散者，犹如烈日消冰，有寒随温解之义；热病得火而解者，犹如暑极反凉，乃火郁发之之义也；虚证得火而壮者，犹如火迫冰而气升，有温补热益之义也；实证得火而解者，犹如火能消物，有实则泻之之义也；痰得火而解者，以热则气行，津液流通故也。"因此说，"火不虚人，以壮人为法也。若年深日久，寒病痼疾，非药物所能除，需借火力以攻拔之"，只要"其人肌肉尚未尽脱，元气尚未尽虚，饮食能进""乃能任此火针痛楚"，均可收到较好的治疗效果。

（2）规范了火针的操作方法：贺老主张施用火针时，施术者应刺手持针，押手持火，靠近针刺穴位或部位，针头低下将针尖及针体下端烧红，并兼顾所刺穴位或部位的深浅。初涉者可进行穴位标记。针烧通红后，迅速刺入穴位，并即刻敏捷拔出（一般只需1/3秒），或可留针，出针后，用消毒干棉球轻按针孔，减轻患者的不适感，同时有促进针孔闭合的作用。

（3）扩大了施术区域：贺老突破了古人"面上忌火针"的局限，认为面上并非绝对禁针区，根据病情需要，也可运用火针，但凡接近五官部位的穴位要注意安全，避免误伤五官。一般面部采用细火针浅刺为佳。一般情况下，面部施火针后不会留永久性痕迹，不影响面部容貌。

（4）依具体情况调整用针：根据患者的具体情况和病灶部位，选择适当的腧穴。一般新病刺浅，久病刺深，头胸背及手足浅表部位浅刺，而肌肉丰满部位深刺。贺老在临床上多用快速点刺法，但久病或一些特殊病证可采用火针留针。患者就诊的间隔、针刺时间因病情而别，急性病可连续每日施针，慢性病可根据患者病情及针孔愈合情况决定施针，可坚持长期施针，10 次后休息 1~2 周。

（5）扩大了火针的适应证：经过临床摸索和实践观察，将火针临床功效扩展至诸如祛寒除湿、清热解毒、消癥散结、祛腐排脓、生肌敛疮、益肾壮阳、温中和胃、升阳举陷、宣肺定喘、止痛、止痒、除麻、定痉、息风等具体临床功效。贺老不但用火针治疗传统的痹证、寒证、经筋病、骨病，而且将其用于热证的治疗。

（6）探讨和归纳了火针的注意事项：如患者对火针疗法不了解而产生畏惧心理，则应充分做好解释工作。烧针必至通红，否则不易刺入且痛剧。操作须胆大心细，胆小则针刺不准、深浅失宜，或针体胶着皮肉，不易拔出。靠近内脏、五官、大血管及肌肉较薄的部位应慎重而浅刺。施针前严格消毒，针后注意保护针孔，24 小时内针刺部位不要沾水，以防感染。针后 1 小时之内不饮不食，以保证针感。此外，根据病情需要，尚可配合三通法中的其他治疗方法，以加强疗效。

（二）师氏新九针——火针

山西省针灸研究所所长师怀堂教授结合 40 年的针灸临床经验研制的火针，是"新九针"的一个重要分支，它包括一系列不同规格、不同型号的火针针具（图 1-11）。师氏火针疗法的特点如下。

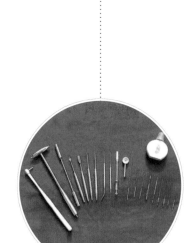

图 1-11 新九针

（1）改进火针针具：师老用金属钨制作火针，这种火针具有耐高温、不退火、变形小、不易折、高温硬度强等特点，并根据不同治疗用途的需要，分别制成六种不同形状和规格的火针。

（2）完善操作方法：在前人经验的基础上，师老对火针的操作有了新突破，如用锃针按压穴位，以压痕作为选穴标记，禁用染色标记法以防形成墨痣。患者随病种不同选取仰卧、俯卧、侧卧姿势。施术者刺手毛笔式持针，烧针时将针身倾45°放于火苗上，根据治疗的需要烧至白亮、通红、微红三种热度，分别施以速刺、浅而点刺、慢而烙熨三种刺法。刺毕立即用力按压针孔以减轻痛感，严禁揉搓，以防出血。

（3）注重辨病施针：师老提出根据病种、体质、病位的不同，分别采用不同的刺法。如深而速刺法，针刺深度基本同毫针，烧针至白亮，速进疾出，用于慢性胃肠炎、三叉神经痛、坐骨神经痛、中风后遗症、各类关节炎、阳痿、痛经、疔肿等大多数内、外、伤科疾病；浅而点刺法，烧针至通红，速入疾出，轻浅点刺，主要用于各种小面积的痣、疣、瘤及面部其他疾病；慢而烙熨法，烧针至微红，在施术部位表面轻而稍慢地烙熨，多用于直径大于5mm的痣、疣、溃疡及肛周疾患等。

（4）因病选用针具：师老应用火针治疗近60种疾病，但临床所用针具不同。中粗火针用治各种关节积液、囊肿、小面积黏膜溃疡、乳痛、疔肿排脓、脂肪瘤、小面积色素痣、各种疣等；火铍针、火锃针多合用，先用火铍针迅速烙割，再用火锃针烙熨修补，并可强化止血作用，如外痔，皮肤赘生物，高凸的疣、瘤等，切割至与皮肤相平为度，然后以无菌敷料包扎；火锟针还适用于浅表溃疡、肛裂、浅表血瘤、大面积浅表痣、老年斑、内痔、白癜风等；三头火针主要用于烙熨中等大小的痣，高出皮肤 0.5mm 以上的疣类、雀斑、老年斑、黏膜溃疡等。

（三）全国应用火针疗法的情况

近几十年来，经过贺普仁教授及师怀堂教授对火针疗法的理论及临床实践的发展，以及对火针针具的改进，火针疗法已经得到广泛应用。尤其是近些年来，随着全国各级医院将火针作为特色疗法进行普及，用于治疗内、外、妇、儿、骨伤、五官等各科疾病。

此外，火针疗法越来越广泛地应用于临床实践，在疾病治疗上较传统疗法有新的突破，文献报道类型中以临床研究和病案报道为主，分布相对较合理。近年来对火针疗法的治疗机制的探讨研究逐渐深入，火针疗法的实验研究也逐渐得到重视并发展。研究发现，火针疗法能明显改善甲皱微循环，使病变局部温度明显提高、血色变红、血流速度加快、血流态势好转等。近年来，笔者所在课题组对火针疗法治疗脊髓损伤进行了一系列研究，发现火针能减少脊髓损伤模型大鼠 IL-1β、Caspase-3、p38MAPK 等蛋白的表达，抑制细胞凋亡发生并促进 BDNF 蛋白表达，从而对脊髓损伤发挥神经保护作用；另火针干预脊髓损伤的大鼠，可促进神经干细胞增殖并向神经元分化。以上皆说明火针疗法具有神经修复的作用。

（四）国家标准的颁布

为了规范针刺疗法的临床应用，国家制定了一系列针具器械的标准和针灸技术操作规范。由北京针灸三通法研究会主持制定的《针灸技术操作规范第 12 部分·火针》（GB/T21709.12-2009）（图 1-12），已于 2009 年 6 月经国家标准化管理委员会批准发布，2009 年 8 月正式实施。这部标准的发布对火针疗法临床应用的规范起到了重要的促进作用，使火针技术在针灸临床中成了一种不可替代的治疗方法。

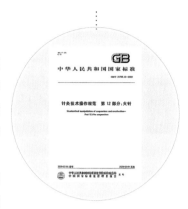

图 1-12 《针灸技术操作规范第 12 部 分· 火 针 》（GB/T21709.12-2009）

第二章

治病机制及功用

第一节　治病机制

火针疗法是将针体加热后，刺入人体一定的腧穴或部位的一种针刺治疗方法。其治病机制在于温热，人身之气血喜温而恶寒，气血温则流而能通，火针疗法借助火力，激发经气，调节脏腑，使气血调和，经络通畅，具有扶正助阳、温通经脉、祛邪引热之功，其具体治病机制主要如下。

扶正助阳

"正气存内，邪不可干"，疾病的过程就是邪正斗争的过程，所以治疗疾病的原则就是要扶正祛邪。火针具有温热作用，可以助阳，如果人体阳气充盛，则温煦有常，脏腑功能能得以正常运转，故火针可以扶助正气，治疗阳虚所导致的虚寒证。如中焦虚寒者，火针可以振奋脾胃阳气，以助其运化之功；肾阳不足者，火针可益肾壮阳，治疗肾虚腰痛、阳痿；阳虚气陷，火针可升阳举陷，治疗胃下垂、子宫脱垂；阳虚水停，火针可助阳补虚，阳气得充，则气化有权，水液运行无碍，从而使痰饮得化，水肿得消。实验证明：毫针可增加实验动物的白细胞吞噬能力并促进抗体形成，多方面提高动物的免疫能力，防御和抵抗致病因素的侵袭，亦即中医的"扶正"。火针既具有毫针的这一特点，又通过温热之力、振奋阳气而强化了这一作用，使得正气充实，卫外有固而"邪不可干"。

"夫十二经脉者，内属脏腑，外络于肢节"，经络具有运行气血、沟通机体表里上下、调节脏腑组织功能活动的作用。一旦经脉气血失调，就会引起病变。所以，疏通经脉是针灸治疗的重要治则，毫针即具有这一作用，火针则通过对针体烧红加热，使得疏通作用加强，从而起到温经通络之效。

温通经脉

"不通则痛"，经脉不通，气血阻滞，可引起疼痛。火针疗法可以温通经脉，使得气畅血行，"通则不痛"，故可治疗各种痛证。经脉阻滞，气血运行受阻，筋肉、肌肤失于濡养，则可出现痉挛、抽搐、麻木、瘙痒诸症，火针疗法温煦机体、疏通经络，鼓舞气血运行，筋肌得养，则能解痉止痛、除麻止痒。对于一些久治难愈的疮口，如慢性溃疡、瘰疬破溃等，可起到独特的生肌敛疮之效。

祛邪引热

疾病的发生，关系到人体正气和邪气两方面因素。邪气是指对人体有害的各种病因，如外感六淫、内伤七情、痰饮、瘀血、食积等。火针疗法不仅具有扶正的作用，亦有祛邪之功，这同样是由火针的温热性质所决定的。邪气分为有形之邪与无形之邪，如水湿痰浊、痈脓、瘀血等有形之邪易于凝聚，这些病理产物一旦形成，就会阻滞局部气血而出现各种病证，且这类病证采用常规治法往往难以奏效，火针则具有独特优势。火针本身针具较粗，加之借助火力，出针后针孔不会很快闭合，这些有形之邪可从针孔直接排出体外，使得邪气祛除，顽症得解。外感六淫多属无形之邪，如风寒外袭，肺失宣降，火针可以通过温热刺激腧穴经络，温散风寒，祛邪外出，邪气散则肺气宣发肃降调和；如寒湿侵入，痹阻经络，火针借其火力，可温化寒湿，疏通气血，气血行、经络通则疾病除；火针亦可

祛邪引热

用于热证，对于火热毒邪有奇效，"热病得火而解者，犹如暑极反凉，乃火郁发之之义也"，亦印证了古人"以热引热"的理论。流行性腮腺炎（痄腮）、带状疱疹（蛇串疮）等疾病，证多属热毒内蕴，火针温通经络，行气活血，引动火热毒邪外出，从而使热清毒解。

第二节　功用

　　火针的治病机制决定了它的功用。火针的治疗机制在于通过温热刺激针刺部位来增强人体阳气以鼓舞正气，调节脏腑以激发经气，温通经脉以活血行气。将火针的这些功效应用到临床上，可以助阳补虚、升阳举陷、消癥散结、生肌排脓、除麻止痉、祛痛止痒，以治疗多种疾病。

**壮阳补虚
升阳举陷**

　　即指火针具有借助火热温壮阳气、升阳固脱的作用。《素问·生气通天论》云："阳气者，若天与日，失其所则折寿而不彰。"《类经·十二经筋痹刺》云："燔针，烧针也。劫刺，因火气而劫散寒邪也。"肾为先天之本，肾阳不足则人体功能衰惫。用火针点刺肾俞、命门等穴导入阳气，可直接温补命门之火、肾中元阳，起到益肾壮阳的作用，使肢体逆冷、腰膝酸软、阳痿遗精等病得以治愈。脾胃为中土，得阳气的温煦才能正常地消谷腐熟、运输转化。若脾胃阳虚，则胃脘冷痛、腹胀泄泻；中气不足则出现脏器下垂。火针点刺足三里、中脘等穴，可温运中焦，振奋阳气，祛除寒邪，使脾胃运化之功恢复，胃脘痛、胃下垂得以治愈；点刺气海、关元穴，可益中气升阳举陷，治疗脏器下垂。

即指火针具有消除皮肤与肢体肌肉麻木的作用。《景岳全书·非风》云："非风麻木不仁等证，因其血气不至，所以不知痛痒，盖气虚则麻，血虚则木。"麻木属感觉异常的一种病变，麻与木临床上常同时出现。"麻者，非痛非痒，肌肉内如有虫行，按之不止，搔之愈甚；木则痛痒不知，真气不能运及，如木厚之感。"麻木之症病因不同，临床表现各异，但其发病机制是相同的，皆因脉络阻滞，阳气不能统率营血、濡养经脉肌肤所致。采用火针点刺局部腧穴能借火助阳，引阳达络，推血运行，直接温煦局部，使气至血通，筋脉肌肤得养，麻木自除，故临床常用于治疗各种肌肤麻木、手足拘挛等症。

**助阳益气
解除麻木**

**温阳化气
消癥散结**

即指火针具有消散痞块、癥结积聚、祛除肿胀的作用。《诸病源候论·疝病诸候》云："积聚者，由寒气在内所生也，血气虚弱，风邪搏于脏腑，寒多则气涩，气涩则生积聚也。"这些病理产物无论其长在体表或集结在体内，皆是由气、血、痰、湿等集聚、凝结而成。《景岳全书·积聚》云："凡积聚之治，如经之云者，亦既尽矣，然欲总其要，不过四法，曰攻，曰消，曰散，曰补，四者而已。"采用火针疗法，一方面可温热助阳，激发经气，故可疏通经络、行气活血、消癥散结；另一方面又能助阳化气，使气机疏利，津液运行畅达，凝滞之痰邪、湿邪因而化解。故火针常用于治疗腱鞘囊肿、脂肪瘤、纤维瘤、乳腺增生、血管瘤、子宫肌瘤、前列腺肥大、卵巢囊肿等病。

即指火针具有益阳补虚、调和气血、促进血液循环的作用，可直接作用于松弛、薄弱的血管壁。《素问·举痛论》云："寒气入经而稽迟，泣而不行，客于脉外则血少，客于脉中则不通。"血寒则凝，四肢为诸阳之末，周围血管病因寒邪致病者，常发病在四肢部位。对于因寒湿之邪侵袭经络引起的筋挛血瘀之下肢静脉曲张（筋瘤），用之可祛散寒湿，使脉络调和。火针点刺于病处血管，放出适量血液，尽量使恶血尽散，血液壅塞之脉络通畅，迫邪外出，祛瘀而生新，从而达到激发局部经气以增加人体阳气、恢复病灶正气之功。故火针常用于治疗下肢静脉曲张、血栓性脉管炎、雷诺病等周围血管病。

**益阳补虚
启脉排瘀**

即指火针具有补气健脾、涩肠止泻、温中散寒的作用。《素问·脏气法时论》中载："脾病者……虚则腹满、肠鸣、飧泄、食不化"，《景岳全书·泄泻》中说："久泻无火，多因脾肾之虚寒也。"中阳素虚，或寒湿直中，脾阳运化失司，清阳之气不升，浊阴不降，津液糟粕并趋大肠而为泻。《名医方论》云："阳之动始于温，温气得而谷精运。"因火针具有增强人体阳气、调节脏腑的功能，采用火针点刺中脘、天枢、关元、命门等穴，能启动脾阳，醒脾燥湿，使中焦脾土阳气升发，则水谷精微得升，水湿得化，泄泻自止。故火针常用于治疗多种原因引起的腹胀、泄泻等症。

**健脾利湿
温中止泻**

即指火针具有助阳补虚、益气行血、通利经络、濡养筋脉的作用。《素问·太阴阳明论》云："四肢皆禀气于胃而不得至经，必因于脾乃得禀也。今脾病不能为胃行其津

**补脾益气
通利筋脉**

液，四肢不得禀水谷气，气日益衰，脉道不利，筋骨肌肉皆无气以生，故不用。"筋脉、肌肉软弱无力或肌肉萎缩皆由阳气不足，推动无力，不能使水谷精微输布至四肢筋脉所致，所以治疗多用补益后天脾胃之法。采用火针点刺中脘、气海、天枢及手足阳明经穴能助阳气、行气血，可使脾胃气盛，运化有功，气血生化充足，津液输布正常，筋脉得以濡养，肌力增强且肌肉丰满，四肢筋脉活动恢复正常。故临床上常用于治疗肢体筋脉弛缓不收、软弱无力、肌肉萎缩，甚则瘫痪等症。

补脾益气通利筋脉

即指火针具有温化肺之寒邪，疏通肺之经气，使肺气得以宣发、肃降的作用。《素问·至真要大论》云："诸气膹郁，皆属于肺。"《诸病源候论》亦云："肺主气，邪乘于肺则肺胀，胀则肺管不利，不利则气道涩，故上气喘逆，喘息不通。"咳喘多因风寒外袭、邪气闭肺，肺失宣降、肺气上逆而成，所以治疗宜用温热之法。火针可通过温热作用刺激大杼、风门、肺俞、定喘等穴，温化肺之寒邪，疏通肺之经气，经气宣通则可祛除邪气，邪气出则肺气得以宣发肃降而喘息自止。故临床常用于治疗以咳、喘症状为主的咳嗽、过敏性哮喘、慢性支气管炎等疾患。

疏通经气宣肺定喘

即指火针具有祛除寒邪、温化痰湿、开通经脉、行气止痛的作用。《素问·举痛论》中云："寒气客于脉外则脉寒，脉寒则缩蜷，缩蜷则脉绌急，绌急则外引小络，故卒然而痛，得炅则痛立止。"国医大师贺普仁教授认为天地杀戾之气以寒邪最甚，由表入里，侵袭肌肤、经

祛寒除湿通经止痛

络，阳气受损，气血运行不利，从而引起局部或全身疼痛。温通之火针疗法具有有形无迹的热力，通过温热作用，振奋人体的阳气，使阴寒之气可以祛除，寒去凝散，血脉经络畅达，气血调和，疼痛自止。同时，火针助阳化气之功能攻散湿邪，使气机疏利，津液运行畅达，从而祛湿除邪，达到治疗疼痛的目的。故临床常用于治疗胃痛、头痛、痹证等各种因寒湿阻滞经络引起的痛证。

**祛寒除湿
通经止痛**

**温通经络
祛风止痒**

即指火针具有祛风散邪、温阳化气、行血止痒的作用。《灵枢·刺节真邪》云："虚邪之中人也……搏于皮肤之间，其气外发，腠理开，毫毛摇，气往来行，则为痒。"《备急千金要方·瘾疹》亦云："素问云：风邪客于肌中，则肌虚，真气发散，又被寒邪搏于皮肤，外发腠理，开毫毛，淫气妄行之，则为痒也。"可见，瘙痒多与风邪有关。火针点刺皮损局部及脾俞、肾俞、中脘等穴，一方面有开门驱邪之功，直接疏泄腠理，使风邪从表而出，从而祛风止痒；同时可温通经脉，温养气血，促进体表气血流通，血足风散则痒止。故临床上常用于治疗神经性皮炎、慢性湿疹、结节性痒疹等瘙痒性皮肤病。

**运行气血
解痉止挛**

即指火针具有行气活血、养血柔筋、缓急解痉的作用。《灵枢·刺节真邪》曰："虚邪之中人也，洒淅动形，起毫毛而发腠理，其入深……搏于筋，则为筋挛。"《诸病源候论》曰："肝藏血而候筋，虚劳损血，不能荣养于筋，致使筋气极虚；又为寒邪所侵，故筋挛也。"痉挛多由正虚邪侵，气血闭阻，筋脉失养所致。《灵枢·经

**运行气血
解痉止挛**

筋》曰："治在燔针劫刺，以知为数，以痛为输。"选用细火针局部点刺可促进气血运行，濡养筋脉；同时可以祛风散寒，通利经脉，则拘急抽搐自止。故临床常用于治疗面肌痉挛、中风后手足痉挛、小腿转筋、周围性面瘫及其他各种肌肉痉挛、抽搐等症。

**通经活络
散瘀消肿**

即指火针具有通行经气、活血散瘀、消肿止痛的作用。《正体类要》指出："肢体损于外，则气血伤于内，营卫有所不贯，脏腑由之不和。"不慎扭伤后或骨伤后期，局部组织出现肿痛、活动不利，是由阳虚，气血不能通达，以致风寒湿邪凝滞经络，痹阻不通所致。新伤选用火针点刺对侧阿是穴，陈旧性损伤选用火针散刺局部，一方面温通血脉，行气活血，另一方面可借火热之力，温壮脾阳，化湿消肿，从而促进肢体关节功能的恢复。故临床常用于治疗扭伤、骨折后期局部肿胀、关节积液等病。

**生肌敛疮
祛腐排脓**

即指火针具有托毒生肌、排脓敛疮、祛除腐肉、排除脓血的作用。《灵枢·痈疽》云："大热不止，热胜则肉腐，肉腐则为脓。"痈疽属于中医外科疾病范畴，一般浮浅者为痈，深厚者为疽，聚为痈，溃为疽。痈疽发病有内、外因不同，但是均能化热生火，肉腐成脓。采用火针点刺疮口局部，一方面取其开门驱邪之功，排出脓毒，使脓肿消除。另一方面取其温通经络、行气活血之功，使疮口周围瘀积的气血得以消散，促进了组织再生，使疮口自然愈合。故临床多用于治疗乳痈、痈疽等急性化脓性疾患，及脓肿破溃、疮口久不收口，或因其他疾病引起皮肤表面出现慢性溃疡、经久不愈的疾患。

攻散痰结
消除瘰疬

即指火针具有软坚散结、行气活血、消除瘰疬的作用。《丹溪心法·卷二》云："痰挟瘀血，遂成窠囊。"瘰疬多发生于颈侧的皮里膜外之处，大者属瘰，小者为疬。"无痰不成核"，故此病的发生多与痰有关。《疮疡经验全书》云："此症手少阳三焦主之。大抵此经多气少血，因惊忧思虑故生此疾。"颈侧为少阳经脉所主，少阳为多气少血之经，若情志不舒，则肝郁脾虚以致酿湿成痰，气血受阻、聚而不散而成瘰疬结核；如虚火内动、灼津为痰，痰火互结也可形成此病。火针点刺局部，借助火力，激发阳气，运行气血，攻散痰结，疏通气血、消积化瘀。故临床常用于消除包括气、血、痰、瘀等病理性物质积聚凝结而成的有形之体，如肿物、包块、结节等。

引热外达
清热解毒

即指火针具有清泻火热、引热外泄、解除热毒的作用。《类经·运气类》言："发，发越也……凡火所属，其有结聚敛伏者，不宜蔽遏，故因其势而解之，散之，升之，扬之，如开其窗，如揭其被，皆谓之发。"火针属温法，一般认为只适用于寒证而不可用于热证，但临床实践证明火针也可治疗热证。施用火针点刺皮损局部，引热入体，可行、可通、可温、可散，以激发经气，振奋阳气，一则使壅塞于病变局部之气机得通，瘀血得散，痰湿得化；二则借火之力，强开门户，透热转气，引热外出，使火热毒邪外散，从而达到清热解毒的目的。故临床常用于治疗带状疱疹、丹毒、疖肿等。

古人云
"工欲善其事，必先利其
器"，要想更好地运用火针疗法就
应先有得心应手的针具，并掌握火针刺
法技术操作规范。火针刺法技术操作规范
国家标准是火针临床中操作的行为规范，是
长期火针实践的科学总结，也是火针针刺的
安全保证。为了能使火针疗法在临床中得
以正确使用和推广，本部分以火针刺法
技术操作规范国家标准的内容为核
心，介绍火针技术在临床中
的操作应用。

技法篇

关键词

○ 火针操作常规

○ 火针针具

○ 火针刺法

○ 火针操作要领

○ 针刺意外处理及注意事项

○ 火针禁忌证

第三章 操作常规

　　火针是指采用耐受高温且对人体无伤害的金属为材料，供烧红使用的针具。火针刺法是将烧红的火针针体，按一定手法迅速刺入腧穴或选定部位的针刺方法。火针疗法的施术与其他针刺方法有很大的差异，由于它有将针体加热的过程，所以在消毒、进针、出针以及出针后的处理上都有其特殊的方法和要求，施术者有必要掌握其操作规程、操作要点、注意事项及针刺禁忌。

第一节　针具材质

　　火针刺法的特殊性决定了火针针具在针刺过程中的重要地位。由于火针刺法是在针体烧红的状态下使用，所以对火针针具材质的选择有着严格的要求，否则在施术中不但影响治疗效果，给患者带来不必要的痛苦，还会产生极大的安全隐患。

　　据《针灸聚英》记载："世之制火针者，皆用马衔铁，思之令喜意也"，这可能是针灸古籍中关于火针针具制作材质最详细的论述。现在制作火针针具所使用的金属材料，远比古代优良得多。由于火针是在烧红状态下使用，因此选择的针具材质在高温状态下要具备一定的强度和韧性，在保持针体挺直不变形的同时又对人体无毒副作用。但因火针针具使用的方式不同，对针具材质的选择也有一定的差别。

根据火针的使用方式可分为多次使用的火针和一次性使用的火针，多次使用的火针应选择耐高温性能较好的材料。根据我们的经验，钨基高密度硬质合金材料在这方面较为适宜。一次性使用的火针使用后即废弃，为节约成本，一般用不锈钢或普通碳钢材料即可，现多以普通一次性针灸毫针代替。但需要指出的是，一次性使用的不锈钢毫针替代火针不可重复使用，以避免因针体弯曲烫伤患者皮肤或针尖反复"淬火"后变脆断裂遗留在皮下。

第二节　针具规格

火针规格是指火针针体的粗细、长短和数量。现在火针施术常用的针身直径在 0.3~0.6mm 之间，根据需要最细可到 0.25mm，最粗可达 0.8mm。针体粗细的选择，主要取决于不同病证的辨证治疗。火针针体的粗细、长短是控制刺激量的主要手段。针体越粗，针刺越深，刺激量就越大，反之亦然。火针的各种刺法，因治疗的目的各不相同，治疗效果的取向也不相同，所以使用的针具也因病而异。

火针规格选择的基本原则就是控制火针刺激量的大小和不同的治疗取向。不同病证、不同体质、不同针刺部位及不同火针刺法，需要不同规格的针具。只用一种规格的火针治疗，既不能解决火针临床的所有问题，也不是火针技术的全部。我们在选择针具的规格时，务必根据针刺的实际情况合理选择，应粗则粗，应细则细，在这一点上也体现了辨证施治的原则。根据火针的基本功能与功效，科学地选择针具，是火针施术

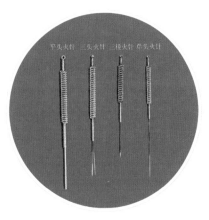

图 3-1　临床常用火针针具型号

者的基本功。临床常用火针可分为平头火针、三头火针、三棱火针、单头火针等型号（图 3-1）。

一、单头火针

单头火针在临床中应用最为广泛，由针尖、针身、针根、针柄四部分组成（图3-2）。

针尖：针的尖端锋锐部分。火针的针尖以尖而不锐、稍圆钝为好。

针身：针尖与针根之间的部分，是针具的主要部分。针身应挺直且坚硬。

针根：针体与针柄连接处。

针柄：手持针处，为环柄盘龙式。

常用的单头火针根据直径的大小可分为细、中细、中粗、粗四种（图3-3及表3-1）。

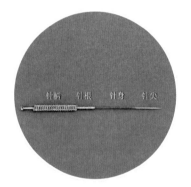

图3-2　单头火针

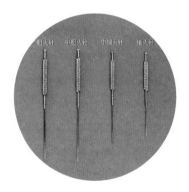

图3-3　不同型号的单头火针

表3-1　不同型号单头火针的直径及适应范围

型号	直径	适应范围
细火针	0.3mm	用于针刺面部或其他敏感部位。儿童、体质虚弱者也较多使用。也多用作火留针
中细火针	0.4mm	适用范围广泛，四肢、躯干部位皆可使用
中粗火针	0.5mm	
粗火针	0.6mm	主要用于囊腔部位

二、多头火针

多头火针以散刺一个面为特点，刺浅但为多头并进，常用的多头火针为三头火针（图3-4）。三头火针是将三个普通单头火针缠绕在一起而成。每针针体直径为0.5mm，长25mm。此种火针三位一体，针刺深度浅，刺激面较大，可代替单头火针点刺中的散刺法，临床中常用于治疗痤疮、带状疱疹、白癜风等。

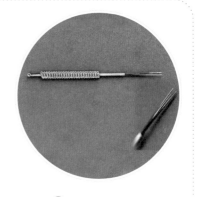

图3-4 三头火针

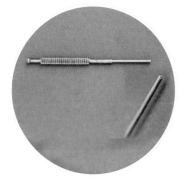

图3-5 平头火针

三、平头火针

平头火针是一种针尖部位为齐平或钝圆状的火针针具（图3-5），以灼烙浅表部位病变组织为特点，主要用治疣、浅表溃疡、大面积浅表痣、雀斑、老年斑、黄褐斑等。

四、三棱火针

三棱火针具有火针和三棱针的双重特点（图3-6），其端尖利如锋，有切割挑治之功，主要用于治疗外痔，皮肤赘生物，高凸的疣、瘤等。

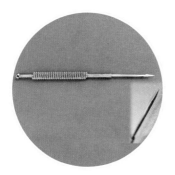
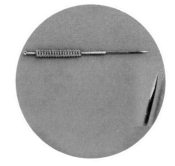

图3-6 三棱火针

五、辅助工具

火针疗法尚需一些辅助工具，如一盏酒精灯或是止血钳夹持酒精棉球的"火把"以备烧针之用（图3-7A），以及干棉球和打火机（图3-7B）。刺手持针，押手持酒精灯或火把。灯内酒精不宜过满，以免酒精溢出发生意外。

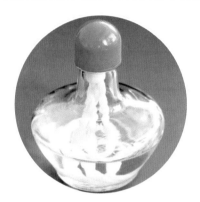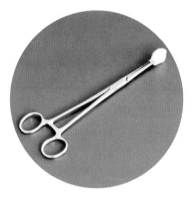

A　酒精灯以及止血钳夹持酒精棉球的"火把"

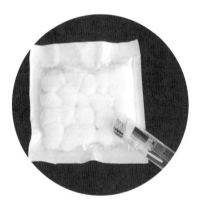

B　消毒干棉球及打火机

图 3-7　火针针刺辅助工具

第三节　操作方法

火针疗法的针具不同，用途各异，操作方法也有所区别。概括而言，火针操作可分为操作前、操作中、操作后及施术间隔时间等。

一、操作前

火针针具的选择

火针针具的选择是个复杂的问题，其中既有对火针的感悟认识，也有个人的操作习惯，很难制定统一的标准进行约束。但从安全的角度出发，对火针本身的结构及针体、针尖的表面形态，都有一定的要求，以保证火针施术的安全。一般要求针尖圆利、无倒钩，针体应光滑、无锈蚀，针柄与针体缠绕应牢固、无松动。

烧针工具的选择

火针的烧针，是将火针烧红的过程，一般用酒精灯作为火源加热针体，点火燃料除了酒精之外不宜使用其他材料，以免烧针时加热温度不够或针刺后针孔因积炭遗留墨迹。但在实际应用中，由于酒精灯体积较大，灯内又有流动的酒精，也可用止血钳夹酒精棉球点燃代替酒精灯。但使用酒精棉球时也需要注意安全操作：①棉球尽量做圆，燃烧时火力则集中；②止血钳夹持棉球要牢固，避免燃烧时脱落；③棉球沾酒精时，量要适度，酒精量过少时，棉球燃烧时间太短，酒精量过多时，棉球燃烧过程中易滴下酒精烧伤患者皮肤。总之，烧针工具要在确保安全操作的前提下，根据自己的操作习惯选择。

治疗体位的选择

火针施术全过程虽然时间不长，但因火针刺激较强，针刺体位的选择也是重要环节。实践证明，舒适稳定的针刺体位不但对患者心理是一种安慰，

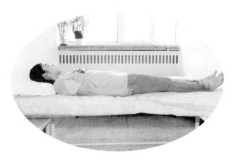

A 仰卧位

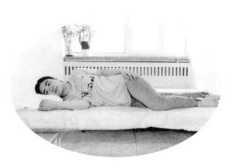

B 侧卧位

而且也是施术者准确针刺的必要条件。所以施术者在针刺前一定要求患者选择合适体位，切忌匆忙施针。火针疗法常用的体位为仰卧位（图3-8A）、侧卧位（图3-8B）、俯卧位（图3-8C）、俯伏坐位（图3-8D）等。

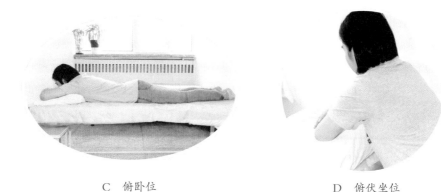

C　俯卧位　　　　　　　　　　　　D　俯伏坐位

图 3-8　火针针刺常用体位

针刺部位的定位

根据病情可选取腧穴、血络、体表病灶或病灶周围等，初涉火针操作者，可在选定的针刺部位上加以标记（图3-9A），一般用拇指指甲掐一"+"字（图3-9B），针刺其交叉点，要眼疾手快，以确保针刺的准确性。

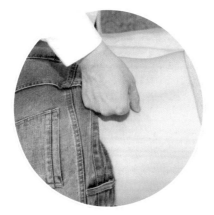
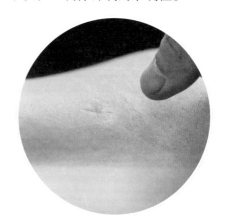

A　标记针刺部位　　　　　　　　　　B　"+"字标记

图 3-9　针刺部位定位

施术环境的要求

对施术环境没有特殊的要求，一般的诊室条件即可，但需要注意有两点：一是要避风，如有空气流动则烧针的火焰不稳定，不但影响针刺效果，且又因烧针时间过长而易对患者造成心理压力；二是要避强光，若光线太强，术者施术烧针时不能准确捕捉火焰、判断烧针位置，容易发生烫伤。

消毒

（1）医者的消毒：医者双手应先用医用洗手液清洗干净（图3-10A），再用75%乙醇棉球擦拭（图3-10B）。

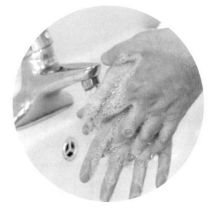
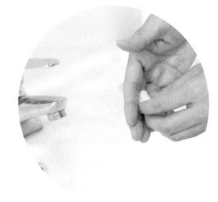

A 用洗手液清洗干净　　　　B 用75%酒精棉球擦拭

图 3-10 医者的消毒

（2）针刺部位的消毒：定位后，可用75%乙醇棉签或0.5%~1%碘伏棉签在针刺部位消毒（图3-11）。

（3）火针针具的消毒：针具消毒是避免针孔感染的必要手段，特别是多次使用的火针尤其如此。消毒方法：点燃酒精灯，从针根沿针体到针尖连续移动烧红

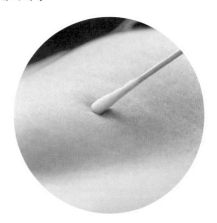

图 3-11 针刺部位的消毒

（图 3-12），对施术前针体消毒。需要指出的是：操作中针体消毒的步骤与施术烧针是连在一起的，即施术的第一针是针刺前先消毒后烧针，最后一针则是刺完后随即进行针具消毒。施术者要养成这一习惯。

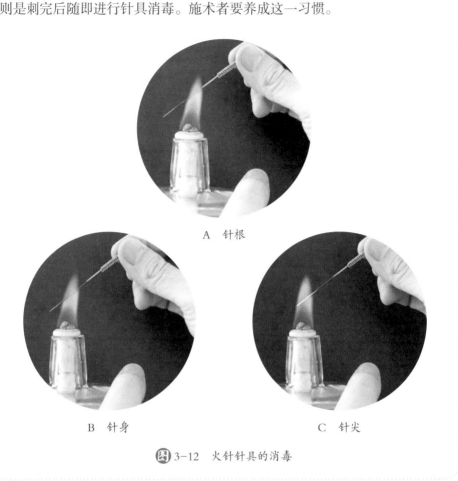

A 针根

B 针身

C 针尖

图 3-12 火针针具的消毒

二、操作中

持针方法

执针姿势如握笔姿势，要注意做到"手指实、手心虚、手背圆"，腕部需灵活有力（图 3-13）。

手指实：意思是手指皆需坚实地压在针柄上，以稳固地持针。持针力道可比喻为"衔着虎仔过山涧"，用力太大则针易弯折，且针刺力道不能深透到所需针刺深度，用力太小则针易脱手。

手心虚：意思是手掌心不需绷得太紧，适度并足以灵活运针即可。

手背圆：是形容执针时，手掌背圆弧且上竖的样子（不需硬将手臂托圆，适度足以让手指灵活即可）。这一点很像书法和篆刻，强调执笔、运腕的重要性，康有为曾有言："书法之妙，全在运笔"。笔毫挥运时，一起一落，一往一复，笔画在转折起收之间便有了强弱厚薄之分，生动活泼与呆滞平板之别尽现其中，火针的施针也要从用笔中体会妙谛。

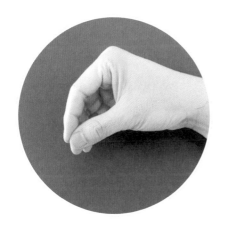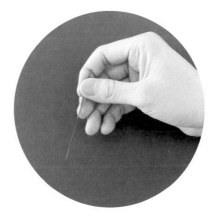

图 3-13　火针针刺时的持针方法

施术步骤

火针施术步骤包括烧针、进针和留针，是火针刺法的精髓所在。

（1）烧针：消毒完毕，押手持酒精灯或火把，点火后靠近所需针刺部位，刺手以握笔式持针，针尖及针体前部与灯焰呈锐角，在外焰上加热，并可微微移动针体。根据进针深度决定针体烧红的长度，自针身到针尖加热。烧针一定要以通红为度，针红则效力强，祛疾彻底，起效迅速。同时针红可以使火针进针穿透皮肤时阻力小且痛苦少。针体烧红则有效，不红则无效（图 3-14）。

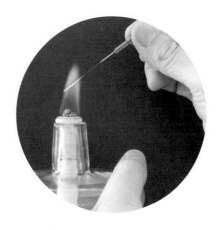

图 3-14　火针烧针至通红

（2）进针：进针的关键是稳、准、快。针体烧红后，迅速准确地刺入针刺部位（图3-15）。这就要求施术者要有一定的指力和腕力，需反复练习，方能熟练掌握。进针角度以垂直刺入为多，对于疣、赘生物等可采用斜刺法。进针深度由针刺部位、病情性质、体质差异、季节等多方面因素决定。四肢、腰腹针刺稍深，可刺0.2~0.5寸深，胸背部穴位针刺宜浅，可刺0.2~0.3寸深；实证、秋冬季节、肥胖者可深刺，虚证、

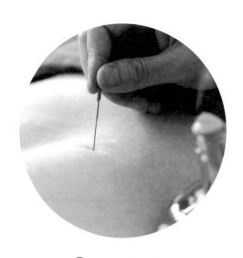

图3-15　火针进针

春夏季节、瘦弱者则宜浅刺。施术者亦应仔细体会针刺的深度，注意针感变化而自行调节。如针刺压痛点时，施术者手下沉紧则应停止进针；针刺脓肿时，针下出现空虚感则为适宜深度。需要注意的是，术者应根据病情和针刺部位控制进针时针体温度，如头面部一般需控温进针，针刺关节腔或治疗囊肿类疾病时需烧红进针。

（3）留针：根据不同刺法和治疗的需要，可以快速出针，亦可停留片刻后出针，也可留针5~10分钟后出针。火针留针是现代火针临床中，在针具改良基础上的新生事物。留针时间以3~5分钟为宜（图3-16），也可用毫针代替火针留针5~10分钟（图3-17），以达到较长时间的刺激。

火针针刺讲究得气和手感，将针刺入穴位后，或者将针刺入的同时有一

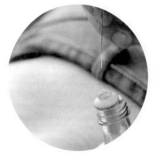 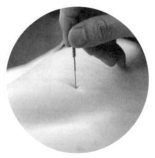 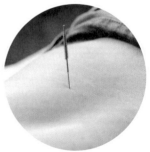

图3-16　火针留针

种手感，这要细心体会针下的感觉，根据针下感觉来调节进针的深度。如当针刺压痛点，进针处出现沉紧感时，应停止进针，此种感觉说明深浅已适度，留针 3~5 分钟。另外，如用火针刺脓肿，当针下出现空虚感时，说明已达到脓腔，应迅速出针，不需要留针。如火针刺淋巴结核、疼痛性疾病时，需要留针 5 分钟，部分疾病也可根据病情延长火针留针时间。

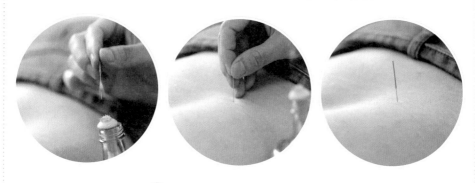

图 3-17　毫针代细火针施以火留针

三、操作后

针孔处理

由于火针针孔是微创烫伤形成，在刚施术后呈开放状态，出针后用无菌干棉签按压片刻（图 3-18），这样不但可以促进针孔的愈合，同时也能减轻患者的痛苦。另外针孔经常会有渗出物或出血，也必须用无菌干棉球擦拭按压，避免针孔感染。如针脓肿，出脓务尽，然后包扎。

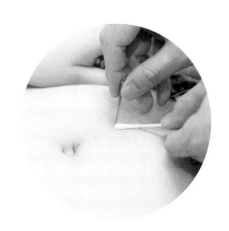

图 3-18　出针后处理

消毒针具

施术完成后要对火针针具再次进行消毒，目的是为了避免因针体引起的交叉感染，这一点十分重要。方法同针刺前针具消毒一致，即用酒精灯从针根沿针体到针尖连续移动烧红（图3-19），消毒备用。

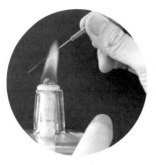 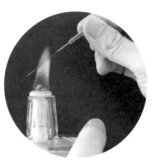 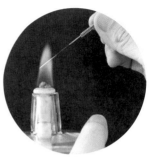

A 针根   B 针身   C 针尖

图 3-19   施术后消毒针具

针刺后医嘱

火针的针孔不同于毫针针孔，相较而言针孔大且有轻微烫伤，稍有不慎即容易造成感染，因此火针施术后的针孔护理尤为重要。火针针刺后，须向患者交待以下三方面内容：①火针完毕后的正常反应为针后当天针孔可能发红，或针孔有红色丘疹高出皮肤，甚或有些患者出现发痒，嘱患者不必担心，这是机体对火针的一种正常反应。针孔是一轻度的小烫伤，数天后可自行消失，不需要任何处理。患者针刺后未经术者指导，勿擅自涂抹药膏或贴敷膏药。②当针孔瘙痒时，可用手拍，切忌搔抓。③火针治疗后24小时内不要沾水，保护针孔，以免污水侵入针孔，引发感染；火针治疗期间忌食生冷，禁房事。

四、施术要求

为了尽量使针体携带更多的热能进入人体，火针疗法施术过程极快，操作起来有一定难度。火针疗法有很强的技巧性，针刺时要胆大心细，要掌握火针法的操作要点，即"稳、准、红、快"四个环节。"稳、准、红、快"

是火针疗法达到其治疗目的的关键。其中"稳"是前提，"准"是核心，"红"是保证，"快"是关键，四者之间相辅相成。只有掌握此四个要点，才算掌握了火针疗法的技巧。

所谓"稳"，是指施术者持针要稳、心态要稳。《针灸聚英》有言："火针甚难，须有屠儿心、刽子手，方可行针。"施术者要身正心稳，不慌不忙，持酒精灯或火把的押手和持针的刺手均要稳当有力，方能保证针刺的有力与准确。

所谓"准"，即辨证取穴、针刺部位及针刺深度需准确把握。进针准确与否决定着是否有疗效及疗效大小。准则效佳，不准则效差。因此，取穴准、定穴准、进针准是火针疗法的关键。

所谓"红"，是指烧针时针体要烧红、烧透。强调针"红"的原因有二：①针身烧红后穿透力强，进针时阻力小，可缩短进针时间，故可减少患者的痛感。②针身烧得温度越高，则载有的热量越足，刺激量越强，温通经络、行气活血之功越大。

所谓"快"，是指针体烧红后刺入人体的动作一定要快。要做到"快"需要注意两点：①将火源尽量靠近针刺部位烧针，缩短火针与火焰的距离。②熟练掌握基本功，特别是指力、腕力和全身气力的锻炼，加上气功的运用，则疗效更佳。

五、施术间隔时间

明朝针灸医家高武在《针灸聚英》中记述孙思邈的话时云："凡下火针，须隔日一报之"，意为火针治疗须隔日治疗一次。但在实践中火针治疗间隔时间不但取决于患者的病情，还与使用针具的粗细有一定的关系，其主要依据是针孔恢复的程度。正常情况下，使用较细直径的针具，火针针孔恢复24小时后，就可进行下一次的治疗，但如果使用较粗直径的针具，就应延长治疗间隔时间以利针孔的恢复。如果针刺部位水肿，针孔有渗出物或是出血，针孔的恢复就会缓慢得多，针刺的间隔时间就会更长，甚至1周只治疗1~2次。因此在施术间隔时间上应视病情、针孔恢复情况及患者的体质而定。

第四节　练针先练身　练气后运针

火针针刺疗效的好坏，皆在于手法及功力，且主要功力在于拇指、食指及中指三个指头上。指端为人体感觉最灵敏的部位之一，其力在于指节，并借助腕臂之力，甚至运动全身之力于指端，才能使针体轻巧无痛楚地刺入穴位。三个指头之功力能有几许，必须先将拇、中、食三指练出一番好功力，方可在针刺时借针体为媒介透入到人体，在临床施术中获得良效。指力努劲与火针针刺有密切的关系，因此，要想提高火针针刺的疗效，施术者需平时练功以增长手指努劲，仅就拇、中、食三指而言，其中拇、食指为主，中指为辅，只要把拇、食指功力练好，其功成矣。练习指力的方法很多，现将常用练功方法介绍如下。

第一种习法是二指禅功：贺普仁教授自青年就练习八卦掌，在此基础上练习此法。习者可循其理所在，更加以阐发、触类旁通。首先站立于桌案之前待稳，吸气使气下沉入丹田，然后两手臂向前抬起伸直，随之弯腰向前，双手拇指指腹搭桌案边上（图3-20A），自觉丹田之气上贯两肩、臂、肘、腕乃至指端。初练时必觉甚为费力，不能耐久，此时可调换食指，按于桌案边上（图3-20B）。初练时每次5分钟，每日2~4次。根据习者的身体素质不同，以后每日练习时间可增至15分钟。拇食指交替练习，日久之后则不觉其苦，至此可以日渐增加练习时间，循序渐进，不可急于求成。

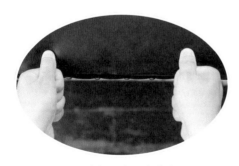 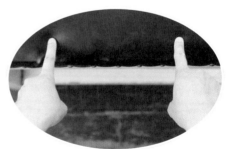

A　双手拇指腹搭桌案边上　　　　　B　双手食指腹搭桌案边上

图3-20　二指禅功

第二种习法是顶指法：初练时空手练习，紧并中、食二指屈成钩形，再以拇指屈置中、食二指之间，使三指尖相顶，紧紧扣牢，虎口成圆形（图3-21），猛力扣5分钟，每日有空即练，不限次数。

第三种习法是夹木锥法：此法用一小木锥紧捏于左右拇、食、中三指指腹之间（图3-22）。木锥长约3寸，粗约1寸，根粗尖细，以质地坚硬者为佳。如无木锥可用木棒代替，每日有暇则练。

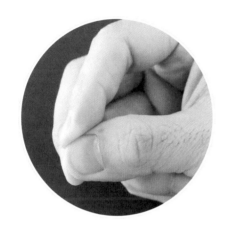

图 3-21　顶指法

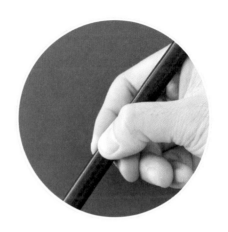

图 3-22　夹木锥法

第四种习法是捻线法：以拇、食、中三指指腹紧贴，虎口呈三角形，三指指腹相贴之处，以三指之第一节为限（图 3-23），指腹相贴之后，乃贯全臂之力于手指，拇指徐徐向前捻若干次，然后拇指再向后捻若干次，其捻动数目前后相等。每日不限次数。

第五种习法是习字与篆刻：练针与习字、篆刻有一定的相通之处，都是内气与指、腕、臂的结合。因此，如果练针者适当练字，学习篆刻，经常行笔运气可触类旁通，有助于练针和临床用

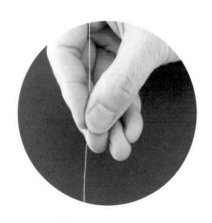

图 3-23　捻线法

针。而且习字篆刻，可以怡养情志，对于从事针灸也非常有帮助。首届国医大师中的两位针灸名家程莘农、贺普仁教授都精于书法（图3-24）。

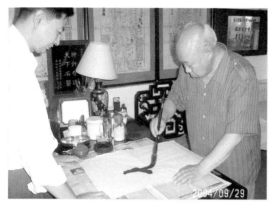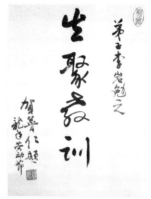

A　国医大师贺普仁教授为本书作者（李岩）题字

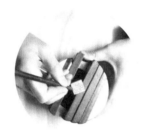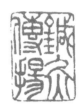

B　本书作者（李岩）篆刻及其作品

图 3-24　书法与篆刻

火针刺法

历代针灸家对火针疗法的针具、针法很少区别分类。从大量的临床病例中观察到，不同粗细的火针及不同的针刺方法，对不同病证的临床疗效差别很大。因此，从进针方法、出针的快慢和特殊针法 3 个方面，对火针刺法进行归纳，分别确定其作用和适用范围。

一、按针刺方法分类

点刺法

在腧穴或病灶部位上施以单针点刺的方法（图 4-1）。多用于深刺，于穴位或病灶痛点只刺一针。根据临床症状辨证取穴，通过火针对经穴的刺激，温通经络、行气活血、扶正祛邪、平衡阴阳，以调整脏腑功能，多用于内科及骨伤疾患的治疗。

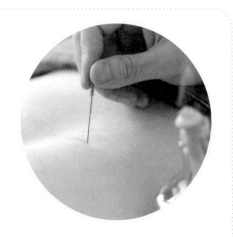

图 4-1　点刺法

密刺法

在体表病灶上施以多针密集刺激的方法（图 4-2）。密集程度取决于病变的轻重和面积大小，病情重、病变部位面积小的密刺，以每针相隔不大于1cm为宜。密刺法以足够的热力，改善局部气血的运行，促进病损组织的新陈代谢。此法主要适用于肱骨外上髁炎、角化性皮肤病、白癜风等的治疗。

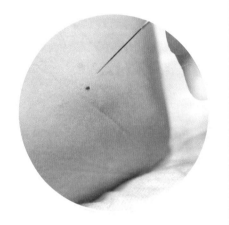

图 4-2　密刺法

围刺法

围绕体表病灶周围施以多针刺激的方法（图4-3）。针刺点在病灶与正常组织交界处，刺后其状为一闭合环形。在病灶周围施以火针可以温通经脉，改善局部气血循环，促进组织再生。围刺法主要适用于皮肤科、外科疾患等的治疗。

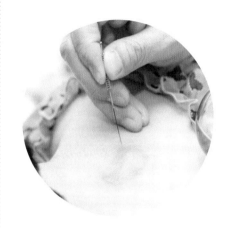

图 4-3　围刺法

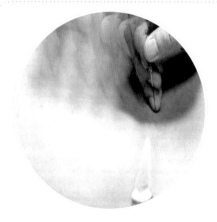

图 4-4　散刺法

散刺法

在体表病灶上施以多针疏散刺激的方法（图4-4），每针间隔2cm左右，以改善局部气血的运行，从而达到止麻、止痒、定惊、解痉、止痛等目的。散刺法主要适用于丹毒、银屑病等的治疗。

○ 刺络法

用火针刺入体表气血瘀滞的血络，放出适量血液的方法（图4-5）。多用于静脉曲张、脉管炎等的治疗。

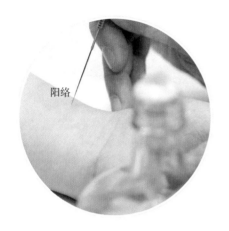
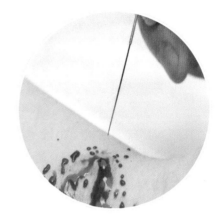

阳络

图 4-5　刺络法

二、按出针的快慢分类

○ 快针法

又称为速刺法，是进针后迅速出针的一种火针刺法，此法最常用，火针施治一般以快针法为主。进针后迅速出针，整个过程非常短暂，一般一针只需1/3秒，即一秒三针。快入快出具有时间短、痛苦小的优点，也是火针的优势之一。虽时间短暂，只要针体有足够的热力，就可起到激发经气、温经通络之效。

○ 慢针法

是指火针刺入选定部位后，留针3~5分钟，然后出针。慢针法主要用于治疗淋巴结核、肿块、囊肿等各种坏死组织和异常增生的一类疾病。火留针属于慢针法的一种，多用于治疗虚证、痛证、寒证、痿证等。

三、特殊针法

除上述常用的单头火针及其针刺方法以外，尚有平头火针、三棱火针等一些特殊的针具，也就相应产生了特殊的针法。火针针具、针法的多样性，扩大了火针的治疗范围，使火针更具优势。

烙熨法

在施术部位表面轻而稍慢地烙熨，多使用平头火针（图4-6）。用于色素痣、老年斑等疾病的治疗，亦可用治于疣、赘等赘生物中体积较小者。

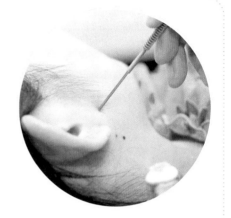

图 4-6　烙熨法

割治法

用于治疗外痔或赘生物较大者。多使用中粗或三棱火针。针尖烧红后迅速割治，勿伤及周围正常皮肤组织（图4-7）。因创伤相对较大，要防止术后感染，如赘生物较多可分批、分次治疗。

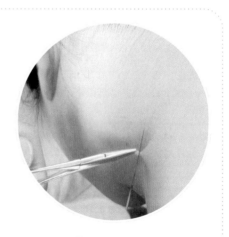

图 4-7　割治法

火针刺法还有很多种不同的分类方法。如按针具的粗细分为细针刺法、中粗针刺法、粗针刺法，这里不一一赘述。在临床实践中，施术者应根据患者的病情、体质、年龄、性别、针刺部位等，选择相应的针具和针法。

第五章

操作中的要领

一、针刺取穴

火针疗法的临证治疗法包括整体调控和局部治疗两个部分。

整体调控多以任督为纲，督脉总督一身之阳经，乃"阳脉之海"，任脉可调节全身诸阴经经气，乃"阴脉之海"。上述诸经合用，生化气血，调和阴阳，以期阴平阳秘。任督二脉总揽一身阴阳的变化，所以整体调控要以任督二脉为纲，即在横纵两个方向上调控机体的阴阳，从整体上巩固与提高机体的生命能力。

火针疗法在治疗局部病证时，多遵循《灵枢·经筋》篇中所述的"以痛为输"取穴原则，针刺点的选择尽量靠近病灶部位，将火针针刺点选择在局部病灶或病灶周围。正如清代高士宗在《素问直解》中云："但通之之法，各有不同，调气以和血，调血以和气，通也，下逆者，使之上行，中结者，使之旁达，亦通也；虚者助之使通，寒者温之使通，无非通之之法也，若必以下泄为通则妄矣。"临床需根据具体病证恰当运用以"通"为目的的取穴方法。

二、针刺深度

《针灸聚英》中关于火针针刺深度有"切忌过深，深则反伤经络。不可太浅，浅则治病无功，但消息取中也"的论述。在针刺操作过程中，掌握正确的针刺深度，是发挥针刺效应、提高针治疗效、防止意外发生的重要环节。针刺深度与病灶有关，关节病针刺必中关节，筋病必中筋，皮肤病多以病灶局部基底为度。但由于患者的病情、体质、体型等原因，针刺深度变化很大，不能制定统一的针刺深度标准。另外，火针针刺与毫针针刺在针刺深度上并没有本质区别，所以我们认为火针针刺深度，应以针刺部位腧穴的毫针刺激深度为基本原则进行操作，同时要在火针的实践中反复领悟火针"中病"时的手感，来判断针刺深度的正确与否，这就是"但消息取中也"的本意。

三、针刺距离

在密刺法、散刺法中，因病灶大小、体质强弱等因素，火针针刺间距变化很大，很难精确表述。针刺距离的大小是相对而言，病灶较大时，密刺或散刺的针距都应较大，相反，病灶较小时，密刺或散刺的针距都应较小。不同体质的患者针刺时，视其体质强弱针刺距离也应有所变化，同一种刺法在不同情况下，针刺距离是不相同的。所以应从临床实际出发，大致定为 1cm 以上为散刺，1cm 以下为密刺。需要指出的是，火针针刺对人体肌肤有一个微烫伤的过程。虽然针孔一般一两天即可恢复，但如果在一个针孔上反复进行火针刺激，就有造成局部组织纤维化的可能，所以在针刺过程中，我们应该注意，每次施术时，针刺点的选择最好不要在同一针孔上。

四、刺激量的控制

火针刺激量的合理控制，是火针治疗取得最佳效果的关键点之一。刺激量太小不能得到好的疗效；刺激量太大，不仅给患者带来不必要的痛苦，同时加大了皮损程度且易出现瘢痕。影响火针刺激量的因素有四个：①针具的粗细，针具越粗，刺激量越大。②针刺的深浅，针刺越深，刺激量越大。③烧针的程度，烧针越红，刺激量越大。④针刺的密度，刺点越近，刺激量越大。在火针施术中，根据病情及患者的体质，巧妙运用四者关系，是取得最佳疗效的关键。根据治疗取向，选择合理的针具，**宁细勿粗**；根据病灶深浅，决定针刺深度，**宁浅勿深**；根据针刺部位，决定烧针程度及针刺密度，**宁低勿高**。

五、刺络法的出血量

火针刺络是火针独特的刺法之一，是用火针刺入体表血液瘀滞的血络，放出适量血液的方法。一般只刺在体表有瘀血的小静脉血管上，不完全等同于三棱针刺络，火针刺络具有更强的活血化瘀、温经通络的功能。所以火针刺络法出血量的控制，是火针临床中比较复杂的问题。由于不同病证、不同体质的患者其出血量不尽相同，放血量的控制很难量化。在一般情况下，火针刺络的出血量以《黄帝内经》中的"血变而止"为基本原则。但根据现代医学的观点，治疗出血量应小于正常献血量的一半，所以火针刺络放血，一次出血量应不大于 100ml。如果出血量过多，可采取止血措施；如果出血量不够，可适当增加针刺点。出血量的控制在很大程度上取决于施术者的临床经验和对病情的认识。在临床中应用此法，主要用于治疗静脉中存有瘀血的病证，如下肢静脉曲张等。

第六章

注意事项和意外处理

　　火针疗法因其自身特点及操作的独特性，决定了它与毫针疗法有着根本的不同。其临床操作的技巧性要求很高，如果不熟练掌握操作技巧，则会造成意外。对于初学者，意外情况发生后，如处理措施不当，会给患者心理造成一定的压力和痛苦，以至于影响治疗效果，所以了解火针针刺意外情况的发生原因及处理措施是很有必要的，常见意外情况及注意事项如下。

第一节　注意事项和禁忌

　　火针施术必须要遵守其注意事项和禁忌，以避免安全事故的发生。其中注意事项有六条，禁忌有三条。

一、注意事项

　　（1）施术时应注意安全使用火源，防止烧伤或火灾等事故发生。

　　（2）针刺要避开动脉及神经干，勿损伤内脏和重要器官。

　　（3）孕妇、产妇及婴幼儿慎用。

　　（4）糖尿病患者、瘢痕体质或过敏体质者慎用。

　　（5）精神过于紧张、饥饿、疲劳的患者不宜用。

　　（6）施术后，医者应向患者说明术后针刺部位的维护事项，包括：①针孔局部若出现微红、灼热、轻度疼痛、瘙痒等症状属正常现象，可不做处理。②应保持针孔局部清洁，忌用手搔抓，若非需要不宜用油、膏类药物涂抹。③针孔 24 小时内不宜沾水。

二、禁忌

（1）不明原因的肿块部位。

（2）大失血、凝血机制障碍的患者。

（3）针刺后按摩或挤压针孔。

第二节　意外情况的处理及预防

一、滞针

火针针刺出针时针体和所刺部位涩滞在一起，以致针拔不出来或出针不顺利。

原因：①火针加热时温度不够，或火针离开火焰后进针速度太慢，以致针体冷却。②患者心情紧张致使局部肌肉痉挛，或针刺过深而出现滞针。③针体过于老化，锋利度不够。④施术者指力和腕力不够，或初次使用者操作要领掌握不熟练。⑤施术者对人体的解剖部位不熟悉，针体卡顿于关节间隙。

处理：针对上述原因分别施以不同的处理方法。①火针加热务必到针体通红，当针体离开火焰后要快速刺入穴位，操作时可将火源尽量接近针刺部位，且使施术者和患者的位置利于操作。②患者心情紧张时，要做好安慰工作，操作时手法要轻，针刺时要掌握好深浅度，切忌盲目操作，以致针刺过深，造成患者害怕、紧张和疼痛加重而出现滞针。③火针因反复加热烧灼，极易老化而影响临床操作，故对于已经老化的火针要及时更换。④火针操作要求技巧性较强，施术者须具备一定的指力和腕力才能得心应手，故指力和腕力锻炼是很有必要的。对于初次应用火针的医生来说，应该熟练掌握火针操作规范。⑤熟悉人体局部解剖结构。

二、疼痛

火针针刺不会有剧烈疼痛，一般针刺后局部轻微灼痛，很快消失。如针刺时痛甚，应寻找疼痛的原因：①火针烧针温度不够。②针具选择不适当。③操作不熟练，动作缓慢。④出针后未及时按压处理，均可造成疼痛。

处理：①面部、肌肉菲薄部位应选择细火针。操作平头火针或三棱火针时动作较慢，且治疗部位表浅，神经敏感，针与皮肤接触面积大，往往疼痛明显，可以于针烙前，局部涂外用麻醉药。②烧针（点刺火针）时必须待针通红后再进针，如不红则加重疼痛，注意烧针应在火焰的外焰，先烧针体，再烧针尖。③进针速度要快，所以针、火要尽量靠近患部，针尖指向进针部位。④出针后要快速用干棉球按压针孔，以减轻疼痛。

三、弯针、断针

原因：①进针姿势不正确，没有使针、指、腕浑然一体。②施术者初次进行火针治疗时有畏针心理。③对局部解剖了解不足，误判针刺部位内部组织深度，以过大的力度刺中骨骼。④针体老化或不够挺直。

处理：①纠正操作姿势，注意针尖、针体发力角度与针刺的部位尽量垂直。②施术者如畏火针，不要施针于患者，否则心惧而手软，往往不易进针或造成弯针。③准确掌握人体局部解剖。④发现针体老化时，更换新针，尽量避免使用曾折弯的火针。

四、出血、血肿

火针针刺时出血是一种常见现象。火针具有开大针孔的作用，常常被用作放血排邪的有效工具。这种情况下的出血属正常情况，勿止，待血色转鲜红，即自止。有些病变由于瘀血内阻，用火针放血时常有暗褐色血液随针出而喷射的现象，不需止血，待其出尽为宜。如下肢静脉曲张、某些皮肤病粗糙而厚的皮损处均可有此现象。

原因：①用割烙火针灼烙某些病变部位时，操作过快会引起出血。②火针点刺深刺时，有时会出现皮下或组织间肿胀、疼痛，甚则影响局部组织功能，这是由于内出血未能及时发现处理，血淤皮下或组织间而成。

处理：①如不是与病情相关且非治疗需要，针刺时尽量避开皮下血管。②针刺后要注意观察，如局部出现肿胀，应及时用棉球按压针孔10分钟，不要揉动，若肿胀已成、当时未散者，一般需1~2周方可消散，但不会留后遗症。③用平头火针烧至微红，烙熨出血部位，可以很快止血；也可局部用干棉球或纱布压迫止血。④火针针刺后出血不止者，可能为血友病或凝血机制障碍者，应及时处理，上述患者应在问诊时排除，禁用火针。

五、感染

火针疗法本身是一种局部轻度烫伤，针刺局部会出现小面积红肿，有轻微的瘙痒，也有些人会有一些全身反应，如轻微的恶寒发热等，均为烧伤局部无菌性炎症反应的结果，属于正常现象。如发生较严重的红、肿、热、痛，为火针针刺的局部感染。

原因：①针孔没有保持清洁、干燥，或针后 24 小时内淋浴等。②局部搔抓感染。③针刺后使用污染的棉球按压针孔。④糖尿病患者针前皮肤消毒不严格。⑤未遵医嘱擅自在针孔处外涂油膏，或贴敷膏药。

处理：①可用艾条温和灸或用火针局部针刺。②局部用碘伏消毒，并可口服消炎药物。③糖尿病患者一般不用火针治疗，如用则局部严格消毒。④针刺后局部轻度瘙痒、有小红肿为正常现象，嘱患者不可用手搔抓。⑤针刺后 24 小时内不要淋浴，防止污染针孔。⑥有脓肿者，可于针刺后拔火罐以使脓毒尽出。

六、针刺时达不到预期的深度

原因：①针具加热温度不够或火针离开火焰后进针速度太慢，以致针体冷却。②患者心情紧张致使局部肌肉痉挛，或所选取的穴位不恰当，如针刺时碰到骨骼、肌腱、韧带等。③针体老化，针尖变圆钝，操作时阻力大。④施术者指力不够、姿势不正确，或因初次操作不敢着力深刺。

处理：①点刺火针务必加热到针体通红，当火针针体离开火焰后要快速刺入穴位，操作时可将酒精灯尽量距所刺部位近些，针尖方向应指向所刺部位。②患者心情紧张时，要做好安慰工作，畏火针者不要施针。③针刺骨骼、肌腱、韧带部位的穴位时，注意针刺方向，适当用力。④注意针体姿势，进针时要针、指、腕、前臂一体，以肘为轴，屈伸前臂，引领腕、指、针体，进针迅速而稳准。

七、晕针

火针操作中发生晕针的情况较毫针并不多见，多属偶然因素所致。

原因：①患者惧怕火针，过分紧张，治疗前尚未进食或坐位接受针刺。②进针缓慢，针烧不够红，疼痛剧烈。③一次行火针选穴过多。

处理：①发生针刺晕针现象，首先扶患者仰卧，头低脚高，注意保暖，轻者仰卧片刻，可给患者饮温开水或糖水，随后即可恢复正常。②做好术前准备，消除患者畏惧心理后再行火针治疗，针刺时可先在远离患者视野部位针刺，使患者逐步适应，第一次针刺穴位宜少。③动作要敏捷，注意操作要点，针刺后注意用棉球按压针孔。④过度劳累、饥饿、胆怯的患者暂不要接受针刺。

火针

是利用热能进行针刺，兼具针

刺与灸疗两种疗法于一身的针刺方法。

可以借针刺之法通调经脉，借灸以温阳散寒，

纳火之力行气活血，同时针孔开放宣泄祛邪，兼具

补与泻两种功能。火针具有适应病证广泛、治疗效果

显著、见效快等优势。火针疗法可以单独使用，还可

配合其他治疗方法，如毫针、拔罐、刺血、药物等。

在病种选取时，我们着力把使用火针疗法治疗的优

势疾病挖掘出来推荐给大家。本篇将对火针疗

法所涉及的内科、骨伤科、外科、皮肤科、

妇科、男科、五官科等病证进

行阐述。

临床篇

关键词

○ 火针
○ 病证
○ 临床表现
○ 处方
○ 定位
○ 操作
○ 临床应用

第七章 内科病证

唐代孙思邈《备急千金要方·卷十四·风眩》："夫风眩之病……困急时但度灸穴，使火针针之，无不瘥者，初得，针竟便灸，最良。"风眩指因风而起的眩晕，用火针可以息风解郁。火针疗法自古就被应用于内科疾病的治疗，现代应用更加广泛，主要应用于治疗神经系统疾病、消化系统疾病、呼吸系统疾病等。

第一节　咳嗽

（概）（述）

咳嗽是呼吸系统疾病的主要症状，多见于呼吸道感染，急、慢性支气管炎，支气管扩张，肺炎等疾患。风寒咳嗽是指外感风寒等邪气所致，肺失宣肃，肺气上逆，以咳嗽、咳痰为主要症状的病证。

（临）（床）（表）（现）

咳嗽声重，咳痰稀薄色白，咽痒，鼻塞流涕，或伴有头身疼痛，恶寒发热，无汗，骨节疼痛，舌苔薄白，脉浮紧。两肺听诊可闻及呼吸音增粗，或伴有干、湿啰音。

治疗

处方

风池、大椎、大杼、风门、肺俞、外关（图7-1、图7-2）。

风池：后发际正中上1寸，胸锁乳突肌与斜方肌上端之间的凹陷处。俯伏坐位，医者从枕骨粗隆两侧向下推按，当至枕骨下凹陷处与乳突之间时，用力按有麻胀感处即是本穴。

大椎：第七颈椎棘突下凹陷中。坐位低头，项后最上方突起之椎骨（其特点是该椎骨用手按住时能感到随颈部左右摇头而活动）的下缘凹陷处即是本穴。

大杼：第一胸椎棘突下旁开1.5寸。低头，可见颈背部交界处椎骨有一高突并能随颈部左右摆动而转动者即是第七颈椎，由该椎再向下推一个椎骨的旁开两横指（食中指）处即是本穴。

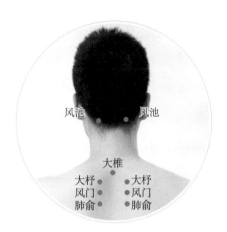

图7-1　风池至肺俞的穴位定位

风门：第二胸椎棘突下旁开1.5寸。取穴法类似大杼，由大椎穴再向下推两个椎骨为第二胸椎，该椎骨下缘旁开两横指（食中指）处即是本穴。

肺俞：第三胸椎棘突下旁开1.5寸。取穴法类似大杼，由大椎穴再向下推三个椎骨为第三胸椎，该椎骨下缘旁开两横指（食中指）处即是本穴。

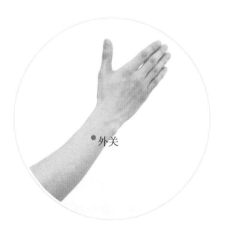

图7-2　外关的穴位定位

外关：阳池与肘尖的连线上，桡骨与尺骨之间，腕背侧远端横纹上2寸。立掌，腕背横纹中点上两拇指，前臂两骨头（桡骨、尺骨）之间即是本穴。

○ 刺法

　　患者取合适体位后，针刺部位常规消毒，选用中粗火针，儿童和体弱者可选细火针，速入速出，点刺不留针，针刺深度不得超过 0.2 寸。先针颈背部腧穴（图 7-3），其中，风池深度不超过 0.3 寸，针尖向鼻尖方向。再针外关（图 7-4），针刺深度同毫针刺法，可刺 0.5 寸。

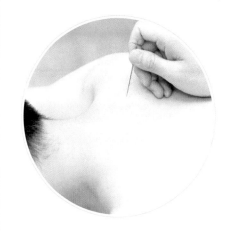

图 7-3　点刺颈背部腧穴

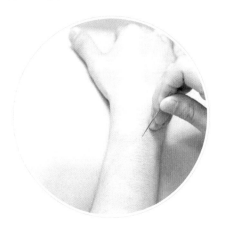

图 7-4　点刺外关

按语

　　本法治疗风寒咳嗽效果较为理想，其他证型咳嗽可根据辨证配伍酌加膏肓、中脘、丰隆等穴。通过火针温热刺激肺俞、风门、大椎等穴，温化寒邪，疏通肺之经气，祛邪外出。火针点刺后可在背部腧穴针刺处用火罐拔吸，出血数滴，以促进余邪彻底清除。对于遇风寒反复咳嗽者注意排除其他疾病，改善体质，提高人体防御能力。平素要慎起居，避风寒。

第二节　眩晕

　　眩晕是目眩和头晕的总称。目眩以眼花或眼前发黑、视物模糊为特征；头晕以感觉自身或外界景物旋转、站立不稳为特征，两者常同时并见，故统称眩晕。外感、内伤均可发生眩晕。本节主要介绍内耳眩晕症、椎动脉型眩晕和高血压性眩晕，其他原因引起的眩晕，可参照本篇辨证论治。

内耳眩晕症

概述

内耳眩晕症，又称梅尼埃病，是因内耳膜迷路水肿导致的一种疾病，中老年人较为常见。该病常反复发作，有明显的缓解期。中医认为该病多系肝肾不足、肝阳上亢和痰火、痰饮等原因所致。

临床表现

以突发的剧烈眩晕为主症，并伴有耳鸣、耳聋、眼球震颤及恶心呕吐。可见头痛且胀，每遇烦恼或恼怒而加剧，耳鸣日久可导致听力减退；也可伴有失眠，口苦，腰膝酸软，小便赤，大便秘结，舌红或暗有瘀斑，脉弦滑或弦细。眩晕有明显的发作期和间歇期。

治疗

○ 处方

百会、四神聪、风池、太阳、印堂、内关、足三里、三阴交（图7-5~图7-8）。

百会：前发际正中直上5寸，或两耳尖连线的中点。

四神聪：百会穴前后左右各1寸处。正坐位，取两耳尖连线中点，并以之为圆心，以一横指（约1寸）为半径作一圆，该圆周与两耳尖连线及前后发际正中线之四个交点即是本穴。

风池：后发际正中上1寸，胸锁乳突肌与斜方肌上端之间的凹陷处。俯伏坐位，医者从枕骨粗隆两侧向下推按，当至枕骨下凹陷处与乳突之间时，用力按有麻胀感处即是本穴。

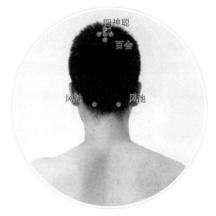

图7-5　百会、四神聪、风池的穴位定位

太阳：眉梢与目外眦之间向后约 1 寸处凹陷中。为眉梢延长线与目外眦延长线之交点处即是本穴。

印堂：两眉头连线的中点。

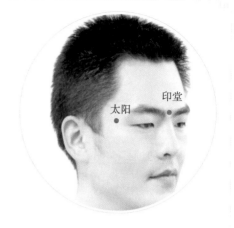

图 7-6　太阳、印堂的穴位定位

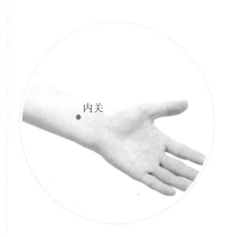

图 7-7　内关的穴位定位

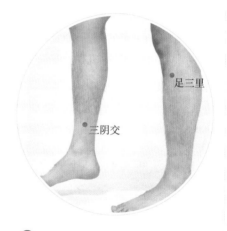

图 7-8　三阴交、足三里的穴位定位

内关：腕掌侧远端横纹上 2 寸，掌长肌腱与桡侧腕屈肌腱之间。仰掌，微屈腕关节，在掌后第一横纹上两拇指，当在这两条大筋处即是本穴。

足三里：犊鼻下 3 寸，胫骨前嵴外一横指。站位，用同侧手掌张开虎口，围住髌骨上外缘，四指直指向下，中指尖所指处即是本穴。

三阴交：内踝尖上 3 寸，胫骨内侧缘后方。以手四指并拢，小指下边缘紧靠内踝尖上，食指上缘所在水平线与胫骨后缘的交点即是本穴。

刺法

患者取合适体位，针刺部位常规消毒，取中粗火针高温烧至通红，速入疾出，轻浅点刺。火针可与毫针刺法配合应用，所取穴位可先行火针点刺（图 7-9~ 图 7-12），再施以毫针刺法。

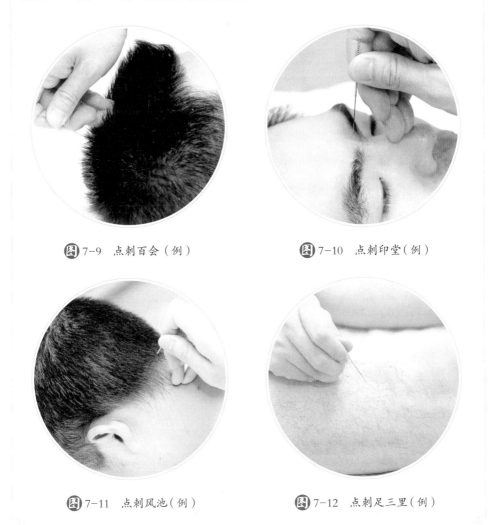

图 7-9　点刺百会（例）

图 7-10　点刺印堂（例）

图 7-11　点刺风池（例）

图 7-12　点刺足三里（例）

按语

火针集针刺、温灸作用于一身，可使病变部位皮肤温度明显提高，微循环明显加快，血流状态明显改善。对于实证眩晕者，火针可泻火祛邪，对于虚证眩晕者，火针可通调经络、温阳补虚，因此能够有效控制内耳眩晕症的发作。本病间歇期应坚持治疗，以防止病情发作。

椎动脉型眩晕

(概)(述)

椎动脉型眩晕为颈性眩晕，又称位置性眩晕，是由于颈椎骨质的退行性病变，引起椎－基底动脉痉挛或狭窄而导致大脑供血不足而成，颈性眩晕多发于40岁以上人群。

(临)(床)(表)(现)

以眩晕和颈椎疼痛为主要特征，尤其在扭转头部时眩晕加重，为发作性眩晕，有时伴有恶心、呕吐、耳鸣、眼球震颤；当头部过度后仰或转动至某一方位时发生，停止后仰或扭转时，症状消失或明显减轻。

治疗

处方

百会、四神聪、天柱、风池、悬钟（图 7–13、图 7–14 ）。

悬钟：外踝高点上 3 寸，腓骨前缘。由外踝尖直向上量四横指，当腓骨前缘处即是本穴。

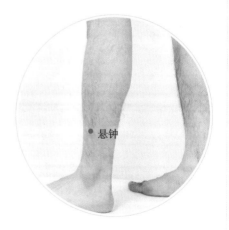

图 7–13　悬钟的穴位定位

百会：前发际正中直上 5 寸，或两耳尖连线的中点。

四神聪：百会穴前后左右各 1 寸处。正坐位，取两耳尖连线中点，并以之为圆心，以一横指（约 1 寸）为半径作一圆，该圆周与两耳尖连线及前后发际正中线之四个交点即是本穴。

天柱：后发际正中旁开 1.3 寸，斜方肌外缘。哑门穴旁开约两横指，项部大筋外缘处即是本穴。

风池：后发际正中上 1 寸，胸锁乳突肌与斜方肌上端之间的凹陷处。俯伏坐位，医者从枕骨粗隆两侧向下推按，当至枕骨下凹陷处与乳突之间时，用力按有麻胀感处即是本穴。

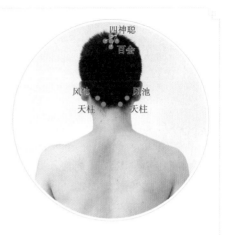

图 7-14　百会至风池的穴位定位

⊙ 刺法

患者取合适体位，针刺部位常规消毒，快针法，取细火针点刺百会，深度 0.1~0.2 寸，针尖达帽状腱膜层为度，取三棱针或细火针点刺四神聪，以微出血为度，取中粗火针点刺天柱、风池、悬钟，深度 0.3~0.5 寸（图 7-15、图 7-16）。

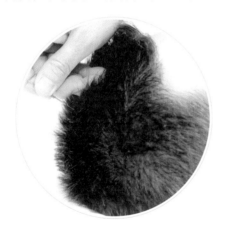

图 7-15　点刺百会（例）

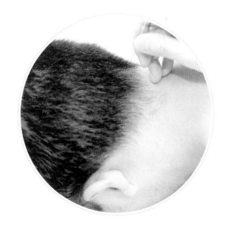

图 7-16　点刺天柱（例）

按语

椎动脉型眩晕为椎 - 基底动脉供血不足所致，与颈椎退行性变、动脉硬化、血液黏稠度增高、微小血管改变等因素密切相关。火针集针刺、温灸于一身，能明显改善颈部软组织的凝滞状态，从而进一步改善椎 – 基底动脉系统血流状态。

高血压性眩晕

概述

高血压性眩晕是高血压病发病过程中的阶段表现，高血压病是以体循环动脉压增高为主要表现的临床综合征，属中医"眩晕"范畴，为临床常见病，发病呈逐年上升趋势。

临床表现

高血压性眩晕起病和发展缓慢，可表现为反复发作，同时伴有头胀感，自我感觉头重脚轻，耳鸣、耳聋、心悸、失眠、健忘等。眩晕症状严重者，如坐舟船摇摆不定，甚至可能同时会出现恶心、呕吐、脸色发白或苍白、全身汗出、难以起身站立、走路不稳或容易摔倒等症状。

治疗

处方

百会、四神聪、风池、气海、太冲、太溪（图 7-17~ 图 7-19）。

气海：腹正中线上，脐中下 1.5 寸。肚脐直下两横指（食中指）处即是本穴。

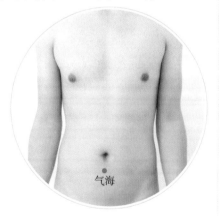

图 7-17　气海的穴位定位

百会：前发际正中直上 5 寸，或两耳尖连线的中点。

四神聪：百会穴前后左右各 1 寸处。正坐位，取两耳尖连线中点，并以之为圆心，以一横指（约 1 寸）为半径作一圆，该圆周与两耳尖连线及前后发际正中线之四个交点即是本穴。

风池：后发际正中上 1 寸，胸锁乳突肌与斜方肌上端之间的凹陷处。俯伏坐位，医者从枕骨粗隆两侧向下推按，当至枕骨下凹陷处与乳突之间时，用力按有麻胀感处即是本穴。

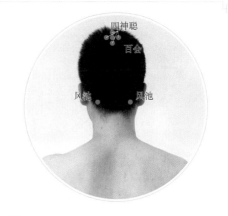

图 7-18　百会、四神聪、风池的穴位定位

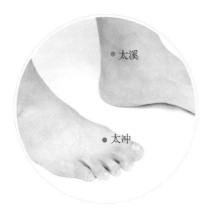

图 7-19　太冲、太溪的穴位定位

太冲：足背第一、二跖骨结合部之前的凹陷中。足背，由第一、二趾间缝纹头向足背上推，至其两骨联合前缘凹陷中（约缝纹头上两横指）处即是本穴。

太溪：内踝尖与跟腱之间的凹陷中。

○ 刺法

患者取合适体位，针刺部位常规消毒，取中粗火针点刺百会，深度 0.1~0.2 寸，针尖达帽状腱膜层为度（图 7-20）。取三棱火针点刺四神聪，以微出血为度，待血自凝，不必急于止血。取中粗火针点刺风池、气海、太冲、太溪，速入疾出，深度 0.3~0.5 寸，气海穴可留针 3~5 分钟（图 7-21）。

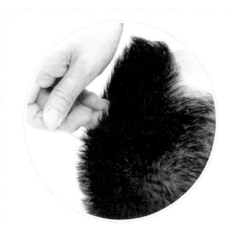

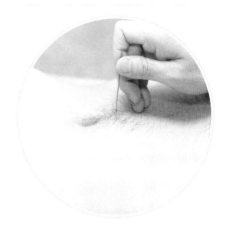

图7-20　点刺百会（例）　　　　图7-21　点刺气海（例）

（按）（语）

　　高血压的病机多为肝肾阴虚，阴虚则阳亢，上扰清窍，发为眩晕、头痛之证。头为诸阳之会，百会穴居头部属督脉，是手足三阳经与督脉交会之处，针刺百会穴可调整阴阳。四神聪点刺放血属强通法，可泻火降浊、平肝息风。针刺气海、太冲、太溪能引气血下行、调理气血，降上逆之气血，从而缓解高血压引起的眩晕不适。

第三节　头痛

　　头痛是指风寒湿热之邪外袭，或痰浊瘀血阻滞，致使经气上逆，或肝阳郁火，上扰清窍，或气虚清阳不升，或血虚脑髓失荣等所致的慢性反复发作性且经久不愈的头部疼痛。是临床常见的自觉症状，常见于各种急、慢性疾病，涉及范围很广。本节主要介绍颈源性头痛、偏头痛、枕神经痛，其他病证见头痛一症可参照本节辨证论治。

颈源性头痛

（概）（述）

　　颈源性头痛是由颈椎和（或）颈部软组织的器质性或功能性病变所引起

的颈椎动脉和交感神经受到压迫或刺激以致于血管变得狭窄、迂曲，进而导致脑部供血不足而出现的以慢性、单侧或双侧反复发作的头部疼痛为主要症状的一组临床综合征。

临床表现

头痛多偏于一侧或双侧交替发作（若颈部两侧软组织同时受累，头痛偶可为双侧），极少为全头痛；头痛起于颈枕部，可沿颈枕放射至顶颞部，少数发生在前额或眶上，以颈枕部疼痛最严重，颈部活动、咳嗽、劳损可加重头痛；症状发作或加重时间为数小时到数周；颈部活动受限；头痛初期多呈阵发性，以后则变为慢性波动性头痛；疼痛多为跳痛、刺痛、胀痛或烧灼样痛，亦可为刀割或放射性牵扯样痛，间歇期为隐痛或麻木酸痛；头痛常伴耳鸣、眩晕、听力障碍、恶心、呕吐、畏光、怕声等症状，少数有眼部胀痛或眼球内陷感，瞳孔不等大，流泪，结膜充血；头痛有许多激发点，位于头夹肌、斜方肌、胸锁乳突肌以及枕下诸肌。

治疗

○ 处方

百会、完骨、风池、天柱、悬钟、阿是穴（图7-22、图7-23）。

百会：前发际正中直上5寸，或两耳尖连线的中点。

完骨：当耳后乳突的后下方凹陷处。

风池：后发际正中上1寸，胸锁乳突肌与斜方肌上端之间的凹陷处。俯伏坐位，医者从枕骨粗隆两侧向下推按，当至枕骨下凹陷处与乳突之间时，用力按有麻胀感处即是本穴。

天柱：后发际正中旁开1.3寸，斜方肌外缘。哑门穴旁开约两横指，项部大筋外缘处即是本穴。

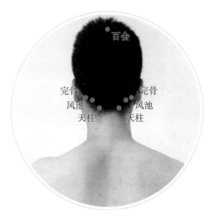

图7-22 百会至天柱的穴位定位

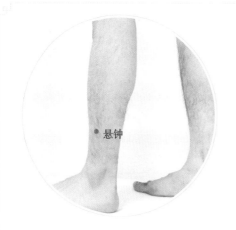

悬钟：外踝高点上 3 寸，腓骨前缘。由外踝尖直向上量四横指，当腓骨前缘处即是本穴。

图 7-23　悬钟的穴位定位

刺法

患者取俯卧位及仰卧位，针刺部位常规消毒后，快针法，取中粗火针点刺，深度 0.3~0.5 寸（图 7-24、图 7-25）。

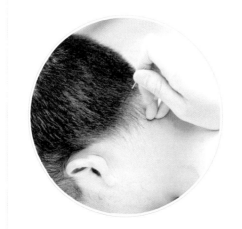

图 7-24　点刺风池（例）

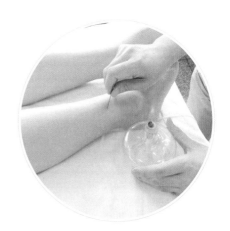

图 7-25　点刺悬钟（例）

按语

不通则痛，火针温通力强，通过点刺局部痛点，借助火力激发人体的阳气，通过温热作用达到开门祛邪、补养气血、滋养脑络、通络止痛的目的。针刺头部穴位时，以针尖达帽状腱膜，勿及头骨为度。头痛逐步加重，治疗多次无效者，须治疗原发病，不要延误病情。

偏头痛

概述

偏头痛是一种反复发作的头痛疾病，呈一侧或以一侧为主的双侧疼痛，是临床常见的血管性头痛。本病多由血管舒缩功能不稳定及某些体液物质暂时性改变所引起，可有视幻觉、偏盲等脑功能短暂障碍先兆，发作时可伴有恶心、呕吐等自主神经功能紊乱表现及颈动脉强烈搏动等一系列症状。

临床表现

头痛以头部一侧搏动性疼痛或钻痛为特征，可连及前额及后枕部，头痛剧烈，常伴有眩晕、恶心、呕吐、视力障碍、面色苍白、头部血管充盈或搏动增强、多汗等症状，常因情志不遂、恼怒生气而诱发或加重，脉弦细。

治疗

○ 处方

头维、丝竹空、率谷、阳池、丘墟、太冲、三阴交、阿是穴（图7-26~图7-28）。

头维：额角发际上0.5寸，头正中线旁开4.5寸。

丝竹空：眉梢凹陷处。

率谷：当耳尖直上入发际1.5寸。正坐位，用同侧食、中指将耳廓卷起，对侧手臂绕头颅后侧至取穴侧耳，且食、中指并拢，其第一、二节间背侧横纹垂直于耳尖，在中指第一、二节间背侧横纹颞处即是本穴。

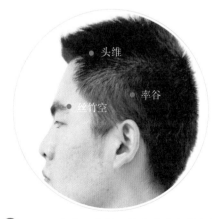

图7-26 头维、率谷、丝竹空的穴位定位

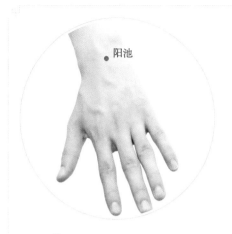

阳池：腕背横纹中，指总伸肌腱尺
侧缘凹陷中。

图 7-27　阳池的穴位定位

丘墟：足外踝前下方，趾长伸肌腱外
侧凹陷中。坐位，经外踝的内侧缘作一条
地面的垂直线，其下缘亦作一条地面的平
行线，此两条直线的相交点即是本穴。

太冲：足背第一、二跖骨结合部之前
的凹陷中。足背，由第一、二趾间缝纹头
向足背上推，至其两骨联合前缘凹陷中
（约缝纹头上两横指）处即是本穴。

三阴交：内踝尖上3寸，胫骨内侧缘
后方。以手四指并拢，小指下边缘紧靠内
踝尖上，食指上缘所在水平线与胫骨后缘
的交点即是本穴。

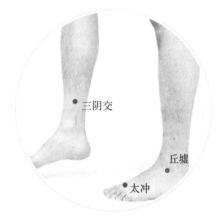

图 7-28　丘墟、太冲、三阴交的穴位定位

刺法

针刺部位常规消毒，施术者刺手持细火针用酒精灯的外焰将针烧至通
红，对准穴位进针（图 7-29~ 图 7-32），进针要迅速，进针后立即出针，然
后用消毒棉球按压以防出血。进针深度和角度应根据患者的胖瘦以及进针部
位灵活掌握。火针针刺后，可选取手足少阳经穴，如丝竹空透率谷，用毫
针针刺，留针20分钟。

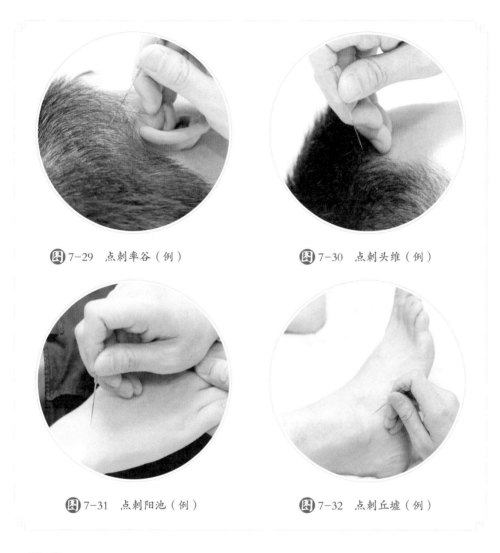

图 7-29　点刺率谷（例）　　　图 7-30　点刺头维（例）

图 7-31　点刺阳池（例）　　　图 7-32　点刺丘墟（例）

按语

　　偏头痛较为顽固，火针治疗偏头痛可以点刺痛侧阳性血络使之出血少许，疼痛则会立即减轻，不但即时疗效可观，而且在 72 小时内，其疗效仍可加强。本病多与情绪紧张有关，因此平时要调畅情志，避免紧张焦虑。

枕神经痛

概述

　　枕神经痛是枕大神经、枕小神经和耳大神经疼痛的总称，多以枕大神经痛为主，可累及枕小神经和耳大神经。枕神经痛可分为原发性和继发性两种，原发性枕神经痛是指感染或中毒性神经炎；继发性枕神经痛常由颈枕部肌纤维组织炎、局部感染、肌肉紧张、劳损外伤、颈椎病、颈椎结核、类风湿性脊柱炎、枕下关节韧带损伤等疾病引起，常由受凉、潮湿、劳累、睡姿不良等因素诱发。

（临）（床）（表）（现）

好发于青壮年，女性多见，疼痛多为一侧，亦可双侧，位于枕部和后颈部，疼痛程度不等，多为中等程度疼痛，少数患者疼痛剧烈，多为锥刺样或电击样窜痛，也可为刀割样、阵发性疼痛或跳痛，钝痛也较常见，并向头顶和前额部放射，有时还可累及耳颞部。查体可见枕大神经出口处（风池穴）有压痛，枕大神经分布区（C2-3）即耳顶线以下至发际处痛觉敏感或减退。胸锁乳突肌后上缘或乳突后部有压痛，提示枕小神经和耳大神经受累。

治疗

○ 处方

阿是穴、风池、完骨（图 7-33）。

风池：后发际正中上 1 寸，胸锁乳突肌与斜方肌上端之间的凹陷处。俯伏坐位，医者从枕骨粗隆两侧向下推按，当至枕骨下凹陷处与乳突之间时，用力按有麻胀感处即是本穴。

完骨：当耳后乳突的后下方凹陷处。

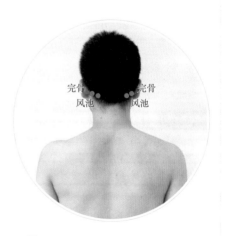

图 7-33 风池、完骨的穴位定位

刺法

患者取坐位，取阿是穴即后枕部最痛处或压痛点，针刺部位常规消毒，施术者持中粗火针在酒精灯上加热至通红，刺风池穴时将针尖朝向鼻尖方向，快速、准确地刺入该穴（图7-34），随即快速拔出，深度根据患者的胖瘦掌握。同时如脑空、百会、角孙等穴附近常存在压痛点，也可选取其1~2处作为配穴，再行火针点刺治疗，方法同前，针尖垂直于皮肤进针。

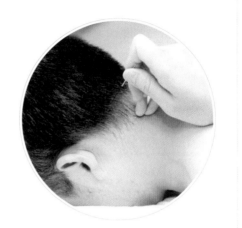

图 7-34　点刺风池穴（例）

按语

本病多由劳损导致气血郁滞，阳气不畅则经筋失于温煦；或风寒湿邪痹阻经脉，引起经络不通，经筋拘急而痛作。火针疗法属于"温通法"范畴，不仅具有毫针微通的特点，又具有火热温通的优势，此法借助火力，助阳行气以祛寒止痛，是治疗经筋病的常用方法。

第四节　三叉神经痛

概述

三叉神经痛是指三叉神经分布区内反复发作的、阵发性短暂剧烈的针刺样疼痛，不伴有三叉神经功能破坏表现，既无感觉缺失等神经功能障碍，病理检查亦无异常的一种病证。有原发性与继发性之别，临床上以原发性多见。好发于40~70岁女性。

临床表现

　　疼痛多局限于三叉神经分布区，可长期固定于三叉神经的某一支，通常多发生于第二、第三支，亦可两支（第二、三支）同时受累，单发生于第一支则少见，多为单侧，极少双侧。疼痛以面颊、上颌、下颌或舌部最明显，尤以上唇外侧、鼻翼、颊部、口角等处最敏感，稍有触动即可发作，称为"触发点""扳机点"。发作前无征兆，严重者洗脸、刷牙、说话、咀嚼、吞咽、打呵欠等均可诱发。发作呈闪电式、阵发性剧烈疼痛，痛如刀割、钻刺、烧灼；历时约几秒至十余秒，多不超过1~2分钟；发作时患者常紧按病侧面部或用力搓擦面部。病久局部皮肤粗糙，眉毛稀薄。发作间歇期完全正常，发作频率不定，可从一日数次至一分钟数次不等。发作严重者常伴有同侧面部肌肉反射性抽搐，口角牵向一侧，称痛性抽搐，并伴有面部潮红、目赤流泪或口角流涎等。神经系统检查无异常改变。

治疗

○ 处方

　　攒竹、四白、下关、地仓、合谷、风池、阿是穴（图7-35~图7-37）。

　　眼部痛者：加丝竹空、阳白、外关（图7-35、图7-36）。

　　上颌部痛者：加颧髎、迎香（图7-36、图7-37）。

　　下颌部痛者：加承浆、颊车、翳风（图7-36、图7-37）。

　　合谷：手背第一、二掌骨间，当第二掌骨桡侧中点处。拇、食指并拢，第一、二掌骨间的肌肉隆起之顶端处即是本穴。

　　外关：阳池与肘尖的连线上，桡骨与尺骨之间，腕背侧远端横纹上2寸。立掌，腕背横纹中点上两拇指，前臂两骨头（桡骨、尺骨）之间即是本穴。

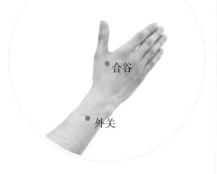

图 7-35　合谷、外关的穴位定位

攒竹：眉头凹陷中。皱起眉头，可见眉毛内侧端隆起处即是本穴。

四白：目正视，瞳孔直下，当眶下孔凹陷中。

地仓：目正视，瞳孔直下，口角外侧。正坐位，平视，瞳孔直下垂线与口角水平线相交点即是本穴。

丝竹空：眉梢凹陷处。

阳白：目正视，瞳孔直上，眉上1寸。眼睛平视前方，由眉毛中点直上一横指处即是本穴。

迎香：鼻翼外缘中点旁开约0.5寸，当鼻唇沟中。

承浆：颏唇沟的中央。正坐仰头位，微张口，可见颏唇沟较明显，下唇下方正中之凹陷处即是本穴。

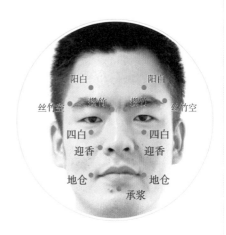

图 7-36　攒竹至承浆的穴位定位

下关：颧弓与下颌切迹之间的凹陷中。闭口，由耳屏向前循摸有一高骨，其下有一凹陷即是本穴。

颧髎：目外眦直下，颧骨下缘凹陷中。

颊车：下颌角前上方约一横指，当咀嚼时咬肌隆起处。当上下齿咬紧时，在咬肌隆起的高点处。

风池：后发际正中上1寸，胸锁乳突肌与斜方肌上端之间的凹陷处。俯伏坐位，医者从枕骨粗隆两侧向下推按，当至枕骨下凹陷处与乳突之间时，用力按有麻胀感处即是本穴。

翳风：耳垂后方，当乳突与下颌角之间的凹陷中。

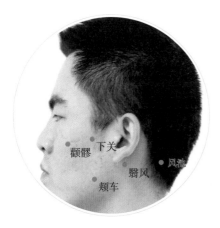

图 7-37　下关至翳风的穴位定位

刺法

　　患者取仰卧位，针刺部位常规消毒，施术者持细火针在酒精灯上烧至通红，快速准确地刺入穴位和患处（最痛处）（图7-38~图7-41），随即出针，针刺深度以浅刺为度。

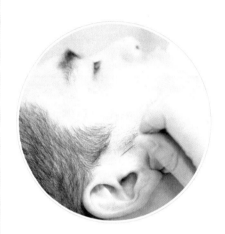

图7-38　点刺阿是穴（例）

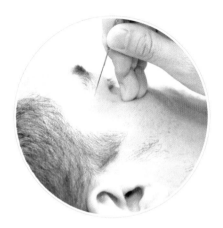

图7-39　点刺丝竹空（例）

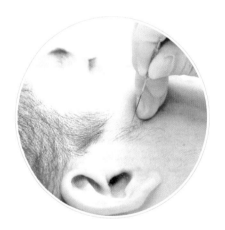

图7-40　点刺下关（例）

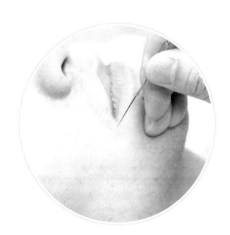

图7-41　点刺地仓（例）

按语

火针治疗三叉神经痛，针刺后疼痛即可缓解。如遇有感觉障碍、口眼歪斜、颈部肿块等，则需做进一步检查，以明确是否属于继发性三叉神经痛。对继发性三叉神经痛，应查明原因，听神经瘤、鼻咽癌等均可压迫而导致三叉神经痛，要积极治疗原发病。鼓励进食以防营养不良；保护眼睛，用眼药水点滴定时冲洗，以防角膜出现浑浊、炎症或水肿。

第五节　周围性面瘫

概述

周围性面瘫是指由不明原因引起茎乳孔内面神经非特异性炎症所致的单侧周围性面神经麻痹，西医学又称"面瘫""面神经麻痹""Bell's麻痹""特发性面神经炎"等，中医则称之为"口僻""口眼歪斜"等。该病为临床常见病、多发病，可发生于任何年龄段，发病主要集中在15~45岁；本病可发生于任何季节，发病的性别与左右侧无明显差异，以一侧面部发病为多，双侧发病甚为少见。西医学对其病因和发病机制尚未阐明，且缺乏特异有效的治疗方法。中医学对本病早有认识，认为本病是由于机体正气不足，脉络空虚，卫外不固，风寒或风热之邪乘虚侵袭面部经络，致气血壅滞，运行不畅，经筋功能失调，筋肉失于约束，出现喝僻。

临床表现

起病急骤，多于晨起洗漱或进食时突然发现，症见一侧面部表情肌瘫痪，患侧额纹消失，闭眼、皱眉、耸鼻不能，鼻唇沟变浅，口角下垂，鼓腮漏气，咀嚼存食，茎乳孔区有疼痛或压痛，舌淡苔白，脉浮。病程久者，可见面部肌肉被牵向健侧。

治疗

⊙ 处方

风池（双侧）、翳风（双侧）；患侧阳白、丝竹空、鱼腰、睛明、四白、迎香；健侧肘髎；督脉，足太阳膀胱经第一侧线（图7-42~图7-44）。

风池：后发际正中上1寸，胸锁乳突肌与斜方肌上端之间的凹陷处。俯伏坐位，医者从枕骨粗隆两侧向下推按，当至枕骨下凹陷处与乳突之间时，用力按有麻胀感处即是本穴。

翳风：耳垂后方，当乳突与下颌角之间的凹陷中。

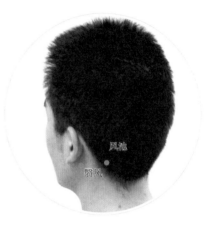

图 7-42　风池、翳风的穴位定位

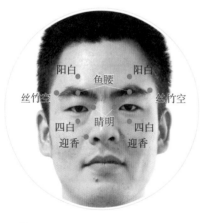

图 7-43　阳白至迎香的穴位定位

阳白：目正视，瞳孔直上，眉上1寸。眼睛平视前方，由眉毛中点直上一横指处即是本穴。

丝竹空：眉梢凹陷处。

鱼腰：眉毛的中心。

睛明：目内眦角稍内上方凹陷处。

四白：目正视，瞳孔直下，当眶下孔凹陷中。

迎香：鼻翼外缘中点旁开约0.5寸，当鼻唇沟中。

肘髎：屈肘，曲池上方1寸，当肱骨边缘处。

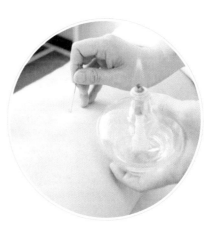

图 7-44　肘髎的穴位定位

⊙ 刺法

患者先取俯卧位，常规消毒背腰部督脉及足太阳膀胱经第一侧线腧穴，施术者持中粗火针，将针烧至通红。采用速刺法，点刺上述腧穴，不留针（图7-45）。然后选用三头火针，将针加热至微红，采用散刺法由上到下、从中间向两边散刺双侧面部（图7-46）。最后选用细火针烧至通红后，稍加停顿，采用速刺法，点刺双侧风池、翳风，患侧阳白、丝竹空、鱼腰、睛明（图7-47）、四白、迎香穴，健侧肘髎（图7-48）。火针提离皮肤后，要用干棉球迅速按压针孔，以减轻疼痛。

图 7-45　点刺督脉及足太阳膀胱经
　　　　　　 第一侧线腧穴（例）

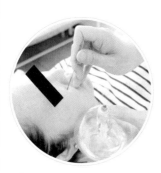

图 7-46　散刺面部（例）

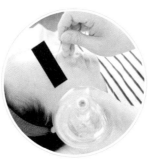

图 7-47　点刺睛明（例）

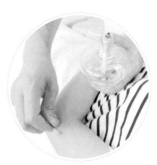

图 7-48　点刺肘髎（例）

（按）（语）

周围性面瘫是由于风寒之邪侵袭体表，如若气虚之体，则易引邪入里，经脉气血阻滞，运行不畅，在外表现为单侧口眼歪斜，实则双侧经脉受邪，故治疗应双侧同治，疏通双侧的经络，促进气血运行，最终达到平衡经络、调和气血、祛邪不忘扶正之目的。火针借助火力，具有有形无迹的热力，可助阳扶正，温通经脉，鼓舞气血运行，使机体阳气充盛，经脉气血运行畅通，筋肌得养。临床中，火针疗法配合拔罐、毫针，健患同调，能明显改善临床症状，控制病情发展，缩短疗程。对于陈旧性面瘫，火针亦有疗效。

明代高武认为："人身之处，皆可行针，面上忌之"，不主张颜面部行火针疗法。贺氏针灸三通法的创始人贺普仁教授突破了古人"面上忌火针"的局限，开创了火针应用于面瘫的先河。贺老认为面部并非火针绝对禁区，根据病情需要，也可运用火针。只要不用过粗火针，避开神经、血管，火针疗法仍是可行的，并且不会留下瘢痕影响容貌。在周围性面瘫的临床治疗中采用细火针浅刺法点刺患者颜面部腧穴，可达到疏通局部气血、濡润筋肉的目的。

第六节　面肌痉挛

（概）（述）

面肌痉挛又称面肌抽搐，是指以一侧面部肌肉阵发性、不规则的不自主抽搐为特点的疾病。本病多为面神经炎的后遗症，但机制尚不明确。中医称之为"面瞤""面风""筋惕肉瞤"等。

（临）（床）（表）（现）

一侧面部肌肉阵发性抽搐。从眼眶周围细小的间歇性肌肉抽搐逐渐扩散至面及口角，引起同侧的面部及口角抽搐，少数患者可伴有面部轻微疼痛。本病常在精神紧张时加重，睡眠时症状消失。轻者只是眼周抽动，甚则牵涉口角和面部，重者则会牵扯颌部、耳或头皮抽动。

治疗

处方

阿是穴、阳白、四白、地仓、颊车、下关、太冲、三阴交（图 7-49~图 7-51）。

阳白：目正视，瞳孔直上，眉上 1 寸。眼睛平视前方，由眉毛中点直上一横指处即是本穴。

四白：目正视，瞳孔直下，当眶下孔凹陷中。

地仓：目正视，瞳孔直下，口角外侧。正坐位，平视，瞳孔直下垂线与口角水平线相交点即是本穴。

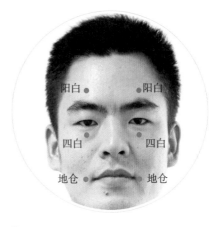

图 7-49 阳白、四白、地仓的穴位定位

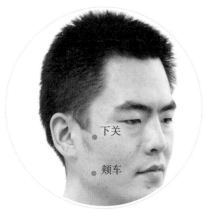

图 7-50 颊车、下关的穴位定位

颊车：下颌角前上方约一横指，当咀嚼时咬肌隆起处。当上下齿咬紧时，在咬肌隆起的高点处。

下关：颧弓与下颌切迹之间的凹陷中。闭口，由耳屏向前循摸有一高骨，其下有一凹陷即是本穴。

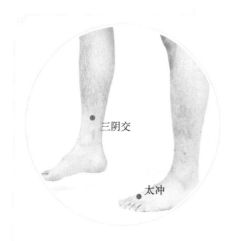

太冲：足背第一、二跖骨结合部之前的凹陷中。足背，由第一、二趾间缝纹头向足背上推，至其两骨联合前缘凹陷中（约缝纹头上两横指）处即是本穴。

三阴交：内踝尖上3寸，胫骨内侧缘后方。以手四指并拢，小指下边缘紧靠内踝尖上，食指上缘所在水平线与胫骨后缘的交点即是本穴。

图 7-51　太冲、三阴交的穴位定位

○ 刺法

患者取仰卧位，常规消毒所刺部位，以细火针在酒精灯上烧至通红，准确速刺。所刺部位首选痉挛跳动之始发局部，次选面部腧穴，再针四肢穴位（图 7-52~ 图 7-55）。局部应浅刺、轻刺，所循经络腧穴可多刺、重刺，也可酌情针刺背俞穴。

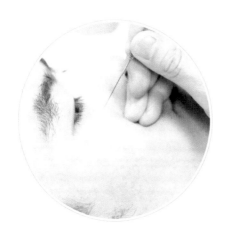

图 7-52　点刺四白（例）

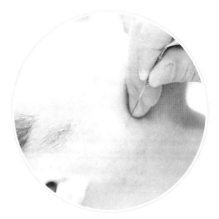

图 7-53　点刺颊车（例）

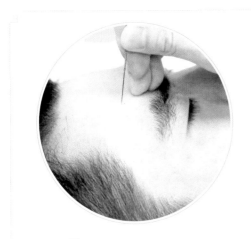

图 7-54　点刺阳白（例）

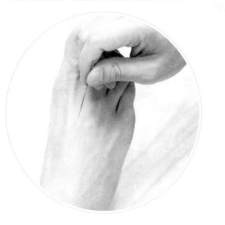

图 7-55　点刺太冲（例）

（按）（语）

　　面肌痉挛日久则较难治愈，尤其是面瘫未愈而发者。用毫针刺激抽搐部位，瞤动反会加重，而火针则有明显的息风止痉作用，对病久难愈者亦有满意效果。治疗时，穴位可交替使用，不可长期多次、反复点刺同一部位，每次火针治疗应间隔 5~7 天，以免影响正气来复，徒增患者痛苦。面肌痉挛患者平素应注意休息，勿劳累，避风寒。

第七节　中风后遗症

　　中风后遗症是指在脑中风发病后，经过一段时间的治疗，存在半身不遂、肌张力高、肢体肿胀、足内翻、语言障碍或口眼㖞斜等症状，该期也称为脑中风后遗症期。火针治疗中风后遗症，《针灸聚英》云："凡治瘫痪，尤宜火针易获功效。"本节主要介绍常见的中风后痉挛性瘫痪、中风后肢体肿胀、中风后肩手综合征、中风后尿潴留、中风后郁证、痫癖等病症，临床中中风后遗症的其他症状亦可参照本节应用火针治疗。

中风后痉挛性瘫痪

概述

中风后痉挛性瘫痪是脑卒中患者中常见的后遗症。大部分患者多在发病2周左右进入瘫痪的痉挛期，多数表现为患者上肢屈肌痉挛，下肢伸肌痉挛，腱反射活跃或亢进，动作僵硬，协调功能障碍，影响患者正常生活能力。在Brunnstrom分期中痉挛开始于痉挛阶段（Ⅱ期），如不加以治疗可出现肌肉萎缩倾向。

临床表现

半身不遂，言语謇涩或不语，偏身感觉异常，口舌歪斜。头痛，眩晕，瞳神变化，饮水发呛，目偏不瞬，共济失调。上肢屈肌（肩关节外展外旋，肘关节屈曲，前臂旋后，腕关节屈曲，手指屈曲内收）和下肢伸肌（髋、膝关节伸直和踝关节跖屈）的肌张力增高，并经常伴有腱反射亢进、阵挛、协同肌－拮抗肌共同收缩、病理征、乏力和疲劳等。

◎ **处方**

手足阳明经。

◎ **刺法**

患者取仰卧位，暴露皮肤后，局部常规消毒。施术者持细火针，将针烧至通红，并迅速、准确刺入穴位，快速出针。每次上下肢各选取6~9个针刺部位，每次针孔不重叠。一般先针刺痉挛严重的肢体，再针刺其他部位（图7-56、图7-57）。

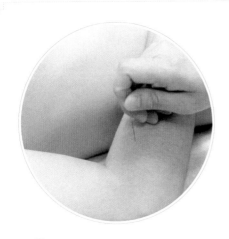
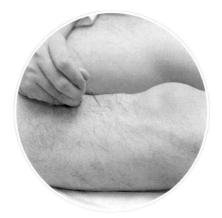

图 7-56　点刺手阳明经穴（例）　　　图 7-57　点刺足阳明经穴（例）

按语

　　中风后肢体痉挛性瘫痪患者各种运动均减少，临床中针刺阳经穴位对中风各个时期肢体运动和感觉功能均有改善作用，阳主动主热，火针属阳，又补火助阳，"同气相求"，针刺阳经可调动气血、平衡阴阳、温通经脉，促进瘫痪侧的肢体经脉的气血运行，以达濡养经筋肌肉而解除拘挛的目的。针刺足阳明胃经不仅可以补益中焦、健脾化痰，从而改善痰湿阻滞经脉的状态以缓解痉挛，而且更有利于肢体运动功能的恢复，从而缓解中风后肢体拘挛、屈伸不利的状态。

中风后肢体肿胀

概述

　　中风后肢体肿胀是脑卒中后较为普遍存在的现象。西医学认为，其主要由于中风后自主神经中枢受累，引起外周神经纤维的营养障碍。当肢体偏瘫后，肢体神经支配功能受损，偏瘫侧肢体便会继发营养代谢障碍，使血管的舒缩功能失调，静脉血回流速度减慢。中医认为本病多由气虚血瘀、痰湿寒凝、气血运行不畅等所致。

中风后治疗不及时或失当，容易产生手足肿胀、发凉、疼痛、皮肤粗糙、皮下瘀紫。严重者会遗留肢体僵硬、活动不利等症状。

治疗

○ 处方

阿是穴、八邪、八风（图 7-58、图 7-59）。

八邪：手背各指蹼缘后方赤白肉际处，左右共 8 穴。
八风：足背各趾蹼缘后方赤白肉际处，左右共 8 穴。

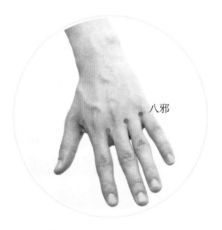

八邪

图 7-58　八邪的穴位定位

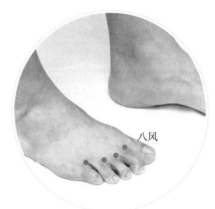

八风

图 7-59　八风的穴位定位

○ 刺法

患者选取合适体位，针刺部位常规消毒，施术者持中粗火针，采用速刺法，深度 0.2~0.3 寸。八风、八邪浅刺即可（图 7-60、图 7-61）。针刺肿胀部位后可见有血水排出，可待其自止再做处理。

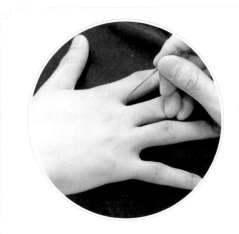

图 7-60　点刺八邪

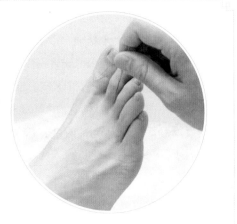

图 7-61　点刺八风

（按）（语）

《灵枢·官针》中记载："焠刺者，刺燔针取痹也"，多数中风患者都有不同程度的手足肿胀。中风后遗手指、足趾肿胀，均属痹证。火针疗法具有温经散寒、通经活络、消肿止痛的作用，可有效预防和缓解肢体的肿胀。

中风后肩手综合征

（概）（述）

肩手综合征（SHS）：又称反射性交感神经性营养不良，以疼痛、水肿、自主神经功能障碍、运动失调及营养改变为临床特点。SHS 可以是原发的，也可由不同因素诱发，如轻微的周围神经损伤及中枢神经障碍、急性卒中和脊髓损伤、内分泌疾病和心肌梗死都可引起 SHS。SHS 是脑卒中后偏瘫患者常见的并发症，常发生在发病后 1~3 个月，发生率为 12.5%~70%。该病通常影响患侧上肢，仅有 1/5 的患者能够完全恢复以前的活动。如不予适当治疗，将导致肩、手、指的永久性畸形。因此，偏瘫患者肩手综合征的早期诊断与康复治疗是脑卒中治疗过程中的关键之一。

（临）（床）（表）（现）

肩手综合征是脑卒中后常见的并发症。常出现患侧肩关节及手部肿痛、活动受限或伴有皮色改变。其典型表现是早期患手出现肿胀，伴明显的运动受限，手指变粗，皮纹消失，皮肤呈粉红色或紫红色；关节活动受限表现为手被动旋后，腕背伸受限，手指间关节处于伸展位，屈曲时受限，被动活动时可引起疼痛。按照病情演变分为三期。

Ⅰ期（急性期）：肩部疼痛，活动受限，常伴指、腕关节的疼痛；手指大多保持轻度屈曲位，且屈曲的可动范围受限；存在手部肿胀、皮肤潮红、皮肤温度增高等血管运动性改变；腕关节活动尤其是屈曲时疼痛加重；X线片多可见肩手部骨骼局灶性脱钙。

Ⅱ期（营养障碍期）：肩手部疼痛、肿胀、活动受限症状持续或减轻，手及上肢皮肤菲薄，皮肤温度降低；手部小肌肉明显萎缩，手掌筋膜肥厚。

Ⅲ期：肩手部疼痛减轻或消失，手部血管运动性改变消失，而肌肉萎缩明显，形成挛缩畸形；X线片可见患肢广泛骨质疏松。

不典型的形式也可只表现为其中的某一期或受累的肢体远端或近端的某一部分症状。

治疗

○ 处方

患侧肩前、肩髎、肩贞、曲池、外关、八邪，水分、中脘（图7-62~图7-65）。

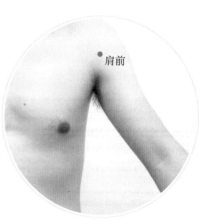

肩前：腋前皱襞顶端与肩髃穴连线的中点，一说在腋前皱襞上1寸。

图7-62 肩前的穴位定位

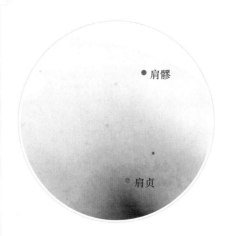

图7-63　肩髎、肩贞的穴位定位

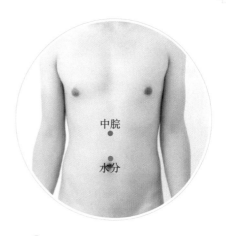

图7-64　水分、中脘的穴位定位

肩髎：肩峰后下方，上臂外展时肩髃穴后方的凹陷中。

肩贞：上臂内收时，腋后纹头上1寸。

水分：腹正中线上，脐中上1寸。

中脘：腹正中线上，脐中上4寸。脐中央与胸骨体下缘连线的中点处即是本穴。

曲池：肘横纹外侧端，屈肘，在尺泽与肱骨外上髁连线中点的凹陷处。仰掌屈肘成45°角，肘关节桡侧，肘横纹头即是本穴。

外关：阳池与肘尖的连线上，桡骨与尺骨之间，腕背侧远端横纹上2寸。立掌，腕背横纹中点上两拇指，前臂两骨头（桡骨、尺骨）之间即是本穴。

八邪：手背各指蹼缘后方赤白肉际处，左右共8穴。

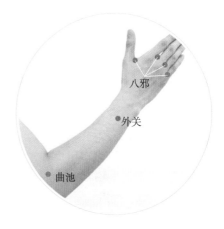

图7-65　曲池、外关、八邪的穴位定位

◯ 刺法

　　所刺穴位充分暴露，常规消毒。施术者持细火针采用快针法，先针刺患侧肢体腧穴（图 7-66~ 图 7-68），再针腹部穴位（图 7-69）。刺时要求火针在酒精灯上加热至通红，每穴刺毕用干棉球迅速按压针孔，以减轻疼痛。

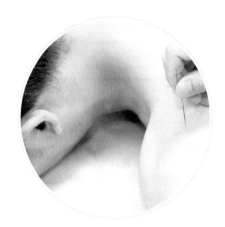

图 7-66　点刺肩髎（例）

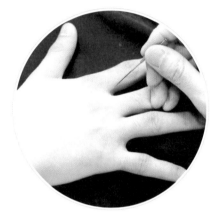

图 7-67　点刺八邪（例）

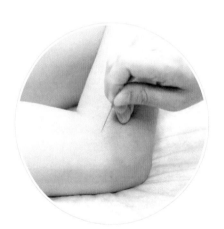

图 7-68　点刺曲池（例）

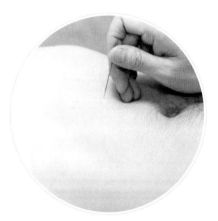

图 7-69　点刺中脘（例）

（按）（语）

中风病肢体经脉阻滞，气血运行不畅，不通则痛；或久病多虚，筋脉肌肉失养，不荣则痛。当以活血祛风、温通经络为治法。《灵枢·经筋》论经筋痹证"治在燔针劫刺，以知为数，以痛为输"，张介宾《类经》注："燔针，烧针也。劫刺，因火气而劫散寒邪也。"火针能促进气血运行，改善不适症状。此外，肩手综合征的预防相当重要，对本病的预防主要有以下几点：要求在任何体位时都应避免腕关节的屈曲，保证腕关节尽可能处于背伸位；被动活动关节应因人而异，患手过度被动活动可能导致关节及其周围结构的损伤；早期应适当应用肩吊带，以防止肩关节脱位，并应防止肩关节的过度牵拉；患手做主动和被动运动可防止出现关节活动受限，有利于患肢的血液回流。

中风后尿潴留

（概）（述）

中风后尿潴留属于中医"癃闭"范畴，是由于脑梗死、脑出血等脑血管意外损伤大脑旁中央小叶，导致膀胱反射性排尿减弱或消失，无法完成正常排尿，从而滞留在膀胱中的临床综合征。本病多发生于中风急性期，起病较急。中风后脑窍不开，经络不通，进而导致膀胱气化功能失调。

（临）（床）（表）（现）

尿潴留继发于中风后，发病突然，膀胱充盈，小腹胀痛，无法自行排尿。其中小便量少、排尿不畅，点滴而出，病势较缓者为"癃"；小便闭塞，点滴不出，病势较急者为"闭"。

治疗

◎ 处方

关元、气海、中极、次髎。

定位

关元：腹正中线上，脐中下 3 寸。脐中直下四横指处即是本穴。

气海：腹正中线上，脐中下 1.5 寸。肚脐直下食中两横指（约 1.5 寸）即是本穴。

中极：腹正中线上，脐中下 4 寸。仰卧位，前正中线延长至下腹部之耻骨联合处，由此交点处向上一横指处即是本穴。

次髎：第二骶后孔中，当髂后上棘内下方。俯卧位，骨盆后面，从髂嵴最高点向内下方骶角两侧循摸一高骨突起，此处即是髂后上棘，与之平齐，骶骨正中突起处是第一骶椎棘突，髂后上棘与第二骶椎棘突之间，即第二骶后孔，亦为次髎穴。

刺法

患者取合适体位，针刺腧穴常规消毒，取细火针快针法点刺，不留针。针刺腹部腧穴前需注意触诊膀胱位置以便掌握针刺深度。

按语

尿潴留为中风后急性期的一过性症状，随着相关神经功能的恢复，尿潴留症状也相应地改善并逐渐康复。火针疗法具有温阳化气、疏利气机的功效，可刺激逼尿肌，促进受损的神经恢复，从而减轻排尿困难、腹胀等不适症状。

中风后郁证

概述

中风后郁证又称卒中后抑郁，是发生于脑血管疾病后的一种特殊抑郁类型，属于"郁证"与"中风"范畴。"郁证"为"中风"基础上之变证，属中医理论的因病致郁，故中风合并郁证既有郁证气机不畅、情志不舒的特点，表现为一系列抑郁症状（以情绪低落、兴趣缺失为主要特征的情感障碍综合征）和相应躯体症状的综合征，又有中风之痰瘀互结、阴阳失调、上犯清窍的病理因素，故其本在瘀血阻络，其标在肝郁气滞。

临床表现

中风后郁证的临床表现多种多样，一般分为核心症状和非核心症状。中风后郁证的核心症状：①大部分时间内总是感到不开心，闷闷不乐，甚至痛苦。②兴趣及愉快感减退或丧失，对平时所爱好、有兴趣的活动或事情不能像以往一样愿意去做并从中获得愉悦。③易疲劳或精力减退，每天大部分时间都感到生活枯燥无意义，感到度日如年；严重者有自杀的倾向。中风后抑郁的非核心症状：①生理症状，如体重减轻、入睡困难、眠浅多梦、易惊醒和早醒、不明原因疼痛、食欲减退或亢进、性欲减退等。②可伴紧张不安、焦虑和运动性激越等。③其他症状，如犹豫不决，自我评价降低，自责，自罪，无价值感，自杀和自伤，注意力下降。

治疗

处方

百会、四神聪、印堂、神庭、内关、太冲、三阴交。

定位

百会：前发际正中直上 5 寸，或两耳尖连线的中点。

四神聪：百会穴前后左右各 1 寸处。正坐位，取两耳尖连线中点，并以之为圆心，以一横指（约 1 寸）为半径作一圆，该圆周与两耳尖连线及前后发际正中线之四个交点即是本穴。

印堂：两眉头连线的中点。

神庭：前发际正中直上 0.5 寸。

内关：腕掌侧远端横纹上 2 寸，掌长肌腱与桡侧腕屈肌腱之间。仰掌，微屈腕关节，在掌后第一横纹上两拇指，当在这两条大筋处即是本穴。

太冲：足背第一、二跖骨结合部之前的凹陷中。足背第一、二趾间缝纹头向足背上推，至其两骨联合前缘凹陷中（约缝纹头上两横指）处即是本穴。

三阴交：内踝尖上 3 寸，胫骨内侧缘后方。以手四指并拢，小指下边缘紧靠内踝尖上，食指上缘所在水平线与胫骨后缘的交点即是本穴。

刺法

患者取合适体位，针刺部位常规消毒。施术者持中粗火针将针烧至通红，退火后快速、准确刺入穴位后立即出针，深度 0.1~0.2 寸。其中百会、四神聪可视情况选用火留针，也可适当出血。

（按）（语）

　　该病的发生与中风密切相关，病位在脑，脑既为奇恒之腑，又为"精明之府"，中风后脑窍失养，神失所居，临床表现出各种情绪异常。《临证指南医案·卷六·郁》曰："悒郁动肝致病，久则延及脾胃中伤……情志之郁，药难霍然。"火针疗法属"温通法"，不仅能调神通络，推动气机升降，促进血液运行，还能行气解郁，疏利气机，鼓舞正气。此外，与其他精神疾病相同，卒中后抑郁也应重视心理、社会等因素的影响。

瘖痱

（概）（述）

　　瘖痱又称假性延髓麻痹、假性球麻痹，是由双侧上运动神经元病损（主要是运动皮质及其发出的皮质脑干束）使延髓运动性颅神经核——疑核以及脑桥三叉神经运动核失去了上运动神经元的支配发生中枢性瘫痪所致，临床表现为舌、软腭、咽喉、颜面和咀嚼肌的中枢性瘫痪，其症候与球麻痹十分相似，但又不是由延髓本身病变引起的。中医学认为本病病机为本虚而标实，多因肝肾亏损，风痰瘀血痹阻脑窍、壅塞咽喉而发。

（临）（床）（表）（现）

　　三个困难：吞咽困难、言语困难、发声困难。病理性脑干反射：常见的是吸吮反射、掌颏反射、仰头反射、角膜下颌反射。情感障碍：患者表情淡漠，约半数出现无原因的、难以控制的强哭强笑发作，强哭较强笑常见。

（治）

（疗）

（⚬）　处方

　　廉泉、风府、风池。

◎ 定位

　　廉泉：任脉腧穴，在颈前区，喉结上方，舌骨上缘凹陷中，前正中线上。

　　风府：后发际正中直上1寸。坐位，头伏位，后发际中央直上一横指处即是本穴。

　　风池：后发际正中上1寸，胸锁乳突肌与斜方肌上端之间的凹陷处。俯伏坐位，医者从枕骨粗隆两侧向下推按，当至枕骨下凹陷处与乳突之间时，用力按有麻胀感处即是本穴。

◎ 刺法

　　患者取合适体位后，针刺部位常规消毒，选用中粗火针，速入速出，点刺不留针，先针项部腧穴，风池、风府深度不超过0.3寸，针尖向鼻尖方向。再针廉泉，深度0.5寸。

按语

　　此所论"瘖痱"乃中风后遗症，较《素问·脉解篇》所言"瘖痱"含义广泛。"内夺而厥，则为瘖痱，此肾虚也"，王冰注："痱，废也……肾气内夺而不顺，则舌瘖足废，故云此肾虚也"，高世栻注："瘖痱者，口无言而四肢不收"。本病多因肝肾亏损，风痰瘀血痹阻脑窍、壅塞咽喉而发，治疗时应"温、补"以固本，"清、通"以治标。火针疗法借火助阳，祛瘀化痰，取穴廉泉、风池、风府，共奏化痰祛瘀、利喉益咽之效。

第八节　虚寒型胃痛

概述

　　虚寒型胃痛是以上腹部近剑突处疼痛为主症的病证，常同时兼有畏寒、脘胀、嗳气、大便失调等症。虚寒型胃痛发病率近年来呈现上升趋势，究其原因多与当代人过于繁重的学习工作压力、不良生活及饮食习惯、不良的情绪相关，体质虚寒，阳气不足，不能抵御外邪而发病。

轻微的上腹部疼痛，且空腹的时候尤为明显，进食后减轻，疼痛时喜温喜按，同时会伴有泛吐清水，精神不振，四肢不温，大便稀溏，舌淡红，苔白或薄或厚腻，脉象则偏沉细。

治疗

○ 处方

中脘、天枢、足三里、至阳、脾俞、肾俞（图7-70~图7-72）。

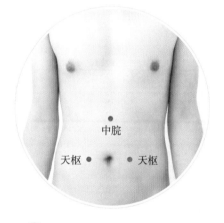

图7-70　中脘、天枢的穴位定位

中脘：腹正中线上，脐中上4寸。脐中央与胸骨体下缘连线的中点处即是本穴。

天枢：脐中旁开2寸。由脐中作一条垂直于腹正中线的水平线，再由乳头与前正中线之间的中点作一条地面的垂直线，此两线的相交点即是本穴。

至阳：第七胸椎棘突下凹陷中。

脾俞：第十一胸椎棘突下旁开1.5寸。与肚脐中相对应处即为第二腰椎（参考命门穴取穴法），由此腰椎往上摸三个椎体即为第十一胸椎，其棘突下双侧各旁开两横指（食中指）处即是本穴。

肾俞：第二腰椎棘突下旁开1.5寸。先取命门穴（参考命门穴的取穴法），再由命门穴双侧各旁开两横指（食中指）处即是本穴。

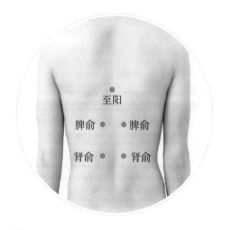

图7-71　至阳、脾俞、肾俞的穴位定位

足三里：犊鼻下3寸，胫骨前嵴外一横指。站位，用同侧手掌张开虎口，围住髌骨上外缘，四指直指向下，中指尖所指处即是本穴。

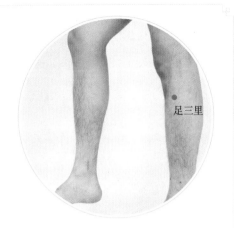

图 7-72　足三里的穴位定位

刺法

患者先取俯卧位，暴露施术部位，常规消毒。施术者持细火针，将针烧至通红，速刺法，点刺至阳、脾俞、肾俞，深度0.1~0.2寸（图7-73）；然后患者取仰卧位，速刺法，点刺中脘、天枢、足三里，深度0.2~0.3寸（图7-74）。病情严重或持久者可在腹部腧穴（中脘、天枢）使用火留针，留针3~5分钟（图7-75、图7-76）。

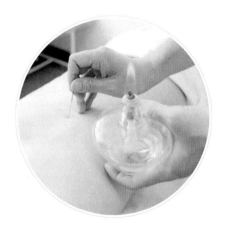

图 7-73　点刺背部腧穴（例）

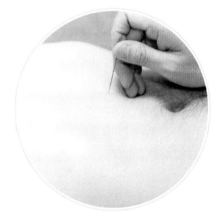

图 7-74　点刺腹部腧穴（例）

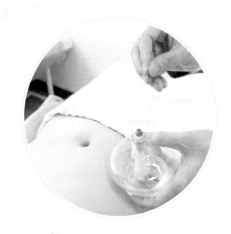
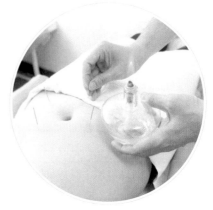

图 7-75　火留针烧针（例）　　　　图 7-76　火留针留针（例）

按语

　　胃脘痛是日常生活中一种较为常见的症状，病情可危可轻。胃肠道疾病虚实夹杂，火针对此具有双向调整作用。中医临床证型较多，以肝郁脾虚型最为多见，但近年来，脾胃虚寒型逐渐增多。究其原因，往往与现代人不良生活习惯有关，如无节制的饮食、缺少必要的体育锻炼、不良的情绪管理、过用寒凉药物和饮食、对疾病本身认识不够等。虚寒型胃痛以阳虚为主，因此治疗上当以补火助阳为法。火针可以补益身体之阳气，从而达到治疗的目的。

＊慢性萎缩性胃炎

概述

　　慢性萎缩性胃炎是以胃黏膜上皮和腺体萎缩，数目减少，胃黏膜变薄，黏膜基层增厚，或伴幽门腺化生和肠腺化生，或有不典型增生为特征的慢性消化系统疾病。

临床表现

　　慢性萎缩性胃炎的临床表现不仅缺乏特异性，而且与病变程度并不完全一致。常出现以下临床表现：胃痛，胃胀，反酸，消化不良，大便异常，疲劳乏力，贫血等。

治疗

○ 处方

脾俞、胃俞、中脘、建里、足三里、内关。

○ 刺法

对针刺部位常规消毒后，施术者将细火针在酒精灯上烧至通红，迅速刺入穴内即出针，随后用消毒干棉球按压针孔。四肢、腰腹针刺 0.2~0.5 寸，胸背部穴刺入 0.1~0.2 寸。患者先俯卧针刺背部腧穴，再仰卧针刺腹部和四肢腧穴。对久病患者腹部腧穴可适当采用火留针 3~5 分钟。

(按)(语)

慢性萎缩性胃炎是胃黏膜固有腺体减少的一种退行性改变，病程较长，病情顽固。根据"久病气虚致瘀""寒凝血瘀"等理论，本病多属虚寒挟瘀，治疗关键为温通化瘀。火针是针与灸的巧妙结合，有较强的温通作用，能温通经络、调和气血、活血化瘀，有良性双向调整作用，临床上寒热虚实证皆可用之，以虚寒证更适宜。

＊胃下垂

(概)(述)

胃下垂是由于膈肌悬力不足，支撑内脏器官韧带松弛，或腹内压降低，腹肌松弛，导致站立时胃大弯抵达盆腔，胃小弯弧线最低点降到髂嵴连线以下。常伴有十二指肠球部位置的改变。正常人的胃在腹腔的左上方，直立时的最低点不应超过脐下两横指，其位置相对固定，对于维持胃的正常功能有一定作用。此病多见于瘦长体型的女性，多由禀赋不足、中阳素虚，或因思虑劳累、饮食不慎以致脾阳不振、中气下陷所致。临床常见的肝下垂、肾下垂、子宫脱垂等脏器下垂疾病，均可参照本节对症治疗。

(临)(床)(表)(现)

轻度下垂者一般无症状，下垂明显者可以出现腹部胀满感、沉重感、压迫感。腹痛多为持续性隐痛，常于餐后发生，与食量有关，进食量愈大，其疼痛时间愈长，且疼痛亦较重；同时疼痛与活动有关，饭后活动往往使疼痛加重。恶心、呕吐常于饭后活动时发作，尤其进食过多时更易出现。多伴顽固性便秘。由于胃下垂的多种症状长期折磨患者，使其精神负担过重，因而产生失眠、头痛、头昏、迟钝、抑郁等神经精神症状，还可有低血压、心悸以及站立性昏厥等表现。

治
疗

○ 处方

脾俞、胃俞、中脘、内关、足三里。

○ 刺法

患者先取俯卧位，暴露施术部位，常规消毒，施术者持细火针，将针烧至通红，速刺法，点刺脾俞、胃俞，深度 0.1~0.2 寸。患者再取仰卧位，速刺法，点刺中脘、内关、足三里，深度 0.2~0.5 寸。深度要根据病情、体质、年龄和针刺部位的肌肉厚薄、血管深浅而定。

(按)(语)

胃下垂患者应养成良好的饮食习惯，少食多餐，定时定量，细嚼慢咽，食物应细软，对体瘦者，应增加营养。日常饮食中多调配些水果、蔬菜，因为水果、蔬菜中含有较多维生素和纤维素，尤其是后者可促进胃肠蠕动，使粪便变得松软润滑，可防止便秘发生。应积极参加体育锻炼，如散步、练气功、打太极拳等，有助于防止胃下垂继续发展，还可因体力和肌力增强而增强胃张力、胃蠕动，改善症状。预防该病，还必须保持乐观情绪。若已患慢性消化性疾病，应积极彻底治疗。

* 慢性腹泻

（概）（述）

慢性腹泻又称久泻，是指大便次数每天在 3 次以上，粪便稀薄，或带脓血，反复发作，持续 2 个月以上病程较长的胃肠病。慢性腹泻只是一种症状，常见于慢性肠炎、慢性结肠炎、胃肠神经功能紊乱、结肠过敏和慢性无菌性腹泻等疾病。中医的"五更泻"亦可参照本病治疗。

（临）（床）（表）（现）

腹痛、腹胀、肠鸣，肛门下坠感，大便呈习惯性改变，或秘结或腹泻，或二者交替发生，大便呈羊屎状或溏薄，带黏液或少许鲜血，上述症状持续3 个月以上。

治疗

○ 处方

水分、中脘、天枢、关元、阴陵泉、脾俞、肾俞、命门、足三里。

○ 刺法

患者取合适体位，针刺局部常规消毒，施术者将中粗火针在酒精灯上烧至通红，在已选穴位上快速进针，即刻出针。水分、中脘、天枢、关元穴，针刺深度 0.2~0.5 寸。对久病患者可在腹部腧穴采用火针留针 3~5 分钟。

（按）（语）

慢性腹泻多因食饮无度，或喜食膏粱厚味，导致宿食内停，呆胃滞脾，脾阳受损，运化失司，谷反为滞，水反为湿，津液糟粕下趋，腹痛、腹泻诸症丛生。火针具有温壮阳气、散寒除湿、祛瘀除腐的功效，借火之力刺激穴位，激发经气，可达到温补脾肾、固肠止泻之功。

第九节　胁肋痛

胁肋痛是指以一侧或两侧胁肋部疼痛为主要表现的病证，是临床上比较多见的一种自觉症状。胁，指侧胸部，为腋以下至第十二肋骨部的总称。胁肋痛可见于西医的多种疾病之中，如急、慢性肝炎，胆囊炎，胆结石，胆道蛔虫，肋间神经痛等，凡上述疾病中以胁痛为主要表现者，均可参照本节辨证论治。

慢性胆囊炎

概述

慢性胆囊炎是临床上最常见的一种胆囊疾病，为胆囊慢性炎症性病变，多由急性胆囊炎反复迁延发作而来，大多数为慢性胆石性胆囊炎，少数为慢性非胆石性胆囊炎。中医认为肝气郁结，失于疏泄，胆失通降，不通则痛，肝胃不和，则嗳气、纳呆、脘腹胀闷。若湿热蕴结脾胃，熏蒸肝胆，以致肝疏泄功能失常，则可见胃脘部或右胁部隐痛、纳呆、口苦等。

临床表现

慢性胆囊炎患者临床表现多不典型，少数有胆绞痛病史。表现为轻重不一的腹胀、上腹不适或钝痛，或右肩胛区疼痛。常于进食油腻食物后加剧，还可有恶心、腹胀及嗳气。体征有右上腹压痛，墨菲征阳性；有胆囊积液时，可扪及肿大的胆囊。一般不发热或仅有低热。

治疗

处方

期门、日月、肝俞、胆俞、天宗、支沟、太冲、背部压痛点（图7-77~图7-80）。

期门：乳头直下，第六肋间隙。乳头直下，往下数两根肋骨处（即第六、七肋间隙）即是本穴。

日月：在上腹部，当乳头直下，第七肋间隙，前正中线旁开4寸。

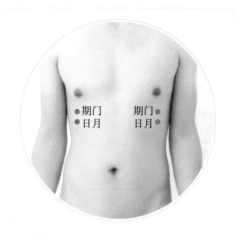

图 7-77　期门、日月的穴位定位

肝俞：第九胸椎棘突下旁开1.5寸。取穴法类似膈俞，由膈俞穴再向下推两个椎骨为第九胸椎，该椎骨棘突下双侧各旁开两横指（食中指）处即是本穴。

胆俞：第十胸椎棘突下旁开1.5寸。取穴法类似膈俞，由膈俞穴再向下推三个椎骨为第十胸椎，该椎骨棘突下双侧各旁开两横指（食中指）处即是本穴。

天宗：在肩胛部，当冈下窝中央凹陷处，与第四胸椎相平。垂臂，由肩胛冈下缘中点至肩胛下角作连线，上1/3与下2/3处即是本穴，用力按压时有明显酸痛感。

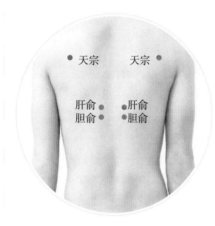

图 7-78　肝俞、胆俞、天宗的穴位定位

支沟：阳池与肘尖的连线上，桡骨与尺骨之间，腕背横纹上3寸。掌背腕横纹中点上四横指，前臂两骨头（桡骨、尺骨）之间即是本穴。

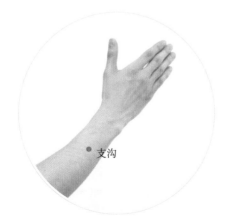

图 7-79　支沟的穴位定位

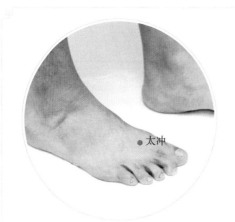

太冲：足背第一、二跖骨结合部之前的凹陷中。足背，由第一、二趾间缝纹头向足背上推，至其两骨联合前缘凹陷中（约缝纹头上两横指）处即是本穴。

图 7-80　太冲的穴位定位

○ 刺法

针刺部位常规消毒，施术者用中粗火针对所选腧穴及背部压痛点点刺（图7-81、图 7-82）；也可在肩胛处压痛点、背俞穴压痛点，以闪火法拔火罐，留罐 5~10 分钟。期门、日月针刺时注意深度，宜浅不宜深，可刺 0.1~0.2 寸。

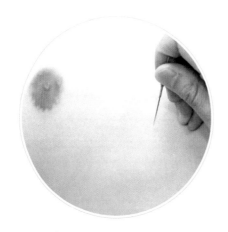

图 7-81　点刺日月（例）

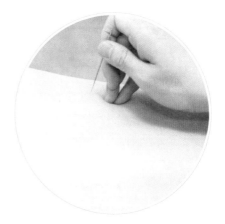

图 7-82　点刺胆俞（例）

按语

慢性胆囊炎虽不危及生命，但给患者带来的痛苦却是长期的。由于生活水平的提高，此类疾病的患者日益增多，应用火针配合拔罐能调节肝经气血输布，从而达到治疗目的。但还应从饮食、情绪上进行控制。

肋间神经痛

 概述

　　肋间神经痛是指一个或几个肋间部位从背部沿肋间向胸腹前壁放射，呈半环状分布的疼痛。肋间神经由胸脊髓向两侧发出，经肋间到胸前壁，支配相应胸椎旁背部和胸壁的肌肉的分支及沿肋间走行的感觉分支。因此肋间神经痛是从胸背部沿肋间斜向前下至胸腹前壁中线带状区疼痛。

临床表现

　　疼痛由一个或几个肋间部位从背部沿肋间向胸腹前壁放射，呈半环状分布。多为单侧受累，也可以双侧同时受累。咳嗽、深呼吸或打喷嚏往往使疼痛加重。查体可有胸椎棘突、棘突间或椎旁压痛和叩痛，少数患者沿肋间有压痛，受累神经支配区可有感觉异常。其疼痛性质多为刺痛或灼痛，有沿肋间神经放射的特点。

 治疗

○ 处方

　　期门、日月、膻中、巨阙、鸠尾、阿是穴（图 7-83）。

　　期门：乳头直下，第六肋间隙。乳头直下，往下数两根肋骨处（即第六、七肋间隙）即是本穴。

　　日月：在上腹部，当乳头直下，第七肋间隙，前正中线旁开 4 寸。

　　膻中：前正中线上，平第四肋间，两乳头连线的中点。

　　巨阙：腹正中线上，脐中上 6 寸。

　　鸠尾：腹正中线上，脐中上 7 寸。

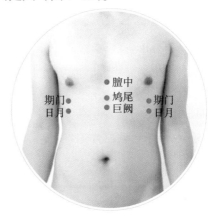

图 7-83　期门至鸠尾的穴位定位

◯ 刺法

患者取仰卧位，针刺部位常规消毒，施术者将细火针烧至通红，迅速地刺入穴位。点刺深度达皮肤基底部，肋骨处腧穴注意针刺深度，垂直进针，并迅速出针（图7-84、图7-85）。施针后也可在阿是穴、期门、日月及相应节段的夹脊穴拔火罐，留罐5~10分钟。拔出少量血液、渗出液，用消毒干棉球擦净留罐处吸拔出的液体。

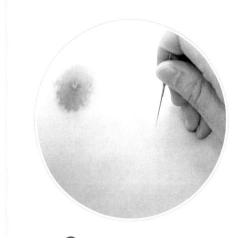

图 7-84　点刺日月（例）

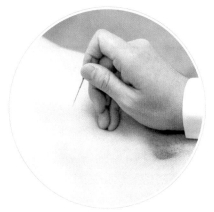

图 7-85　点刺鸠尾（例）

按语

本病以胁肋部带状、片状区域疼痛为主要表现，其临床特点为一侧肋部呈半环形的疼痛。其疼痛剧烈，因没有皮损易被误诊。早期带状疱疹未出疱时，也应与此相鉴别。火针疗法扶正祛邪力强，具有通经行滞、迫邪外出之功，可达到疏通经络、行气开郁、活血止痛的功效。局部拔罐放血，可以加强迫邪外出、活血化瘀之效，并促进局部气血运行。

第十节　水肿

概述

水肿是指体内水液潴留，泛溢肌肤引起头面、眼睑、四肢、腹背，甚至全身浮肿。水肿是全身气化功能障碍的一种表现，与肺、脾、肾、三焦密切相关。依据症状表现不同而分为阳水、阴水二类，常见于肾炎、肺心病、肝硬化、营养障碍及内分泌失调等疾病。过多的体液在组织间隙或体腔中积聚称为水肿。正常体腔中只有少量液体，若体腔中体液积聚则称为积液，如腹腔积液（腹水）、胸腔积液（胸水）、心包积液、脑室积液、阴囊积液等。水肿可表现为局部性或全身性，全身性水肿往往同时有浆膜腔积液，如腹水、胸腔积液和心包腔积液。本节所论水肿以局部性水肿为主，全身性水肿可参看本节辨证论治。

㈠㈢㈥㈣ 临床表现

机体局部水肿，不向全身蔓延，可伴见红、热、痛或发凉，患处皮肤绷急发亮。全身性水肿先从眼睑或下肢开始，继及四肢、全身。轻者仅眼睑或足跗浮肿，重者全身皆肿，甚则腹大胀满，气喘不能平卧。严重者可见尿闭，恶心呕吐，口有秽味，齿龈鼻衄，甚则头痛、抽搐、神昏谵语等危象。临床上根据水肿程度可分为轻、中、重三度。

轻度：水肿仅发生于眼睑、眶下软组织、胫骨前、踝部皮下组织，指压后可出现组织轻度凹陷，平复较快。有时早期水肿仅有体重迅速增加而无水肿征象出现。

中度：全身疏松组织均有可见性水肿，指压后可出现明显的或较深的组织凹陷，平复缓慢。

重度：全身组织严重水肿，身体低垂部皮肤紧张发亮，甚至可有液体渗出，有时可伴有胸腔、腹腔、鞘膜腔积液。

治疗

○ 处方

阿是穴、肾俞、三焦俞、关元、中极、阴陵泉、足三里、三阴交（图7-86~ 图7-88）。

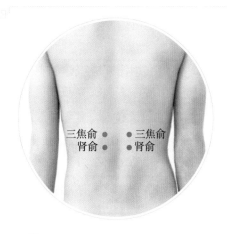

图7-86　肾俞、三焦俞的穴位定位

肾俞：第二腰椎棘突下旁开1.5寸。先取命门穴（参考命门穴的取穴法），再由命门穴双侧各旁开两横指（食中指）处即是本穴。

三焦俞：第一腰椎棘突下旁开1.5寸。取穴法类似脾俞，与肚脐中相对应处即为第二腰椎（参考命门穴取穴法），由此腰椎往上摸一个椎体即为第二腰椎，其棘突下双侧各旁开两横指（食中指）处即是本穴。

关元：腹正中线上，脐中下3寸。脐中直下四横指处即是本穴。

中极：腹正中线上，脐中下4寸。仰卧位，前正中线延长至下腹部之耻骨联合处，由此交点处向上一横指处即是本穴。

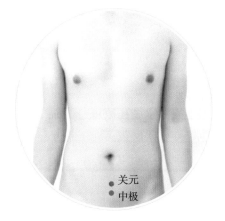

图7-87　关元、中极的穴位定位

阴陵泉：胫骨内侧髁后下方凹陷中。患者取坐位，用拇指沿小腿内侧骨内缘（即胫骨内侧）由下往上推，至拇指抵膝关节下时，胫骨向内上弯曲之凹陷处即是本穴。

足三里：犊鼻下3寸，胫骨前嵴外一横指。站位，用同侧手掌张开虎口，围住髌骨上外缘，四指直指向下，中指尖所指处即是本穴。

三阴交：内踝尖上3寸，胫骨内侧缘后方。以手四指并拢，小指下边缘紧靠内踝尖上，食指上缘所在水平线与胫骨后缘的交点即是本穴。

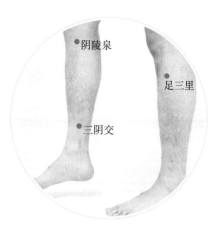

图7-88　阴陵泉、足三里、三阴交的穴位定位

◯ 刺法

水肿处常规消毒后以火针直接针刺，可开门放水，令水（邪）有出路。施术者取细火针在酒精灯上烧至通红，快速刺入水肿处皮下 5~10mm，针间距可在 1cm 左右，快进快出（图 7-89、图 7-90）。拔针后即出水，或喷水，压力小者可挤压出水。全身水肿者辨证循经取穴，以健脾益肾、通利三焦为则，选取肾俞、三焦俞、关元、中极、阴陵泉、足三里等穴（图 7-91、图 7-92）。

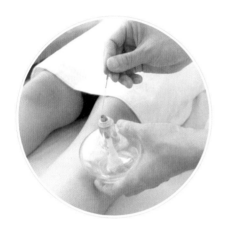

图 7-89　烧针

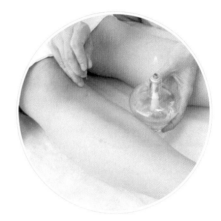

图 7-90　点刺患处（例）

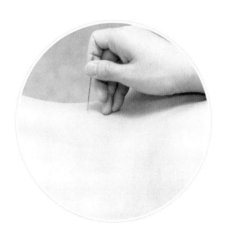

图 7-91　点刺肾俞（例）

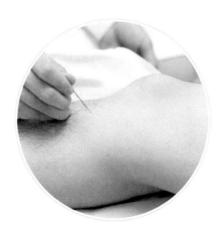

图 7-92　点刺阴陵泉（例）

按语

对于水肿的治疗，《素问·汤液醪醴论》提出"去宛陈莝""开鬼门""洁净府"三条基本原则。张仲景宗《黄帝内经》之意，在《金匮要略·水气病脉证并治篇》中提出："诸有水者，腰以下肿，当利小便；腰以上肿，当发汗乃愈。"辨证地运用了发汗、利小便的两大治法。火针疗法属针刺中的特殊针法，"以肿为腧"，直接开门放水，先治其标，因势利导，可减少或避免并发症发生。同时辨证取穴治其本，健脾益肾，化气行水，祛邪不伤正，补泻兼施，标本兼治。火针针刺治疗时间短，见效快，疗效持续时间长。火针对水肿有一定作用，但治疗同时，应查明病因，对尿少、腹大、喘咳、心慌或尿闭、神昏、抽搐等危重症候，需中西医共同抢救治疗。患者平素应劳逸结合，低盐饮食，避风寒。部分患者针刺后针孔处可长达数天有渗出液，此为正常现象，嘱患者应注意针刺局部的干燥，以防感染。

第十一节　痿证

痿证是肢体的皮、肉、筋、骨、脉受到外邪侵淫，或因五脏内伤失养而引起的以筋脉弛缓、软弱无力、不能随意运动为特征的一种难治病，日久则肌肉萎缩，甚至瘫痪，多见于下肢。西医学的神经系统疾病，如多发性神经炎、小儿麻痹后遗症、急性脊髓炎、进行性肌肉萎缩、重症肌无力、周期性脊髓炎、癔病性瘫痪，以及表现为软瘫的中枢性神经系统感染后遗症等，凡见到肢体痿软，临床表现与痿证相似者，均可参考本节辨证论治。

进行性面偏侧萎缩症

概述

进行性面偏侧萎缩症也称之为 Parry-Romberg 综合征，为一种进行性单侧面部组织的营养障碍性疾病。少数病变范围累及肢体或躯干，称为进行性半侧萎缩症。好发于 20 岁前的青少年，偶见 1 岁内发病，女性多见。起病隐匿，进展缓慢。萎缩过程可以从面部任何部位开始，以眶上部、颧部较为多见。起始点常呈条状，略与中线平行，皮肤干燥、皱缩，毛发脱落，称为

"刀痕"。病变缓慢地发展到半个面部,严重者出现前额、眼眶、耳部、颞部、颊部、舌部、牙龈等组织萎缩。偶尔可波及对侧面部、额部、颈部、肩部,或累及身体其他部位。部分以面颊部疼痛或感觉障碍起病,少数起病表现为癫痫发作。

(临)(床)(表)(现)

病区呈局限性皮下脂肪和结缔组织萎缩,皮肤萎缩、皱褶,常伴脱发、色素沉着,白斑,毛细血管扩张,汗液分泌增加或减少,唾液分泌减少,颧骨、额骨等下陷,与正常皮肤有明显的分界线。部分病例呈现瞳孔变化、虹膜色素减少、眼球内陷或突出、眼球炎症、继发性青光眼、面部疼痛或轻度病侧感觉减退、面肌抽搐,以及内分泌障碍等,可随病程进展。面偏侧萎缩与局灶脂肪萎缩症者,也常伴有身体某部位的皮肤硬化。累及病变侧肢体和躯干时,出现肢体变细变短、乳房变小、腋毛变稀少、脏器变小等,但肌力正常。有的萎缩侵及对侧肢体,称为交叉偏侧萎缩。

治疗

⊙ 处方

中脘、气海、足三里、三阴交、内关、公孙、面部萎缩局部(图 7-93~图 7-95)。

中脘:腹正中线上,脐中上 4 寸。脐中央与胸骨体下缘连线的中点处即是本穴。

气海:腹正中线上,脐中下 1.5 寸。肚脐直下两横指(食中指)处即是本穴。

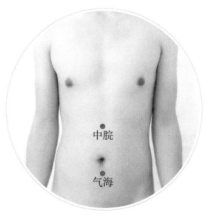

图 7-93　中脘、气海的穴位定位

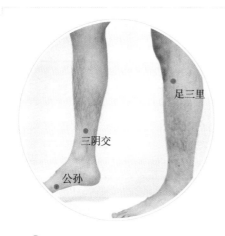

足三里：犊鼻下3寸，胫骨前嵴外一横指。站位，用同侧手掌张开虎口，围住髌骨上外缘，四指直指向下，中指尖所指处即是本穴。

三阴交：内踝尖上3寸，胫骨内侧缘后方。以手四指并拢，小指下边缘紧靠内踝尖上，食指上缘所在水平线与胫骨后缘的交点即是本穴。

公孙：第一跖骨基底部的前下方赤白肉际处。由足大趾内侧后有一关节（第一跖趾关节）往后用手推有一弓形骨，该弓形骨前端下缘的凹陷（第一跖骨基底骨侧前下方）即是本穴。

图 7-94 足三里、三阴交、公孙的穴位定位

内关：腕掌侧远端横纹2寸，掌长肌腱与桡侧腕屈肌腱之间。仰掌，微屈腕关节，在掌后第一横纹上两拇指，当在这两条大筋处即是本穴。

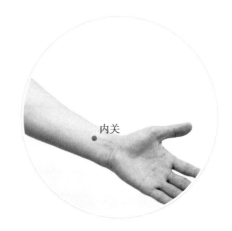

图 7-95 内关的穴位定位

◯ 刺法

针刺部位常规消毒，施术者先用细火针局部密刺，加热程度以烧红为度（图 7-96）。一次选用穴位视面积大小而定，在萎缩处用密刺法点刺，病重则密刺，不留针（图 7-97）。火针进针要迅速、准确，针刺深度以针尖刺透皮肤病变组织为宜。再针刺所选腧穴（图 7-98、图 7-99）。针刺后，要在患处用消毒干棉球按压，避免出血和感染。

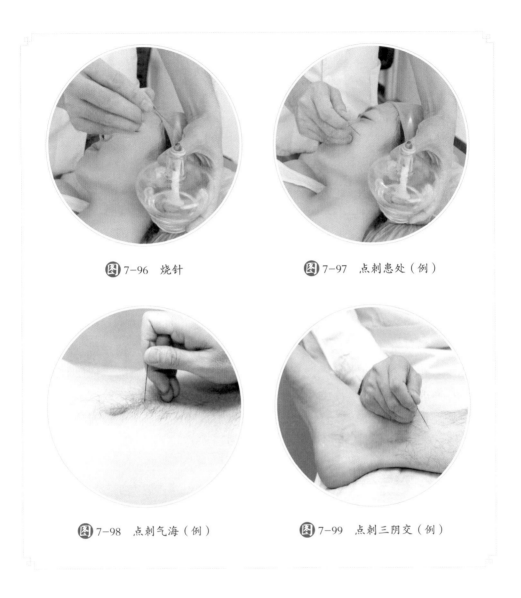

图 7-96　烧针

图 7-97　点刺患处（例）

图 7-98　点刺气海（例）

图 7-99　点刺三阴交（例）

按语

　　本病属中医"痿证"范畴，病因病机为脾胃虚弱，肌肉失于濡养。中医"治痿独取阳明"，故治疗本病选用脾胃两经的足三里、三阴交、公孙，并配以任脉的中脘、气海穴。脾胃强健，气血和调，元气充盛，阴阳维持相对平衡，则疾病可愈。本病是以火针密刺患处为主，其机制是将火针的温热由表浅而入深，借助火力激发经气，温通经络，加快了气血的流通，使受损的组织得到气血的濡养。

癔病性瘫痪

概述

癔病是一种常见的精神障碍性疾病，其临床表现多种多样。由明显的精神因素，如内心冲突或情绪激动、暗示或自我暗示等引起的一组疾病，表现为急性的短暂的精神障碍、身体障碍（包括感觉、运动和自主神经功能紊乱），这些障碍没有器质性病变基础。癔病性瘫痪表现为一个或几个肢体部分或全部丧失运动能力。癔病性瘫痪以青年女性多见，患者有癔病特殊性格基础。

临床表现

临床表现为瘫痪，以单瘫或截瘫多见，有时可见四肢瘫，起病较急，瘫痪程度可轻可重。轻者可活动但无力，重者完全不能活动。体格检查不符合神经损害特点，瘫痪肢体一般无肌肉萎缩，生理反射正常，无病理反射。在无人注意或患者注意力转移时，可出现瘫痪肢体的活动。瘫痪肢体可伴有感觉障碍，但不符合神经解剖分布规律。症状可因暗示而加重或减轻。少数治疗不当，瘫痪时间过久可出现废用性肌萎缩。

治疗

处方

百会、风府、大椎、身柱、上星、合谷、太冲（图 7-100~ 图 7-103）。

太冲：足背第一、二跖骨结合部之前的凹陷中。足背，由第一、二趾间缝纹头向足背上推，至其两骨联合前缘凹陷中（约缝纹头上两横指）处即是本穴。

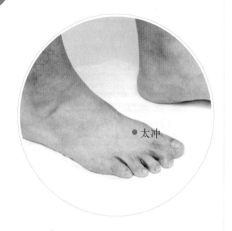

图 7-100　太冲的穴位定位

百会：前发际正中直上5寸，或两耳尖连线的中点。

风府：后发际正中直上1寸。坐位，头伏位，后发际中央直上一横指处即是本穴。

大椎：第七颈椎棘突下四陷中。坐位低头，项后最上方突起之椎骨（其特点是该椎骨用手按住时能感到随颈部左右摇头而活动）的下缘凹陷处即是本穴。

身柱：第三胸椎棘突下凹陷中。

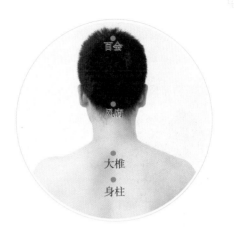

图 7-101　百会至身柱的穴位定位

上星：前发际正中直上1寸。

合谷：手背第一、二掌骨间，当第二掌骨桡侧中点处。拇、食指并拢，第一、二掌骨间的肌肉隆起之顶端处即是本穴。

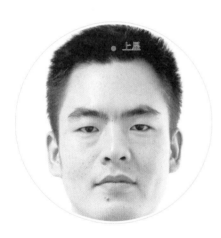

图 7-102　上星的穴位定位

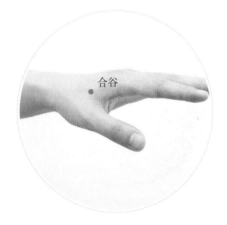

图 7-103　合谷的穴位定位

○ 刺法

针刺部位常规消毒，患者取俯卧位时针刺后颈部及背部腧穴（图7-104、图7-105），施术者将中粗火针烧红，迅速地刺入穴位。点刺深度依患者胖瘦掌握，垂直进针，并迅速出针。同法，患者取仰卧位时针刺头部和四肢穴位（图 7-106、图 7-107）。针刺后，要在患处用消毒棉球按压，减轻疼痛及避免出血和感染。

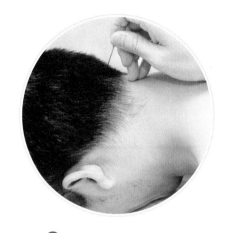

图 7-104　点刺风府（例）

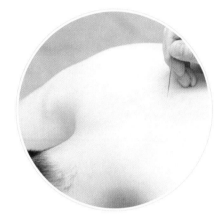

图 7-105　点刺身柱（例）

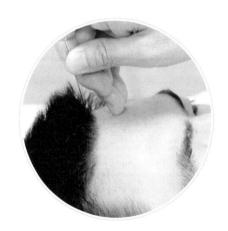

图 7-106　点刺上星（例）

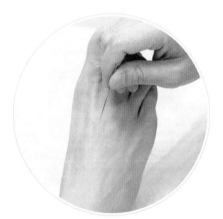

图 7-107　点刺太冲（例）

按语

督脉为阳脉之海，有调整和振奋人体阳气的作用，故能统摄一身之阳气，又因其络肾入脑，故又能维系人身之元气，健脑醒神。由于阳主动，所以人体的一切活动皆为阳气所主，如果阳气不能上升下达，则阴血郁闭，气血运行不畅，筋脉失荣，故而肢体痿软不用，因此选用督脉腧穴为主。火针疗法借火之力而取效，集毫针激发经气、艾灸温阳散寒的功效于一体，具有温阳壮气、鼓舞气血运行之功。本病在针刺同时，应进行肢体功能锻炼，使经脉气血流通，有助于治疗和防止肌肉萎缩，并要积极进行病因治疗。

第十二节　单纯性肥胖

概述

人体内脂肪积聚过多，体重超过标准20%以上时，即称为肥胖病。成人标准体重（kg）= ［身高（cm）–100］× 0.9，儿童标准体重（kg）= 年龄 × 2+8。肥胖病常见于40岁以上的成人，随着饮食习惯和生活环境的改变，肥胖病越发早龄化。肥胖的病因较为复杂，与体质、年龄、饮食习惯、劳逸、情志等因素有关。肥甘厚味之品，由脾胃运化，变为脂膏，积于体内；或变为痰湿阻塞气机；或劳逸失调，贪图安逸，脂膏、痰湿聚集体内，为本病的主要病因病机。肥胖病无明显病因者称单纯性肥胖；病因明确者称继发性肥胖。二者均可参照本节辨证论治。

临床表现

实测体重超过标准体重10%~19%为超重，超过20%为肥胖，超过20%~30%为轻度肥胖，超过30%~50%为中度肥胖，超过50%为重度肥胖。可伴有疲乏无力、气短、嗜睡、食欲亢进、容易饥饿，或闭经、阳痿、心悸、腰背痛、关节痛等诸多症状。

治疗

处方

脐周八卦穴、中脘、关元（图7-108）。

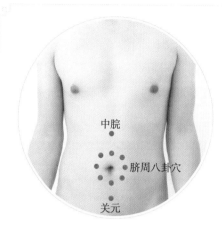

图解
火针疗法
FIRE ACUPUNCTURE
THERAPY

中脘

脐周八卦穴

关元

图 7-108　脐周八卦穴、中脘、关元
的穴位定位

脐周八卦穴：肚脐旁开，上、下、左、右、左上、左下、右上、右下八穴，即以神阙为圆心，气海至神阙的距离为半径画圆所经过的八个点。

中脘：腹正中线上，脐中上 4 寸。脐中央与胸骨体下缘连线的中点处即是本穴。

关元：腹正中线上，脐中下 3 寸。脐中直下四横指处即是本穴。

○ 刺法

患者取仰卧位，针刺部位常规消毒，根据患者胖瘦选用 1 寸或 1.5 寸毫针代细火针进行火留针，施术者押手持酒精灯，靠近患者腹部针刺部位，刺手持毫针（图 7-109），将毫针针尖烧至通红，快速刺入穴位（图 7-110），留针 3~5 分钟（图 7-111）。起针后用干棉球按压针孔，以防出血。

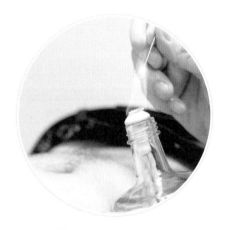

图 7-109　火留针烧针

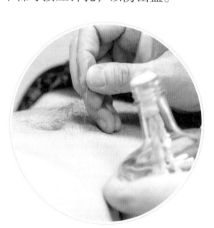

图 7-110　火留针进针

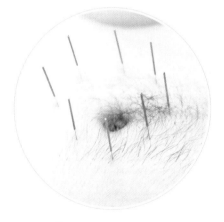

图 7-111　火留针留针

按语

根据笔者多年临床观察发现，肥胖患者具有"两多一少"的临床特点，即吃的多、思虑多、运动少。肥胖者不仅平日怕凉，而且肥胖局部用手触之多为冰凉，即"哪胖哪怕凉，哪凉哪就胖"。脾胃为中焦枢纽，脾阳不足，枢纽不通，浮火在上就热，陈寒在下则凉，因此肥胖患者虽多为阳虚体质，但可见一些上火的表现。临床可见如下症状。

（1）上热下寒症状：表现为头面的红、肿，比如面部、前胸、肩背部痤疮，以及口干、咽干等，在下则以肚脐为界，下半身怕凉，以脚、膝和小腹最为明显，女性可有痛经、白带增多等。

（2）上油下干症状：在上表现为头面部出油为主的脂溢性皮炎，前胸、肩背部出油伴痤疮，并且容易留有瘢痕疙瘩；在下则是下肢干性湿疹、乏脂性皮炎、足跟皲裂等。

（3）上急下缓症状：这些人往往睡眠时好时坏，脾气急，但是下肢懒惰，不爱走路，缺乏运动。

单纯性肥胖多属本虚标实，即气虚为主，兼有痰、湿，有"肥人多脂"的说法，故治疗本病当以益气温阳、健脾利湿为法则。火留针疗法通过加热针体，将火热之力直接输入人体，"借火助阳"，以激发经气，温补阳气，鼓舞气血运行，从而阳气得振，脾气得充，中焦运化有功，阴津输布正常，痰湿之邪无以停滞，以此达到减肥降脂之功效。

第十三节　小儿遗尿

概述

小儿遗尿是指年满3周岁，具有正常排尿功能的儿童，在睡眠时不能自行控制而小便自遗，醒后方觉的一种病证。多因肾阳不足，下元虚冷，膀胱失约所致。偶因疲劳，或临睡时饮水过多而引起的暂时性遗尿，不属病态。

临床表现

　　睡梦中遗尿，一夜可发生一两次或更多，醒后方知。迁延日久，常伴消瘦萎黄，精神不振，食欲减退，腰膝酸软，大便溏薄，智力相应减退，舌苔薄白，脉沉细。

治疗

○ **处方**

　　关元、中极、气海、肾俞（图7-112、图7-113）。

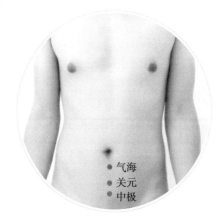

图7-112　关元、中极、气海的穴位定位

　　关元：腹正中线上，脐中下3寸。脐中直下四横指处即是本穴。

　　中极：腹正中线上，脐中下4寸。仰卧位，前正中线延长至下腹部之耻骨联合处，由此交点处向上一横指处即是本穴。

　　气海：腹正中线上，脐中下1.5寸。肚脐直下两横指（食中指）处即是本穴。

　　肾俞：第二腰椎棘突下旁开1.5寸。先取命门穴（参考命门穴的取穴法），再由命门穴双侧各旁开两横指（食中指）处即是本穴。

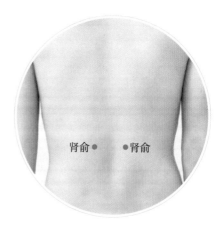

图7-113　肾俞的穴位定位

刺法

针刺部位常规消毒，取细火针，用速刺法，不留针。腹部腧穴针刺深度为 0.2~0.5 寸（图 7-114），背俞穴针刺深度 0.1~0.3 寸（图 7-115）。点刺完毕，用消毒干棉球按压片刻，不出血即可。也可用火留针，留针 3~5 分钟。

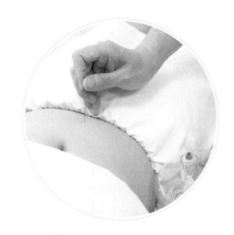

图 7-114　点刺关元（例）

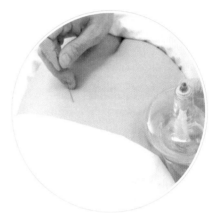

图 7-115　点刺肾俞（例）

按语

针灸治疗本病有较好疗效。治疗期间，家长应控制患儿睡前饮水，临睡前排空小便，定时叫醒患儿小便，使其逐渐养成起床排尿的习惯。同时鼓励患儿消除自卑心理，正确教育和引导患儿。

第八章

骨伤科病证

《黄帝内经》中提到火针疗法的适应证有四种：痹证、寒证、经筋病、骨病。在《黄帝内经》时代，火针主要用于痹证。《灵枢·官针》："九曰焠刺，焠刺者刺燔针则取痹也。"又《灵枢·经筋》："经筋之病，寒则反折筋急，热则筋弛纵不收，阴痿不用。阳急则反折，阴急则俯不伸。焠刺者，刺寒急也。"《灵枢》叙十二经筋所发诸痹痛，皆云"治在燔针劫刺""以知为数，以痛为输"，可见火针最初是为治疗筋急寒凝之痹证而设的。骨伤科病证，多属于中医痹证范畴，现代临床火针在骨伤科疾患中的应用亦十分广泛。

第一节　腱鞘炎

腱鞘是套在肌腱外面的双层套管样密闭的滑膜管，是保护肌腱的滑液鞘。它分两层包绕着肌腱，两层之间的空腔即滑液腔，内有腱鞘滑液。内层与肌腱紧密相贴，外层衬于腱纤维鞘里面，共同与骨面结合，具有固定、保护和润滑肌腱，使其免受摩擦或压迫的作用。肌腱长期在此过度摩擦，即可发生肌腱和腱鞘的损伤性炎症，引起肿胀，称为腱鞘炎。若不治疗，便有可能发展成永久性活动不便。本节主要论治屈指肌腱狭窄性腱鞘炎和桡骨茎突狭窄性腱鞘炎，其他部位的腱鞘炎可参照本节辨证论治。

屈指肌腱狭窄性腱鞘炎

概述

屈指肌腱狭窄性腱鞘炎是由于屈指肌腱与掌指关节处的屈指肌腱纤维鞘管反复摩擦，产生慢性无菌性炎症反应，局部出现渗出、水肿和纤维化，鞘管壁变厚，肌腱局部变粗，阻碍了肌腱在该处的滑动而引起的临床症状。当肿大的肌腱通过狭窄鞘管隧道时，可发生一个弹拨动作和响声，故又称为"扳机指"或"弹响指"。本病多见于妇女及手工操作者，亦可见于婴儿及老年人，好发于拇指、中指和环指，起病缓慢。

临床表现

手掌部及患指疼痛，晨起或活动时加重，患指伸屈活动障碍。手掌面患指掌指关节处可摸到一结节状物，手指屈伸时可感到结节状物滑动，压痛明显。如已有狭窄，手指屈伸时可发生扳机样动作或弹响，严重者手指交锁于屈曲位不能伸直或伸直位不能屈曲。

治疗

○ 处方

阿是穴。

○ 刺法

患者取仰卧位或坐位，五指分开，手心向上，手背略垫起，使手掌及指间关节均呈过伸位，找到患指最明显的压痛点、硬结以及弹响处，常规消毒，选用细火针烧至通红（图8-1），用速刺法在痛点点刺，不留针，再将患肢向远端背屈、牵拉，促使硬结内液体排出（图8-2），然后用消毒纱布包扎。操作过程中要避开神经及血管，禁忌深刺。

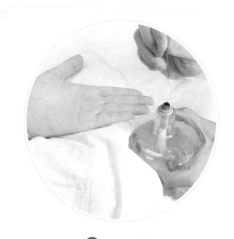
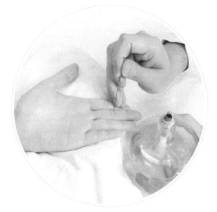

图 8-1　烧针　　　　　图 8-2　点刺阿是穴（例）

（按）语

　　本病是一种慢性劳损性疾病，发病缓慢，治疗的重点在于使粘连的筋膜、肌腱松解，特别是对发病时间长、疼痛剧烈、指关节活动受限的患者。火针携高温直达病所，针体周围微小范围内病变组织被灼至炭化，粘连板滞的组织得到疏通松解，局部血液循环状态随之改善。此种火针点刺的方法亦可用治腕管综合征。腱鞘与神经、血管伴行，针刺时注意深度与精度，避免误刺。

桡骨茎突狭窄性腱鞘炎

（概）述

　　桡骨茎突狭窄性腱鞘炎是由于拇指或腕部活动频繁，使拇短伸肌腱和拇长展肌腱在桡骨茎突部腱鞘内长期反复相互摩擦，导致该处肌腱与腱鞘产生无菌性炎症反应，局部出现渗出、水肿和纤维化，鞘管壁变厚，肌腱局部变粗，造成肌腱在腱鞘内的滑动受阻而引起的临床症状。本病多见于中年以上人群，女多于男（约 6：1），好发于家庭妇女和手工操作者，哺乳期及更年期妇女更易患本病。

临床表现

　　桡骨茎突处隆起、疼痛，可向前臂及拇指放射，活动腕及拇指时疼痛加重，不能提重物，桡骨茎突处明显压痛，有时可触及硬结节，腕和拇指活动稍受限，握拳尺偏试验（Finkelstein 征）阳性。

治疗

○ **处方**

　　阿是穴、列缺、合谷、阳溪（图 8-3）。

　　列缺：腕横纹上 1.5 寸，桡骨茎突上方。两手张开虎口，垂直交叉，一侧食指压在另一侧的腕后桡侧高突处，当食指尖所指处赤白肉际的凹陷即是本穴。

　　合谷：手背第一、二掌骨间，当第二掌骨桡侧中点处。拇、食指并拢，第一、二掌骨间的肌肉隆起之顶端处即是本穴。

　　阳溪：腕背横纹桡侧，拇短伸肌腱与拇长伸肌腱之间凹陷中。拇指向上翘起，腕横纹前露出两条筋（即拇长伸肌腱和拇短伸肌腱），此两筋与腕骨、桡骨茎突所形成的凹陷正中即是本穴。

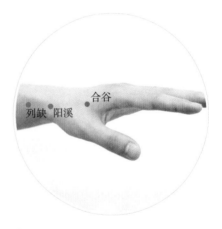

图 8-3　列缺、合谷、阳溪的穴位定位

○ **刺法**

　　在痛点处用拇指掐 "+" 字，痛点及其他针刺部位常规消毒，选用中粗火针，根据针刺的深度确定针体烧红的长度，烧针以通红为度，针红则效力强，针红时迅速将针准确地刺入穴位（图 8-4、图 8-5），并敏捷地将针拔出，进针时避开血管。出针后用棉球按压针孔片刻。

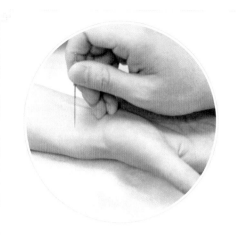

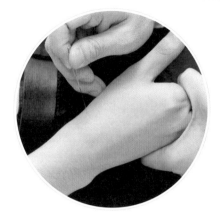

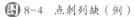 8-4　点刺列缺（例）　　　　　　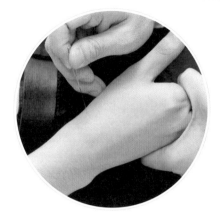 8-5　点刺阳溪（例）

按语

　　火针疗法通过借助火力和温热刺激，以达到温阳祛寒、疏通气血的治疗目的，属"温通法"的范畴。火针针刺形成的损伤有利于组织修复，它通过改善病变部位血液循环，促进损伤组织修复，使增生的腱鞘部变软、变小或消失，从而达到治疗目的。

第二节　风湿病

　　风湿病是一组以侵犯关节、骨骼、肌肉、血管及有关软组织或结缔组织为主的疾病，其中多数为自身免疫性疾病。发病多较隐蔽而缓慢，病程较长，且大多具有遗传倾向，诊断及治疗均有一定难度。风湿病大多有关节病变和症状，可高达 70%~80%，约 50% 仅有疼痛，重则可出现红、肿、热、痛及功能受损等炎症表现，多为多关节受累，侵及关节大小视病种而有所不同。本节主要介绍常见的类风湿关节炎、风湿性关节炎，风湿热、结节性红斑、肌纤维炎等兼有关节部位症状的疾病，可参照本节进行辨证施治。

类风湿关节炎

 概述

类风湿关节炎是以累及周围关节为主的多系统性炎症性自身免疫病，病理改变主要为慢性滑膜炎，侵及下层的软骨和骨，造成关节破坏，常合并其他系统病变如心包炎、血管炎等。发病年龄多在 20~40 岁，女性多于男性。正气不足为其发病内因，气血失和、脏腑阴阳失调、痰湿瘀血内生、阻于经筋关节为其发病关键。

临床表现

本病多呈慢性且反复发作，主要累及小关节，尤其是手指近指间关节，多呈对称性，逐渐加重可影响关节功能。主要表现：局部多关节尤其是小关节疼痛、压痛、肿胀、晨僵，关节活动障碍，多为对称性；晚期可出现关节畸形如手指关节尺侧偏斜、屈曲畸形、天鹅颈样畸形等；也可侵及颈椎、腰椎、髋关节、颞颌关节等。常合并低热、乏力、全身不适等症状，累及其他系统时可有关节外表现如类风湿结节等。

治疗

○ 处方

阿是穴、夹脊穴（图 8-6）。

夹脊穴：第一胸椎至第五腰椎各椎棘突下旁开 0.5 寸。

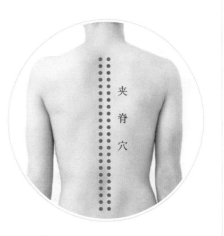

图 8-6　夹脊穴的穴位定位

○ 刺法

先刺小关节部位（图 8-7），再
刺大关节部位（图 8-8），最后刺夹
脊穴（图 8-9）。小关节多选细火针，
用酒精灯将针烧至通红，迅速刺入已
严格消毒的穴位，速入疾出，浅而点
刺。较大关节、华佗夹脊穴和随证配
穴多用中粗火针，用酒精灯将针烧至
通红，迅速刺入，角度以所选穴的解
剖结构而定，深而速刺，速刺速出，
刺毕一针，即以干棉球用力按压，可
减少疼痛，不可揉搓，以免出血。

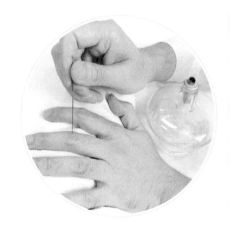

图 8-7　点刺小关节（例）

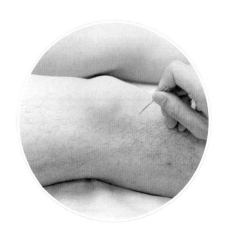

图 8-8　点刺大关节（例）

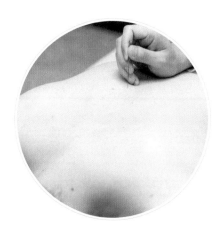

图 8-9　点刺夹脊穴（例）

按语

火针能直达病所，直接祛邪于外，温经活络，所以效果显著。尽量在疾
病早期进行治疗。开始时不要剧烈活动，要逐渐加大活动量。每日运动次数
和每次运动量不能过度，最好在局部保温前提下进行活动，每天 1~2 次适当
运动并坚持不懈。

风湿性关节炎

概述

风湿性关节炎是风湿热的临床表现之一，多见于青少年。病因尚不清楚，与A族溶血性链球菌感染、病毒感染及遗传因素有关。多数患者单个或一对关节发病，主要累及肘、腕、膝等大关节，关节局部红、肿、热、痛，活动受限，并伴有关节周围皮下结节或肢体的环形红斑。大多数患者关节炎症在1~2周内消退，功能完全恢复，不留关节强直或畸形。

临床表现

以关节和肌肉游走性酸楚、重着、疼痛为特征，是风湿热的主要表现之一，多以急性发热及关节疼痛起病。典型表现是轻度或中度发热，游走性多关节炎，受累关节多为膝、踝、肩、肘、腕等大关节，常见由一个关节转移至另一个关节，病变局部呈现红、肿、灼热、剧痛，部分患者也有几个关节同时发病。不典型的患者仅有关节疼痛而无其他炎症表现，急性炎症一般于2~4周消退，不留后遗症，但常反复发作。若处于风湿活动期影响心脏，则可发生心肌炎，甚至遗留心脏瓣膜病变。

治疗

◎ 处方

阿是穴；肩部：肩髃、肩髎、肩贞、肩前；膝部：犊鼻、内膝眼、阳陵泉、鹤顶（图8-10~图8-12）。

肩髎：肩峰后下方，上臂外展时肩髃穴后方的凹陷中。

肩贞：上臂内收时，腋后纹头上1寸。

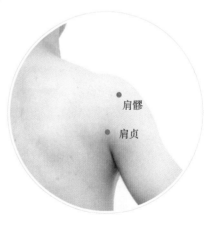

肩髎
肩贞

图 8-10　肩髎、肩贞的穴位定位

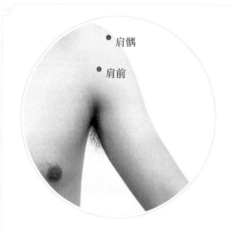

图 8-11 肩髃、肩前的穴位定位

肩髃：肩部三角肌上，臂外展或向前平伸时，肩峰前下方凹陷中。①上臂外展至水平位时，在肩部高骨（锁骨肩峰端）外，肩关节上出现两个凹陷，前面的凹陷即是本穴。②上臂外展，屈肘，紧握拳，上肢用力令其肌肉紧张，肩关节上可见一三角形肌肉（三角肌），该肌肉的上部中央即是本穴。

肩前：腋前皱襞顶端与肩髃穴连线的中点，一说在腋前皱襞上1寸。

犊鼻：屈膝，髌骨与髌韧带外侧凹陷中。屈膝时，在髌骨下缘的髌韧带（即髌骨与胫骨之间的大筋）两侧可见有凹陷，其外侧凹陷正中即是本穴。

内膝眼：屈膝，在髌韧带内侧凹陷中。

阳陵泉：当腓骨头前下方凹陷处。坐位，屈膝成90°，膝关节外下方，腓骨小头前缘与下缘交叉处有一凹陷即是本穴。

鹤顶：髌骨上缘正中凹陷处。

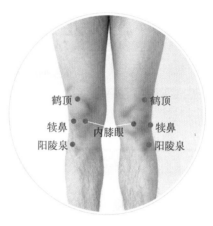

图 8-12 犊鼻至鹤顶的穴位定位

刺法

针刺部位常规消毒，根据患者病变部位及胖瘦，选取细火针或中粗火针，用酒精灯将针烧至通红，将针快速刺入穴位（图8-13、图8-14），不留针，快速出针后，用消毒干棉球压迫针孔片刻。

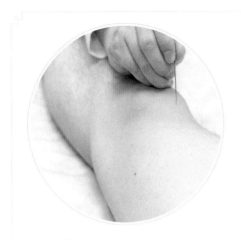

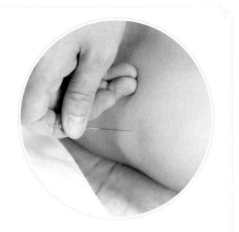

图 8-13　点刺鹤顶（例）　　　　　图 8-14　点刺肩髎（例）

（按）（语）

　　风湿性关节炎患者要加强锻炼，增强身体素质。可以参加保健体操、气功、太极拳、广播体操、散步等体育锻炼。风湿性关节炎多为湿困，或为风寒湿，或为风湿热，应避免风寒湿邪侵袭，要防止受寒、淋雨和受潮，关节处要注意保暖，不穿湿衣、湿鞋、湿袜等。

第三节　骨质增生

（概）（述）

　　骨质增生又称增生性骨关节病、退变性关节炎、骨关节炎及肥大性关节炎等，俗称"骨刺"，是指由于关节退行性变，以致关节软骨被破坏而引起的慢性关节病，有原发性和继发性两种。原发性又称特发性，以人体自然老化为主，基本病因是人体成熟后的逐渐老化及退行性变，在骨关节方面的表现较少见；而继发性则以后天慢性劳损及外伤为主，较多见，是指因某种已知原因，例如外伤、手术或其他明显因素而导致的软骨破坏，或关节结构改变。由于关节面摩擦或压力不平衡等因素，造成关节面的退行性变。在此类病例中，大多数可以找到解剖学或身体素质上的异常。本节主要介绍腰椎骨质增生的治疗，颈椎、足跟骨及膝关节部位的骨质增生参看相关章节病证的治疗。

 临床表现

　　骨刺刺激附近的神经和其他软组织，引起一系列临床症状。由于骨质增生发生的部位不同，临床表现各异：腰椎骨质增生常表现为腰部僵硬、酸痛，不能久坐，坐久则频频更换体位，劳累后腰痛加重。

治疗

○ 处方

　　与增生部位相应的夹脊穴及其相邻上、下椎旁夹脊穴，阿是穴，肾俞，志室，气海俞（图8-15）。

　　肾俞：第二腰椎棘突下旁开1.5寸。先取命门穴（参考命门穴的取穴法），再由命门穴双侧各旁开两横指（食中指）处即是本穴。

　　志室：第二腰椎棘突下旁开3寸。先取命门穴（参考命门穴的取穴法），再由命门穴双侧各旁开四横指处即是本穴。

　　气海俞：第三腰椎棘突下旁开1.5寸。取穴法类似肾俞，与肚脐中相对应处即为第二腰椎（参考命门穴取穴法），由此腰椎往下摸一个椎体即为第三腰椎，其棘突下双侧各旁开两横指（食中指）处即是本穴。

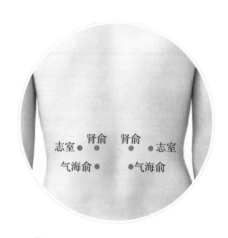

图8-15　肾俞、志室、气海俞的穴位定位

○ 刺法

　　每次选取上述腧穴中的2~4对，局部常规消毒。将中粗火针在酒精灯上烧红（图8-16），在已选定的腧穴上快速进针后即刻出针，其中腰部夹脊穴及阿是穴均施以深而速刺法，其余腧穴进针深度则基本同毫针之深度（图8-17）。

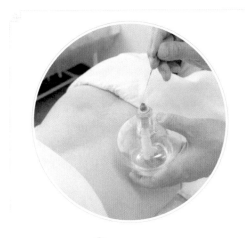

图 8-16 烧针

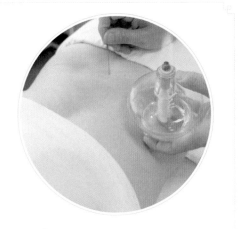

图 8-17 点刺病变局部（例）

按语

本病最重要、最基本的治疗方法是减轻关节负重，减少关节过度大幅度活动，爱惜患病关节，以延缓病变的进程。火针治疗可以解除疼痛，控制病情发展，消除炎症。肥胖者应减轻体重，以减轻关节的负荷，延缓病变的发展。下肢关节有病变时可用拐杖或手杖，以减轻关节的负担。可以做理疗及适当的锻炼，以保持关节的活动范围，必要时可使用夹板支具及手杖等，有助于控制急性期症状。消炎镇痛药物可减轻或控制症状，但不能改变病变的进展，只是在急性疼痛发作期间起治标作用。

第四节　软组织损伤

软组织损伤是指筋膜、肌肉等组织受到直接或间接暴力，或长期慢性劳损引起的一大类创伤综合征。组织受创后出现微循环障碍、无菌性炎症，致使局部肿胀疼痛。多因剧烈活动或持重不当、跌扑、牵拉等原因，引起筋脉及关节活动损伤，经气运行受阻，气血壅滞局部而成。以肿胀、疼痛为主要表现。急性期局部出现渗血、水肿，疼痛剧烈，晚期可能出现肌肉、肌腱的粘连，缺血性挛缩，关节周围炎，甚至引起关节僵直。颈、肩、肘、腕、指间、腰、髋、膝、踝等部位都可引起扭挫伤。其中腰部扭挫伤最常见，多见于青壮年。本节主要介绍常见的急性腰扭伤、踝关节扭伤，其他部位的软组织扭挫伤可参照本节及相关章节对症治疗。

急性腰扭伤

（概）（述）

急性腰扭伤是指用力不当或用力过猛时腰部扭伤，致使腰部某处出现剧烈疼痛，疼痛为持续性，因急性的疼痛使腰部活动受限为主要表现的临床病证。

（临）（床）（表）（现）

腰肌扭伤后一侧或两侧当即发生疼痛，呈持续性剧痛；腰部活动受限，不能挺直，俯、仰、扭转困难，咳嗽、喷嚏、大小便时可使疼痛加剧。站立时往往用手扶住腰部，坐位时用双手撑于椅子，以减轻疼痛。有时可以受伤后半天才出现疼痛、腰部活动受阻，静止时疼痛稍轻，活动或咳嗽时疼痛较甚。检查时局部肌肉紧张、压痛及牵引痛明显，但无瘀血现象。

治疗

○ 处方

阿是穴、肾俞、气海俞（图 8-18）。

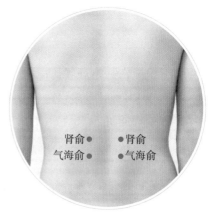

肾俞：第二腰椎棘突下旁开 1.5 寸。先取命门穴（参考命门穴的取穴法），再由命门穴双侧各旁开两横指（食中指）处即是本穴。

气海俞：第三腰椎棘突下旁开 1.5 寸。取穴法类似肾俞，与肚脐中相对应处即为第二腰椎（参考命门穴取穴法），由此腰椎往下摸一个椎体即为第三腰椎，其棘突下双侧各旁开两横指（食中指）处即是本穴。

图 8-18　肾俞、气海俞的穴位定位

刺法

患者取侧卧位或俯卧位（以患者舒服为度），充分暴露腰部疼痛部位，施术者嘱咐患者腰部肌肉放松，先用一手沿脊柱从上往下揣按疼痛部位，边揣按边问患者最痛的部位（痛点），大多数患者在痛点处有结节，这个结节就是针刺穴位（如果没有结节，以最痛处为穴）。针刺部位常规消毒，在酒精灯上烧灼火针，待针体通红，快速地刺入结节或最痛点，快速出针（图8-19），在治疗后嘱患者活动腰部，先慢后快。

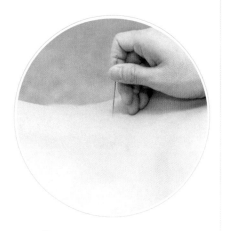

图 8-19　点刺阿是穴（例）

（按）（语）

急性腰扭伤总病机为气滞血瘀、经络痹阻。火针疗法是利用加热的针体，通过腧穴将火热导入人体，直接激发经气，鼓舞气血运行，使气血行，瘀滞散。火针借火热之力，达到温通经络的作用，使气血畅通，通则不痛，从而起到缓解疼痛的作用。本病尚可配合毫针刺扭伤穴，或火针点刺委中放血进行治疗。

踝关节扭伤

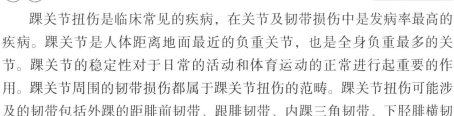

（概）（述）

踝关节扭伤是临床常见的疾病，在关节及韧带损伤中是发病率最高的疾病。踝关节是人体距离地面最近的负重关节，也是全身负重最多的关节。踝关节的稳定性对于日常的活动和体育运动的正常进行起重要的作用。踝关节周围的韧带损伤都属于踝关节扭伤的范畴。踝关节扭伤可能涉及的韧带包括外踝的距腓前韧带、跟腓韧带、内踝三角韧带、下胫腓横韧带等。

临床表现

伤后迅即出现扭伤部位的疼痛和肿胀，随后出现皮肤瘀斑。严重者患足因为疼痛、肿胀而不能活动。外踝扭伤时，患者在尝试行足内翻时疼痛症状加剧。内侧三角韧带损伤时，患者在尝试行足外翻时疼痛症状加剧。经休息后疼痛和肿胀可能消失，但可能出现因韧带松弛导致的踝关节不稳、反复扭伤。

治疗

○ 处方

健侧相应处的阿是穴；陈伤：悬钟、丘墟、阿是穴（图 8-20）。

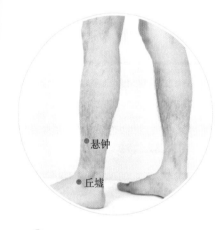

悬钟：外踝高点上3寸，腓骨前缘。由外踝尖直向上量四横指，当腓骨前缘处即是本穴。

丘墟：足外踝前下方，趾长伸肌腱外侧凹陷中。坐位，经外踝的内侧缘作一条地面的垂直线，其下缘亦作一条地面的平行线，此两条直线的相交点即是本穴。

图 8-20　悬钟、丘墟的穴位定位

○ 刺法

患者仰卧于治疗床上，放松踝部，施术者用手轻轻按摩，牵拉踝关节，调整好踝关节内部平衡，使关节放松。观察踝关节肿胀及滑膜增厚情况，同时在踝关节内外侧寻找压痛点（损伤点）。所选的痛点和针刺部位常规消毒，用中粗火针在酒精灯上烧至通红，对准针刺部位速刺疾出（图 8-21、图 8-22）。根据病灶的深浅、关节肿胀、滑膜增厚的情况，掌握进针的深度，不留针，针孔可放出淡黄色黏液少许。压痛点处也可用火留针，留针 3~5 分钟。

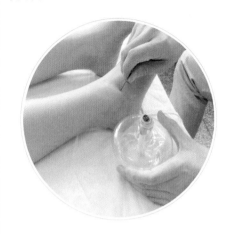 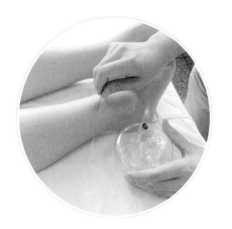

图 8-21　点刺丘墟（例）　　　　　图 8-22　点刺悬钟（例）

按语

踝关节扭伤后，韧带撕裂，血管同时损伤出血，关节内淤血，治疗如不及时，致使关节内形成慢性炎症反应，关节内滑膜增厚，压迫神经、血管，血液回流障碍，淤血机化，致关节内粘连，关节活动部分受限，甚至产生骨质增生。增生后又可刺激关节滑膜水肿，产生炎性渗出，关节内积液反复产生，疼痛感觉时好时坏，反复发作，难以治愈。火针集针、热于一体，刺激患肢经穴，疏通经络，加速患部血液运行，改善微循环；同时放出积液，促进炎症吸收，缩短疗程，提高疗效。

第五节　颈椎病

概述

颈椎病又称颈椎综合征，是颈椎骨关节炎、增生性颈椎炎、颈神经根综合征、颈椎间盘突出症的总称，是一种以退行性病理改变为基础的疾患。主要由于颈椎长期劳损、骨质增生，或椎间盘突出、韧带增厚，致使颈椎脊髓、神经根或椎动脉受压，出现一系列功能障碍的临床综合征。表现为颈椎间盘退变及其继发性的一系列病理改变，如椎关节失稳松动、髓核突出或脱出、骨刺形成、韧带肥厚和继发的椎管狭窄等，刺激或压迫了邻近的神经根、脊髓、椎动脉及颈部交感神经等组织，引起一系列症状和体征。

临床表现

颈椎病的临床症状较为复杂，主要有颈背疼痛、上肢无力、手指发麻、下肢乏力、行走困难、头晕、恶心、呕吐，甚至视物模糊、心动过速及吞咽困难等，严重时可出现半侧上肢麻木或步履不稳等症状。颈椎病的临床症状与病变部位、组织受累程度及个体差异有一定关系。

治疗

○ 处方

颈夹脊、风池、完骨、天柱、悬钟（图8-23、图8-24）。

颈夹脊：在脊柱区，第1~7颈椎棘突下缘，后正中线旁开0.5寸，一侧七穴（第1颈椎没有棘突，以第2颈椎棘突上缘旁开0.5寸定位）。

风池：后发际正中上1寸，胸锁乳突肌与斜方肌上端之间的凹陷处。俯伏坐位，医者从枕骨粗隆两侧向下推按，当至枕骨下凹陷处与乳突之间时，用力按有麻胀感处即本穴。

完骨：当耳后乳突的后下方凹陷处。

天柱：后发际正中旁开1.3寸，斜方肌外缘。哑门穴旁开约两横指，项部大筋外缘处即是本穴。

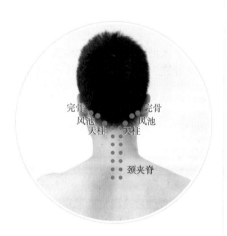

图 8-23　颈夹脊至天柱的穴位定位

悬钟：外踝高点上 3 寸，腓骨前缘。由外踝尖直上量四横指，当腓骨前缘处即是本穴。

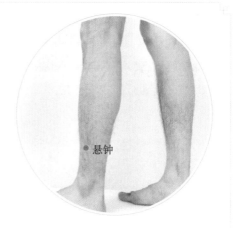

图 8-24　悬钟的穴位定位

刺法

针刺穴位皮肤常规消毒后，选取中粗火针在酒精灯上烧至通红（图 8-25），迅速刺入所取穴位后立即出针（图 8-26），用干棉球按压片刻。如针刺部位出血，则待血液自然流净后再行按压处理。

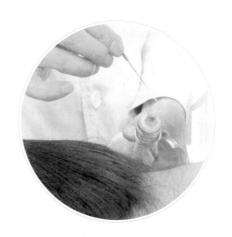

图 8-25　烧针

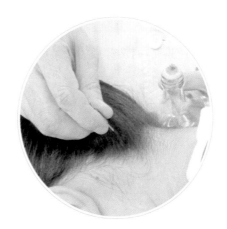

图 8-26　点刺风池（例）

(按)(语)

颈椎病的病因病机多为素体肝肾亏虚、气血不足，复因外感风寒湿邪、外伤、劳损及瘀血痰浊闭阻筋脉，使经络不通而致病。火针在治疗颈椎病上有其独特优势，烧红后的火针携高温直接刺激穴位及病变局部，可使粘连的组织得到松解，从而改善神经、血管受压迫的程度。亦可以激发人体经气，鼓舞气血运行，达到温通经络的功效。另外，火针通过刺激人体腧穴可给邪以出路，达到开门祛邪、散寒除湿的功效。

＊颈部肌群痉挛

（概）（述）

颈部肌群痉挛以颈部酸痛、转侧不利为主要特点，是现代人出现较多的一种症状。多因睡眠姿势不正确，枕头过高或过低，使一侧肌群在较长时间处于伸展状态，以致颈部肌肉发生劳伤痉挛，或因颈部受风寒侵袭，经络气血运行不畅所致。多见于中老年人，男性发病略高于女性。临床常见的落枕病可参照本节治疗。

（临）（床）（表）（现）

患者多在一觉醒来后突然感觉颈项一侧或两侧的肌肉酸痛僵硬，可向上肢或背部放射，可伴有颈部转侧不利等症，严重者头向一侧歪斜，活动困难，动则疼痛加剧。局部压痛明显，可有肌肉痉挛。

治疗

○ 处方

悬钟、听宫、阿是穴。

◎ 刺法

患者取俯卧坐位或俯卧位，常规消毒，施术者将细火针烧红后迅速、准确地刺入穴位，随即迅速出针，然后用消毒干棉球按压针孔，以使针孔闭合。听宫穴张口刺入。

按语

平时要注意颈部、肩部、上肢及背部的锻炼，避免长期伏案工作或经常低头。枕头高低要适宜，避免过高，同时局部注意避免受寒。

*颈肩背部肌筋膜炎

概述

颈肩背部肌筋膜炎是一种临床综合征，是指颈、肩、背部的筋膜、肌肉、肌腱、韧带等软组织的静力性损伤病变。颈肩背部肌筋膜炎常累及斜方肌、肩胛提肌、菱形肌、大小圆肌和冈上冈下肌等组织。可在睡时受风寒后突然发病，也可因长期慢性劳损导致。

临床表现

急性或慢性颈后部、肩部、两肩胛之间疼痛，多为一侧，有肩部受压感，无固定的明显压痛点。项部、肩部、背部肌肉痉挛，有广泛压痛，颈部伸屈活动可受限，肩胛骨前后活动可有不适感。

治疗

○ 处方

阿是穴、肩中俞、天宗。

○ 刺法

患者取坐位或俯卧位，暴露患部皮肤，常规消毒，施术者将细火针烧至通红后，对准压痛点或肩中俞、天宗穴等垂直点刺，速刺速退。针刺深度根据患者情况决定，老年骨质疏松患者应严格掌握天宗穴的针刺深度。针后用无菌棉球按压针孔，以减少疼痛，并防止出血。

(按)(语)

颈肩背部肌筋膜炎多由血脉凝滞不通，痹阻经脉引起，不通则痛。火针能够温通经脉，调和阴阳，改善气血循环，加快局部炎症水肿的吸收。针刺治疗后亦可加拔火罐，促进炎症渗出通过针孔排出体外，起到消炎止痛的功效。平时注意坐姿，长期伏案工作时应注意颈部保健，多活动颈部或做自我按摩，放松颈部肌肉。

第六节　肩关节周围炎

(概)(述)

肩关节周围炎简称肩周炎，肩周炎以单侧或双侧肩关节酸重疼痛、运动受限为主症，是肩关节周围肌肉、肌腱、滑囊和关节囊等软组织的慢性无菌性炎症。其病变特点是广泛，即疼痛广泛、功能受限广泛、压痛广泛。患者年龄多在 50 岁左右，俗称"五十肩"；因患病以后，肩关节不能运动，仿佛被冻结或凝固，故称"冻结肩""肩凝症"；本病多因感受风寒邪气所致，又称"漏肩风"。因其发生于不同的解剖部位，所以有各种不同的病理特点，包括钙化性肌腱炎、粘连性肩峰下滑囊炎、肱二头肌肌腱炎、冈上肌肌腱炎、撞击综合征、肩袖损伤等。

(临)(床)(表)(现)

本病以疼痛和功能受限为主要临床表现。起初肩部呈阵发性疼痛，多数为慢性发作，以后疼痛逐渐加剧，或钝痛，或刀割样痛，且呈持续性，气候变化或劳累后常加重，疼痛可向颈项及上肢（特别是肘部）扩散，当肩部偶然受到碰撞或牵拉时，常可引起撕裂样剧痛。肩痛昼轻夜重为本病一大特点，多数患者在肩关节周围可触及明显的压痛点，多在肱二头肌长头肌腱沟处、肩峰下滑囊、喙突、冈上肌附着点等处。肩关节向各方向活动均可受限，以外展、上举、内旋、外旋更为明显，随着病情进展，三角肌、冈上肌等肩周围肌肉早期可出现痉挛，晚期可发生废用性肌萎缩，肌力逐渐下降，加上喙肱韧带固定于缩短的内旋位等因素，使肩关节各方向的主动和被动活动均受限，出现肩峰突起、上举不便、后伸不能等典型症状，此时疼痛症状反而减轻。严重时肘关节功能也可受影响，屈肘时手不能摸到同侧肩部，尤其在手臂后伸时不能完成屈肘动作。风胜者，肩痛可牵涉项背手指；寒胜者，肩痛较剧，深按乃得，得热则舒；瘀血者，肩痛固定不移，局部肿胀拒按。

治疗

处方

肩髃、肩前、肩后、阿是穴（图8-27、图8-28）。

肩髃：肩部三角肌上，臂外展或向前平伸时，肩峰前下方凹陷中。①上臂外展至水平位时，在肩部高骨（锁骨肩峰端）外，肩关节上出现两个凹陷，前面的凹陷即是本穴。②上臂外展，屈肘，紧握拳，上肢用力令其肌肉紧张，肩关节上可见一三角形肌肉（三角肌），该肌肉的上部中央即是本穴。

肩前：腋前皱襞顶端与肩髃穴连线的中点，一说在腋前皱襞上1寸。

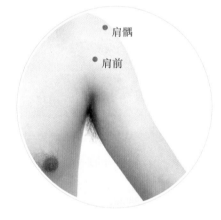

图 8-27　肩髃、肩前的穴位定位

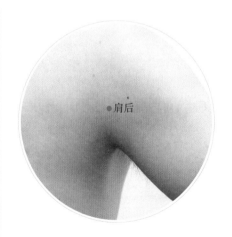

肩后：在腋后皱襞头上1.5寸。

图 8-28　肩后的穴位定位

○ 刺法

令患者取合适体位后局部皮肤常规消毒，选择中粗火针在酒精灯上将针烧至通红，垂直快速、准确地将针刺入穴位，随即迅速出针（图 8-29、图 8-30）。针刺后用消毒干棉球按压针孔，以减少疼痛并防止出血。

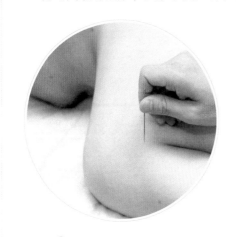

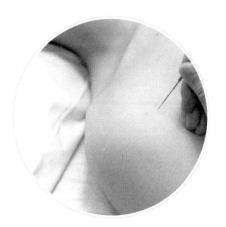

图 8-29　点刺肩后（例）　　　　图 8-30　点刺肩前（例）

按语

火针治疗肩周炎可助阳散寒、除湿散结、温经通络，使之气行血活，达到治病的目的。针刺后配合适当的功能锻炼，包括主动与被动外展、旋转、伸屈及环转运动。

* 慢性冈下肌劳损

概述

慢性冈下肌劳损是因患者上肢单侧或双侧过度内旋、上肢过度前伸或外力致伤，引起局部软组织炎性渗出、水肿、粘连或挛缩，局部动态平衡失调，出现相应症状的疾病。临床上较常见，多由感受风寒或劳累所致。

临床表现

冈下窝及肩关节后部胀痛为主，多伴畏寒，喜按压，受寒或劳累后加重。体检可见冈下窝及肩关节后部压痛，一般无功能障碍。

治疗

处方

大杼、天宗、臑俞、肩贞。

刺法

患者取俯卧位，针刺穴位常规消毒后，采用中粗火针快速点刺，分别针刺患侧大杼（禁深刺）、天宗和臑俞（均以深达肩胛骨面为度）。老年骨质疏松患者应严格掌握天宗穴的进针深度，以防刺穿肩胛骨而出现意外。

按语

火有拔山之力，对于年深日久的深邪远痹、寒病痼疾，非药物所能除者，需借助火力以攻拔之。火针以针为载体，巧妙地将火力输达筋肉深处，创口小，痛苦少。由于火性纯阳且主升发窜动，所以火针具有极强的温阳、散寒、通经的作用。本病多由局部寒湿痹阻引起，最宜用火针温阳散寒，通络止痛，达到治疗之目的。

第七节　肱骨外上髁炎

概述

肱骨外上髁炎，又称"网球肘"或"肘劳""肱桡关节滑囊炎""前臂伸肌总腱炎"及"肱骨外上髁软组织劳损"等。本病因肘腕长期劳损，风寒之邪积聚肘关节，以致劳伤气血或风寒阻塞脉道，经筋、络脉失和而成。多见于从事旋转前臂和屈伸肘关节的劳动者，如木工、钳工、水电工以及网球运动员等。疼痛的产生是由于负责手腕及手指背向伸展的肌肉重复用力而引起。

临床表现

本病多数发病缓慢，症状初期患者只是感到肘关节外侧酸痛，患者自觉肘关节外上方活动痛，疼痛有时可向上或向下放射，感觉酸胀不适，不愿活动。手不能用力握物，握锹、提壶、拧毛巾、打毛衣等运动可使疼痛加重。一般在肱骨外上髁处有局限性压痛点，有时压痛可向下放散，甚至在伸肌腱上也有轻度压痛及活动痛。局部无红肿，肘关节伸屈不受影响，但前臂旋转活动时可疼痛，严重者伸指、伸腕或执筷动作时即可引起疼痛。有少数患者在阴雨天时自觉疼痛加重。

治疗

处方

阿是穴、曲池、手三里、合谷、外关（图 8-31、图 8-32）。

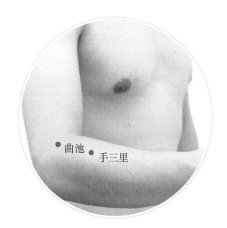

图 8-31　曲池、手三里的穴位定位

曲池：肘横纹外侧端，屈肘，在尺泽与肱骨外上髁连线中点的凹陷处。仰掌屈肘成 45° 角，肘关节桡侧，肘横纹头即是本穴。

手三里：肘横纹下 2 寸，阳溪与曲池连线上。屈肘立掌，桡侧肘横纹头（即曲池穴）向前两拇指（阳溪穴与曲池穴的连线上）处即是本穴。

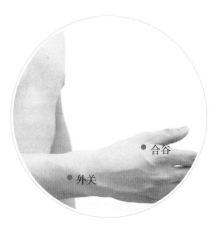

图 8-32　合谷、外关的穴位定位

合谷：手背第一、二掌骨间，当第二掌骨桡侧中点处。拇、食指并拢，第一、二掌骨间的肌肉隆起之顶端处即是本穴。

外关：阳池与肘尖的连线上，桡骨与尺骨之间，腕背侧远端横纹上 2 寸。立掌，腕背横纹中点上两拇指，前臂两骨头（桡骨、尺骨）之间即是本穴。

○ 刺法

患者取仰卧位，患肢自然平放于治疗床上，所取针刺部位常规消毒，施术者手持中粗火针，将针烧至通红，然后对准针刺穴位直刺，疾进疾出（图8-33~图8-36），压痛点深刺至骨膜，出针后用无菌干棉球重压针孔片刻。

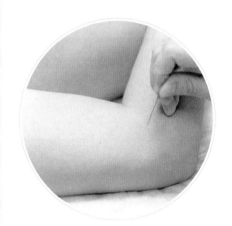

图 8-33　点刺曲池（例）

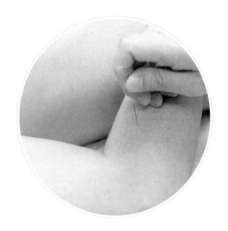

图 8-34　点刺手三里（例）

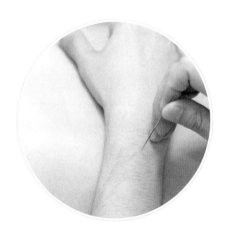

图 8-35　点刺外关（例）

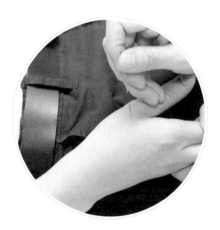

图 8-36　点刺合谷（例）

（按）（语）

　　火针疗法是治疗肱骨外上髁炎最有效的方法之一。人们进行体育运动前，要做好充分的准备活动；长期体力活动较少的人，应注意避免突然的肘部过度活动；从事反复伸屈肘关节工作的中老年人，应注意劳逸结合，适度进行有针对性的锻炼。治愈后仍需注意保护患肢，避免再度劳伤，否则极易复发。针对网球肘，日常一般可从以下方面进行预防：加强手臂、用手的力量练习和柔韧练习；练习时应注意，运动的强度要合理，不可使手臂过度疲劳；平时电脑打字、料理家务前，要充分做好热身运动，特别是手臂和手腕的内旋、外旋、背伸练习；每次活动后，要重视放松练习。

第八节　腰椎间盘突出症

（概）（述）

　　腰椎间盘突出症是指由于腰椎间盘纤维环变性、失去弹性、产生裂隙，在外力作用下出现椎间盘膨出、突出或纤维环破裂髓核脱出，压迫神经根产生腰腿放射性疼痛等症状的一种疾病。本病好发于 20~50 岁中青年，男性多于女性，以腰 4/5 及腰 5/骶 1 椎间盘突出最为多见。中医学根据该病的临床表现，将之归于"腰痛""腰腿痛""痹证"等范畴。

（临）（床）（表）（现）

　　典型表现为腰腿痛，或伴有下肢疼痛、麻木、胀、凉、沉、紧等不适感。多数患者在受凉、劳累后症状加重，而在受热和休息后缓解；有数周或数月的腰痛史，或有反复腰痛发作史；腰痛程度轻重不一，严重者可影响翻身和坐立。患者因腰、腿疼痛的程度而有不同程度的活动受限，向前、后和患侧弯腰均有一定障碍；重者还会出现歪臀、跛行步态；病久者，其患侧臀、腿可有肌肉萎缩现象。患者的患侧腰椎旁可查出压痛点，多数患者有不同程度的腰脊柱侧弯，侧凸的方向可以表明突出物的位置和神经根的关系。

治疗

处方

腰阳关、腰俞、肾俞、大肠俞、白环俞、环跳、承山、阿是穴（图8-37~图8-39）。

腰骶部疼痛甚者加承扶、殷门（图8-38）；伴下肢疼痛麻木者加委中、飞扬、昆仑（图8-38、图8-39）。

腰阳关：后正中线上，第4腰椎棘突下凹陷中，约与髂嵴相平。

腰俞：后正中线上，当骶管裂孔处。

肾俞：第二腰椎棘突下旁开1.5寸。先取命门穴（参考命门穴的取穴法），再由命门穴双侧各旁开两横指（食中指）处即是本穴。

大肠俞：第四腰椎棘突下旁开1.5寸。

白环俞：骶正中嵴旁开1.5寸，平第四骶后孔。

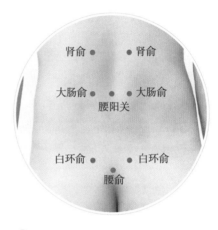

图 8-37　腰阳关至白环俞的穴位定位

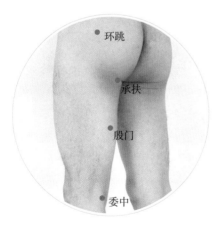

图 8-38　环跳、承扶、殷门、委中的穴位定位

环跳：股骨大转子高点与骶管裂孔连线的外1/3与内2/3的交点处。侧卧位，下面的腿伸直，以拇指指关节横纹按在大转子头上，当拇指尖所指处即是本穴。

承扶：大腿后面，臀下横纹的中点。

殷门：承扶与委中的连线上，承扶下6寸。取臀横纹中点及腘横纹中点之连线的中点，由此往上一拇指处即是本穴。

委中：腘横纹中央。俯卧位，微屈膝，腘窝横纹的中点，即股二头肌肌腱与半腱肌肌腱的中点即是本穴。

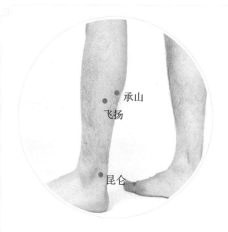

承山：委中与昆仑之间，伸直小腿时腓肠肌下出现尖角凹陷处。①腘横纹中央至外踝尖平齐处连线的中点即是本穴。②直立，足尖着地，足跟用力上提，小腿后正中，肌肉紧张而出现"人"字尖下凹陷处即是本穴。

飞扬：昆仑穴直上7寸，承山外下方1寸处。

昆仑：外踝尖与跟腱之间凹陷处。

图8-39　承山、飞扬、昆仑的穴位定位

刺法

患者取俯卧位，常规局部消毒，用中粗火针，以针身烧红为度，迅速刺入选定的穴位（图8-40~图8-43），速刺疾出，只点刺不留针，进针深度根据患者体质、胖瘦掌握。

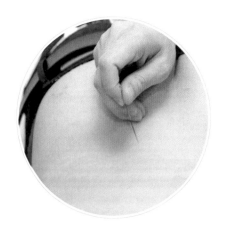

图8-40　点刺大肠俞（例）

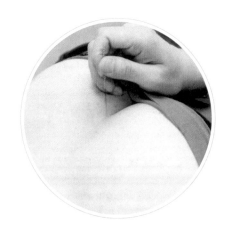

图8-41　点刺腰俞（例）

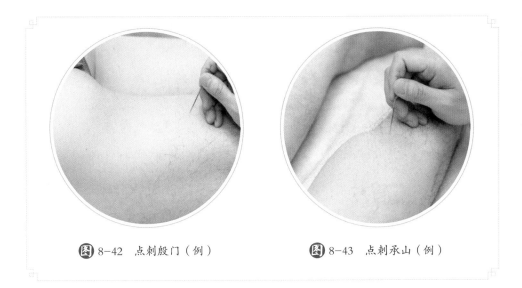

图 8-42　点刺殷门（例）　　　图 8-43　点刺承山（例）

按语

　　火针疗法通过加热的针体，由腧穴将火热直接导入人体，激发经气，鼓舞气血运行，温壮脏腑阳气，火针借火热之力，亦起到艾灸之功，达到温通经络的作用。通过灼烙人体腧穴腠理而开启经络之外门，给邪出路，使瘀血、水湿等有形之邪，及风寒燥火等无形之邪，均从针孔直接排出体外，此作用类似于拔罐开门祛邪的作用。火针具有行气与发散两大功能，其借助火力强开外门，将热邪引出体外，从而达到治病祛邪之功。

＊坐骨神经痛

概述

　　坐骨神经痛为常见的周围神经疾病，是指坐骨神经通路及其分布区内发生疼痛，多见于青壮年男性。本病可分为原发性、继发性两种。原发性坐骨神经痛（坐骨神经炎）多因受寒、潮湿、损伤及感染等发病，属外邪侵袭，经络阻滞；继发性坐骨神经痛由神经通路的邻近组织病变产生机械性压迫或粘连引起，如腰椎间盘突出症、脊椎肿瘤及椎间关节、骶髂关节的病变和腰骶软组织劳损等。根据受损部位的不同可分为根性和干性两类坐骨神经痛。

临床表现

主要表现为一侧或双侧腰腿部阵发性或持续性疼痛，呈放射性、烧灼样或针刺样疼痛，行动时加重，以臀部、大腿后侧、小腿后外侧及足部为主。直腿抬高试验阳性，跟腱反射减弱。原发性者为急性或亚急性起病，沿神经通路上有放射痛和明显压痛。继发性者多有原发病可查。

治疗

处方

腰夹脊、环跳、殷门、风市、阳陵泉、足三里、承山、悬钟、昆仑、解溪、阿是穴。

刺法

患者取合适体位，针刺部位常规消毒，将中粗火针在酒精灯外焰烧至通红，以稳、准、快的手法点刺所选穴位，迅速出针，然后用干棉球按压针孔。

按语

运用火针治疗坐骨神经痛，简便易行且行之有效，对坐骨神经痛后遗症亦见其功。但须注意辨明其原发病因，如为肿瘤、结核等原因引起者，宜先积极治疗原发病，腰椎间盘突出症引起的坐骨神经痛，可行牵引或推拿手法治疗，此时火针只为缓解病痛的辅助治疗手段，不可盲目运针，错误治疗，贻误病情。坐骨神经痛急性期，应卧床休息，平时要注意保暖，劳动时应采取正确姿势，且注意防护。

* 梨状肌综合证

概述

梨状肌综合征亦称梨状肌损伤、梨状孔狭窄综合征或坐骨神经出口综合征，是引起急、慢性坐骨神经痛的常见疾病。一般认为，腓总神经高位分支，自梨状肌肌束间穿出或坐骨神经从梨状肌肌腹中穿出。当梨状肌受到损伤，发生充血、水肿、痉挛、粘连和挛缩时，该肌间隙或该肌上、下孔变狭窄，挤压其间穿出的神经、血管而出现一系列临床症状和体征。

临床表现

疼痛是本病的主要表现，以臀部为主，并可向下肢放射，严重时不能行走或行走一段距离后疼痛剧烈，需休息片刻后才能继续行走。患者可感觉疼痛位置较深，主要向同侧下肢的后面或后外侧放射，有的还会伴有小腿外侧麻木、会阴部不适等；严重时臀部呈现"刀割样"或"灼烧样"疼痛，双腿屈曲困难，双膝跪卧，夜间睡眠困难，大小便、咳嗽、打喷嚏时因腹压增加而使患侧肢体的窜痛感加重。

治疗

处方

阿是穴。

刺法

取臀点、腘窝点及坐骨神经循经典型压痛穴位 4~5 处，患者充分暴露治疗部位，选取相应痛点，常规消毒后，选用中粗针，在酒精灯上烧至针体通红，对准穴位，快速刺入，迅速出针，整个过程要求动作准确、快捷。出针后可在火针穴位点用大小合适的玻璃火罐吸拔，留罐 5~10 分钟后起罐。

按语

本病属于中医"伤筋"范畴，《灵枢·经筋》云："足少阳之筋……其病小指次指支转筋，引膝外转筋，膝不可屈伸，腘筋急，前引髀，后引尻……治在燔针劫刺，以知为数，以痛为输。"火针治疗筋病具有良好的疗效，对明显压痛的点及其周围组织施以火针点刺，可以减少渗出，促进吸收，改善血液循环，从而起到消炎、镇痛、解痉的作用。

*股外侧皮神经炎

概述

股外侧皮神经炎又称感觉异常性股痛，是以患者主观感觉异常为主要症状的疾病。多由于受压、外伤等原因影响到股外侧皮神经时发生该病。股外侧皮神经炎多见于20~50岁较肥胖的男性，发病缓慢，可能与患者肌肉退化，纤维组织、腱性组织相对增多，易对神经产生刺激性压迫有关。

临床表现

股前外侧尤其是股外侧下 2/3 出现皮肤感觉障碍，如麻木、蚁行感、刺痛、烧灼感及沉重感等症状，以麻木最多见，在体力劳动及劳累后或站立、行走过久时症状可加重，休息后症状可缓解。查体可有程度不等的浅感觉减退或缺失，主要是痛觉与温度觉减退而压觉存在；少数患者可有色素减退或沉着；有些患者皮肤可呈轻度菲薄，稍干燥，毳毛减少。本病通常为单侧性，少数双侧发病。慢性病程，时轻时重，常数月至多年不愈。

治疗

处方

阿是穴。

刺法

患者取仰卧位且充分暴露患处，在患者股外侧皮神经支配部位仔细查找皮肤感觉减退区域、刺痛区、感觉过敏区、局部发凉区，常规消毒。选用细火针，在酒精灯上烧至通红，迅速点刺以上区域，速进疾出，深 0.2~0.3 寸，每针间隔 1~2cm，重复操作，多点密集成片散刺，直至所有的感觉异常区域被点刺完成为止。

股外侧皮神经炎的发病原因较为复杂，本病可因恼怒、感寒、饮食失调、药物中毒而诱发或使病情加重，部分患者做肌电图可见神经源性损害，体感诱发电位可见感觉神经传导速度减慢等，诊断治疗时应仔细找寻原发病因。火针善治风湿痛及肌肤冷麻，通过温通经络气血，达到治病目的。

* 腓肠肌痉挛

概述

腓肠肌痉挛，俗称"抽筋"，是痛性肌肉痉挛中最常见的一种。是指一侧或双侧小腿因寒冷或姿势突然改变等，引起的腓肠肌痉挛、局部疼痛而不能活动。中医认为本病多因寒凉刺激、久立远行，阴寒之气客于肌肉筋骨之间，加之平素肝肾阴虚，筋失濡养，使气血不和，筋脉拘急而致病。此外，下肢静脉曲张引起的血运障碍也可诱发腓肠肌痉挛。

临床表现

起病突然，发作时小腿强直性、痉挛性、牵掣性疼痛，痛如扭转，不能屈伸，夜间尤甚。轻者持续数十秒至数分钟或更久，猛伸下肢、足跟用力向下蹬或按摩后方可缓解；重者反复发作，持续十几分钟，更有甚者一天发作数次。

治疗

○ 处方

承山。

○ 刺法

令患者取俯卧位，双下肢自然伸直，患者承山穴处常规消毒，取中粗火针，在酒精灯上烧至通红，采用速刺法，对准穴位快速刺入后迅速出针。

按语

中医认为，该病多由肝血不足、筋脉失养，或受风冷寒湿之邪侵袭所致，如《素问》载："外冒于寒而腠理闭密，阳气郁拂，热内作，热燥于筋，则转筋也。"《诸病源候论》又云："转筋者，由荣卫气虚，风冷气搏于筋故也。"火针针刺承山穴能温经散寒、疏通筋脉，使局部供血得到改善，痉挛得以消失。

第九节　慢性腰肌劳损

概述

慢性腰肌劳损或称"腰背肌筋膜炎""功能性腰痛"等，主要指腰骶部肌肉、筋膜、韧带等软组织的慢性损伤，导致局部无菌性炎症，从而引起腰骶部一侧或两侧的弥漫性疼痛，是慢性腰腿痛中常见的疾病之一，常与职业和工作环境有一定关系。

临床表现

腰部酸痛或胀痛，部分刺痛或灼痛。劳累时加重，休息时减轻；适当活动或改变体位时减轻，活动过度又加重。不能坚持弯腰工作，常被迫伸腰或以拳头击腰部以缓解疼痛。腰部有压痛点，多在骶棘肌、髂骨脊后部、骶骨后骶棘肌止点处或腰椎横突处。腰部外形及活动多无异常，也无明显腰肌痉挛，少数患者腰部活动稍受限。

治疗

⊛ **处方**

背部足太阳膀胱经第一侧线、阿是穴。

⬤ 刺法

患者取俯卧位，充分暴露治疗部位，嘱其针刺时不要动，先在腰部明显压痛处给予指甲划痕标记，再在所标记处上下左右的膀胱经腧穴处给予划痕定位，然后将中粗火针烧至针尖通红（图8-44），迅速而准确地点刺所标记处（图8-45），要求针刺要有一定的深度（依患者体型和背部肌肉的丰满度而定，仅点刺皮肤则效果差）。每穴点刺一次，在压痛处点1~2次，操作完毕用消毒干棉球轻按针孔，以减轻不适。

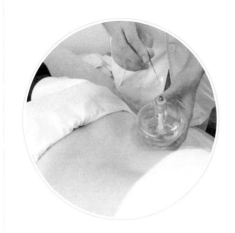
图 8-44 烧针

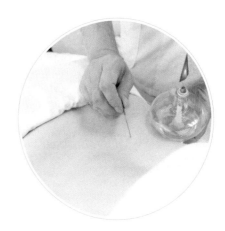
图 8-45 点刺足太阳膀胱经穴（例）

按语

慢性腰肌劳损其原因多为寒痰瘀血凝滞经络，久则导致气血阻滞，出现"不通则痛"，故久病腰痛多有气血瘀滞，以温补肾阳、行气活血为其治法。火针本身具有开门祛邪、疏通经脉、散寒除湿、消肿止痛、温壮阳气之作用，它不但可以直接温煦局部，而且可以间接助血运行，使筋脉肌肤得养。此疗法操作简便，治疗时间短，疗效好，因而尤其适用于治疗"久病入络"之腰肌劳损引起的疼痛。

*第三腰椎横突综合征

概述

第三腰椎横突综合征是因第三腰椎横突尖端的急慢性损伤而引起的腰骶部疼痛。第三腰椎是腰椎前凸的顶点和腰椎活动的中心，成为腰部活动杠杆的支点，承受压力最大，并且第三腰椎的横突最长、最宽，尖端肥厚，附着在第三腰椎横突的胸腰筋膜前层也最多，成束状。因此，附着于第三腰椎横突的软组织，形成了以第三腰椎横突为中心，肌肉－筋膜－L_2脊神经后外侧支的特殊结构。腰部外伤或劳损时，在第三腰椎横突尖端周围出现纤维化，形成瘢痕粘连、筋膜增厚和肌腱膜挛缩，可引起神经、血管束卡压，出现下腰痛或腰臀部疼痛。临床上，第二腰椎、第四腰椎横突尖端也可出现类似第三腰椎横突的病变，因此有人将第三腰椎横突综合征归入横突间综合征中。本病多见于体型瘦长的青年人，大都有外伤史。

临床表现

本病的重要体征是第三腰椎横突外缘，相当于第三腰椎棘突旁4cm处，尤其是瘦长型患者可触到横突尖端，并有明显的压痛及局限性肌紧张或肌痉挛。患者多为青壮年，常有腰扭伤或劳损史，腰痛或腰臀部疼痛，活动时加剧，部分患者可有沿同侧竖脊肌向大腿放射痛，或伴膝上痛，但少有超过膝关节向小腿放射痛者；少数表现股内侧痛或下腹痛，但无压痛。患侧竖脊肌痉挛，第三腰椎横突尖端有明显的局限压痛。早期臀肌丰满，内收肌痉挛（由L2-4闭孔神经支配）；重者晚期可见臀肌痉挛，臀中肌可触及索条状物，有压痛。

○ **处方**

阿是穴。

○ **刺法**

先在第三腰椎横突尖部单侧或双侧找到敏感的压痛点，局部常规消毒，用中粗火针对准压痛点快速刺入 3~5 针，留针 3~5 分钟，针后可拔罐 10 分钟。

（按）语

适当休息，避免腰部用力。坚持康复体操锻炼，每天适度适量锻炼，动作缓慢，停留 3~5 秒。锻炼及日常生活中好好保护，防止受潮受凉劳累、急性扭伤、长时间久坐久站、负重等。

第十节　强直性脊柱炎

（概）述

强直性脊柱炎是以骶髂关节和脊柱附着点炎症为主要症状的慢性炎性疾病，是血清阴性脊柱关节病的一种，与 HLA–B27 呈强关联。某些微生物（如克雷伯杆菌）与易感者自身组织具有共同抗原，可引发异常免疫应答。本病以四肢大关节、椎间盘纤维环及其附近结缔组织纤维化和骨化，以及关节强直为病变特点。该病以脊柱为主要病变部位，累及骶髂关节，引起脊柱强直和纤维化，可造成不同程度眼、肺、肌肉、骨骼病变，属自身免疫性疾病。

（临）（床）（表）（现）

多见于青少年，男性多于女性，强直性脊柱炎一般起病比较隐匿，早期可无任何临床症状，有些患者在早期可表现出轻度的全身症状，如乏力、消瘦、长期或间断低热、厌食、轻度贫血等。患者多有关节病变，且绝大多数首先侵犯骶髂关节，以后上行发展至颈椎。早期病变处关节有炎性疼痛，伴有关节周围肌肉痉挛，有僵硬感，晨起明显。也可表现为夜间疼，经活动或服止痛剂缓解。随着病情发展，关节疼痛减轻，而各脊柱段及关节活动受限和畸形，晚期整个脊柱和下肢变成僵硬的弓形，向前屈曲。强直性脊柱炎可侵犯全身多个系统，并伴发多种疾病。

治疗

○ 处方

督脉、华佗夹脊穴及足太阳膀
胱经背腰部第一侧线腧穴、三阴交、
太溪、阿是穴（图8-46、图8-47）。

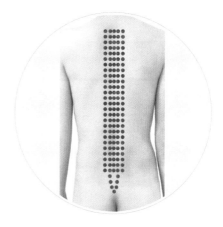

图 8-46　督脉、华佗夹脊穴及足太阳膀
胱经的穴位定位

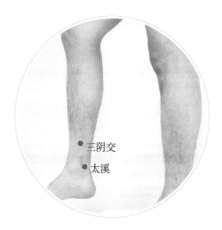

图 8-47　三阴交、太溪的穴位定位

三阴交：内踝尖上3寸，胫骨内侧缘
后方。以手四指并拢，小指下边缘紧靠内
踝尖上，食指上缘所在水平线与胫骨后缘
的交点即是本穴。

太溪：内踝尖与跟腱之间的凹陷中。

刺法

患者取俯卧位，督脉、华佗夹脊穴和膀胱经第一侧线部位常规消毒，将中粗火针在酒精灯上烧至通红，对上述经脉腧穴进行快速排刺，疾进疾出，不留针（图8-48、图8-49）。若有压痛点，可在其上点刺3~5针。针刺深度根据患者胖瘦掌握。点刺后速用消毒棉球按压针孔。一般先针背部腧穴、阿是穴，然后取四肢腧穴。

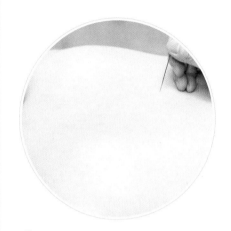
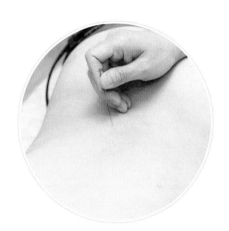

图 8-48　点刺足太阳膀胱经穴（例）　　　图 8-49　点刺督脉穴（例）

按语

风、寒、湿邪在强直性脊柱炎的发病机制中起重要作用，是强直性脊柱炎发病的主要原因。《素问·生气通天论》记载："阳气者，精则养神，柔则养筋，开阖不得，寒气从之，乃生大偻"，治疗应以温通散寒、运行气血为主。

* 棘上韧带炎

概述

棘上韧带炎，俗称棘突炎，是临床较常见的一种疾病。主要因为扭伤或者长时间埋头伏案、弯腰等工作，不注意工作姿势而发病，多见于第3~5胸椎棘上韧带，腰部棘上韧带炎则多见于中年以后。

(临)(床)(表)(现)

患者背部或腰部疼痛，无明显损伤史，检查局部不红不肿，主要表现为局部疼痛，活动受限。最易损伤胸 3~5 和腰 3~ 骶 1 棘上韧带的表浅纤维，查体可见棘突和棘上韧带处有明显压痛，棘上韧带在损伤处有索条状剥离感或明显的钝厚或坚硬感，拾物试验阳性（患者弯腰至手摸着地时疼痛增加者为阳性）等。

治疗

◯ 处方

阿是穴。

◯ 刺法

患者取俯卧位，施术者用刺手拇指按压病变节段的棘上、棘间韧带，寻找压痛最明显部位，并标记该部位，局部常规消毒后，用酒精灯的外焰将中粗火针烧至通红，以稳、准、快的手法点刺压痛点，不宜过深，避免损伤脊髓，迅速出针，然后用干棉球按压针孔，每一压痛点呈梅花形连续点刺 5 针。

(按)(语)

棘上韧带炎的痛点固定不移，夜间加重，多为过劳或姿势不当致气血运行阻滞，不通则痛。火针疗法同时具备了针刺和艾灸的优点。本疗法以痛为腧，直刺病灶，可达温通经脉、活血化瘀之效。

第十一节　股骨头缺血性坏死

(概)(述)

股骨头缺血性坏死为常见的骨关节病之一，大多因风湿病、血液病、骨折、烧伤、过量服用激素药等引起，先破坏邻近关节面组织的血液供应，进而造成坏死。股骨头坏死是一个病理演变过程，初始发生在股骨头的负重区，应力作用下坏死骨的骨小梁结构发生损伤，即显微骨折，随后针对损伤骨组织进行修复。中医亦称"髀枢痹""骨痹"等，认为机体虚弱，抗病能力低下，肝肾精血不足，致使骨质疏松，是股骨头缺血性坏死的潜在原因。病变发生后，骨与软骨挫裂伤，气血不通畅，经脉瘀阻，血行障碍，肢体失去营养，发为本病。

（临）（床）（表）（现）

本病以疼痛为主症，从间断性疼痛逐渐发展到持续性疼痛，再由疼痛引发肌肉痉挛、关节活动受限，最后严重时可造成跛行或致残。疼痛部位为髋关节、大腿近侧，可放射至膝部。疼痛可表现为持续痛、静息痛。骨软骨塌陷变形导致创伤性关节炎，或有髋关节周围肌肉韧带附着部位慢性损伤性疼痛。髋部活动受限，特别是旋转活动受限，或有痛性和间歇性跛行。局部深压痛，内收肌止点压痛，"4"字试验阳性，患肢可缩短，肌肉萎缩，甚至有半脱位体征。

治疗

○ 处方

阿是穴、秩边、环跳、承扶、阴廉、阴谷（图 8-50~ 图 8-52）。

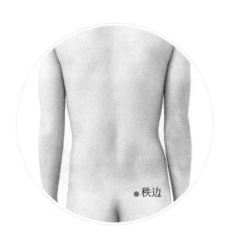

秩边：平第四骶后孔，骶正中嵴旁开 3 寸。

●秩边

图 8-50　秩边的穴位定位

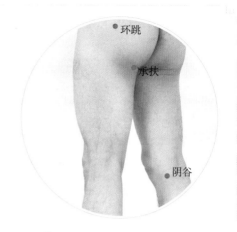

环跳：股骨大转子高点与骶管裂孔连线的外 1/3 与内 2/3 的交点处。侧卧位，下面的腿伸直，以拇指指关节横纹按在大转子头上，当拇指尖所指处即是本穴。

承扶：大腿后面，臀下横纹的中点。

阴谷：腘窝内侧，屈膝时，半腱肌肌腱与半膜肌肌腱之间。

图 8-51　环跳、承扶、阴谷的穴位定位

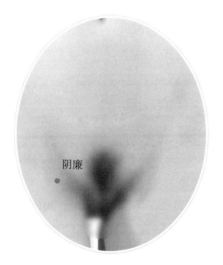

阴廉：气冲穴直下 2 寸，大腿根部，耻骨结节的下方，长收肌的外缘。

图 8-52　阴廉的穴位定位

刺法

患者选择合适卧位，治疗部位在臀部者取俯卧位，在腹股沟、股部者取仰卧位或侧卧位。腧穴常规消毒后，施术者刺手持中粗火针，将针自针身向针尖逐渐烧红，对准穴位，迅速刺入（图 8-53~ 图 8-56），随即退出，并用消毒棉球按压针孔。根据治疗穴位皮肤软组织深浅及病变疼痛部位深浅，选择深刺或浅刺，或者留针。

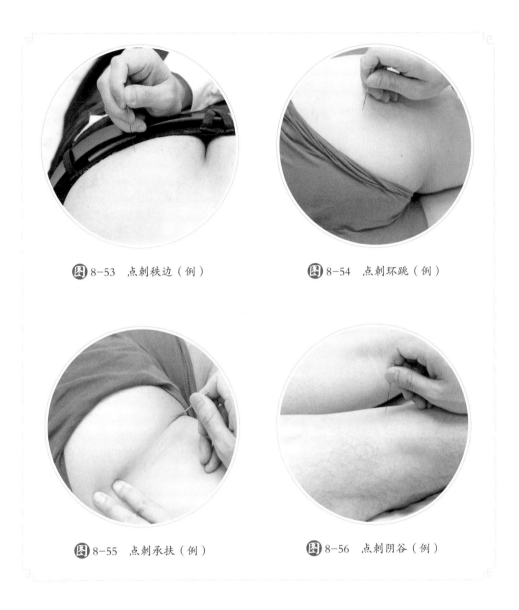

图8-53　点刺秩边（例）　　　　　图8-54　点刺环跳（例）

图8-55　点刺承扶（例）　　　　　图8-56　点刺阴谷（例）

按语

　　静脉淤阻与骨内压升高是引起股骨头坏死的主要原因，减少负重就可以减轻静脉淤阻，减少骨内及关节腔压力，并促进骨修复。火针治疗对于缓解股骨头缺血性坏死的髋关节疼痛有明显的效果。火针具有操作简单、见效迅速、止痛效佳、无不良反应等优势，可作为股骨头缺血性坏死引起的髋关节疼痛的很好的辅助治疗手段。

第十二节 膝关节骨关节炎

概述

膝关节骨关节炎是指由于膝关节软骨变性、骨质增生而引起的一种慢性骨关节疾患，又称为膝关节增生性关节炎、退行性关节炎及骨性关节病等。本病多发生于中老年人，也可发生于青年人；可单侧发病，也可双侧发病。此病因风、寒、湿三气杂至，经脉痹阻，气血不畅所致。

临床表现

本病发病缓慢，初起主要表现为膝关节疼痛，运动时尤其负重活动时加重，休息后减轻；或为持续性钝痛，或活动时刺痛；随后关节可出现"胶着现象"，即间隔较长时间后，变动体位时出现关节僵硬、疼痛现象，活动后可缓解，运动时间过长，疼痛、僵硬随之加重。常伴有膝关节活动受限等症。检查可见关节周围压痛，可有关节畸形、关节肿胀、关节积液、关节摩擦音等，X线片检查可辅助诊断。

治疗

处方

王氏犊鼻、犊鼻、内膝眼、梁丘、血海、阳陵泉及阿是穴（图8-57）。

王氏犊鼻：髌骨下缘，正对髌韧带正中取穴。

犊鼻：屈膝，髌骨与髌韧带外侧凹陷中。屈膝时，在髌骨下缘的髌韧带（即髌骨与胫骨之间的大筋）两侧可见凹陷，其外侧凹陷正中即是本穴。

内膝眼：屈膝，在髌韧带内侧凹陷中。

梁丘：髂前上棘与髌底外侧端的连线上，髌骨上缘上2寸。当下肢用力蹬直时，髌骨外上缘上方可见一凹陷（股外直肌与股直肌之间结合部），该凹陷正中即是本穴。

血海：髌骨内上缘上2寸，股四头肌内侧头的隆起处。患者屈膝，医者以左手掌心

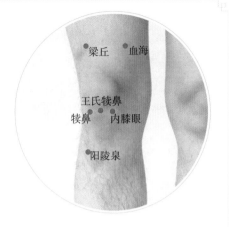

按于患者右膝髌上缘，二至五指向上伸直，拇指约呈 45° 角斜置，拇指尖下即是本穴。

阳陵泉：当腓骨头前下方凹陷处。坐位，屈膝成 90°，膝关节外下方，腓骨小头前缘与下缘交叉处有一凹陷即是本穴。

图 8-57 王氏犊鼻至阳陵泉的穴位定位

刺法

患者取仰卧位，屈膝。先在各穴位处予指甲划痕标记，常规消毒，将中粗火针烧红，疾进疾出，每穴散刺 3 针（图 8-58、图 8-59）。出针后用消毒干棉球重压针孔片刻。若膝关节周围有积液，用火针刺后拔罐排液，可连拔 2 次，每次 5~10 分钟，使积液排出。操作后严格消毒，以防感染。

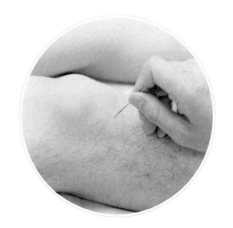

图 8-58 点刺犊鼻（例）

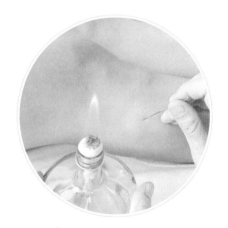

图 8-59 点刺阳陵泉（例）

按语

由于本病病变位于经筋而未及脏腑，故临证治疗以火针点刺患处为主，此法具有温通筋脉、祛寒除湿、活血止痛的作用。临床中常用金针王乐亭的经验穴——"犊鼻"，乐翁所说的"犊鼻穴"并非在传统的位置，而是在髌骨下缘，正对髌下韧带处。因其形像牛鼻梁，故而称为"犊鼻"，运用火针作用于王氏犊鼻穴及膝关节周围多个穴位，能很好地发挥针刺、局部热疗、穴位调节等多重效应。

*膝关节积液

(概)(述)

膝关节积液是膝关节疾病中常见的一种临床症状，见于多种关节炎中，是由风湿、类风湿、外伤或骨质增生等疾病引起的关节滑膜炎症产生的病理产物。关节积液一般认为系肝肾亏虚、痰湿水饮凝聚所致。

(临)(床)(表)(现)

膝关节肿胀疼痛，呈对称性肿大，尤其以髌骨外上缘肿胀明显，或有局部发热，常伴有膝关节屈伸不利、无力、跛行等症。检查触之有波动感，浮髌试验阳性。

治疗

○ 处方

关节肿胀部位（髌骨外上缘）、梁丘、血海、犊鼻、阳陵泉。

○ 刺法

患者取仰卧位，屈膝，常规消毒，将中粗火针在酒精灯上烧至通红，速刺速出，积液即自行流出。此时以押手拇、食指分置于积液流出点上2寸处，同时用力挤按，促使积液排出，待无积液排出后在针处拔火罐，仍可吸出部分积液。然后常规消毒其他穴位，以细火针速刺之。无积液流出时停用中粗火针，改用细火针巩固疗效。

按语

采用火针治疗膝关节积液，不仅能直接排出积液，且火针疗法利用炽热的针体，使局部病变组织炭化、灼伤，可以起到比较持久的刺激作用，激活自身免疫系统，使局部血液、淋巴循环加快，加速炎性组织的清除吸收。使用火针治疗本病过程中，应注意严格无菌操作，以免引起关节腔内感染。

*髌下脂肪垫损伤

概述

髌下脂肪垫位于髌韧带下及两侧，髌下脂肪垫损伤又称髌下脂肪垫炎，是一种髌下脂肪垫的无菌性炎症反应，膝关节反复挫、碰、扭伤，导致脂肪垫发生水肿、机化、肿胀和增厚。多见于中青年女性，经常下蹲和登山运动者居多。

临床表现

本病以膝关节过伸站立时酸痛无力，髌韧带及两膝眼部位肿胀、膨隆、压痛为主要特点。膝关节酸痛、乏力，疼痛位于膝关节前下方、髌下后方及其两侧，有时可放射到腘窝处，甚至沿小腿后侧到足跟，关节活动一般无明显障碍，劳累后症状加重，休息后症状减轻，充分伸膝时疼痛加重，稍微屈膝减轻，两膝眼肿胀。检查膝关节过伸试验、髌腱松弛压痛试验均阳性。

治疗

处方

阿是穴。

刺法

患者取仰卧位，使膝关节呈屈曲位，膝下垫软枕。在患者髌韧带两侧内外膝眼穴处寻找髌下脂肪垫的压痛点 1~2 处，做标记，局部皮肤常规消毒，施术者押手持住髌骨并下推髌骨固定，刺手持细火针至酒精灯上烧至通红时，快速斜向上方刺入至髌骨下，并迅速出针，针刺深度根据患者胖瘦决定，但不能刺入关节腔内，疾入疾出，出针后迅速用无菌干棉球按压针孔片刻。

按语

火针治疗可以缓解症状，改善膝关节功能；避免或减少脂肪垫出血、水肿、肥厚、机化等；减轻脂肪垫无菌性炎症反应；防止和消除脂肪垫与周围组织粘连。治疗期间膝关节局部应注意保暖，避免进行剧烈的活动，加强股四头肌的收缩锻炼。

* 髌骨软化症

概述

髌骨软化症又称髌骨软骨软化症、髌骨软骨炎，是膝关节常见病。好发于青壮年，运动员和体育爱好者尤其多见，女性发病率较男性高。其主要病理变化是软骨的退行性改变，包括软骨肿胀、碎裂、脱落，最后股骨髁的对应部位也发生同样病变，发展为髌股关节骨性关节炎。

临床表现

膝部直接外伤可引起髌骨软骨骨折；或因多次损伤，如运动伤，引起软骨退行性改变，其相对的股骨关节面也受到损伤。损伤部位多在髌骨中心。本病多发生于青壮年，且多有明显外伤史，或有慢性、积累性小损伤。主要症状是膝关节髌骨后疼痛，轻重不一，一般平地走路症状不明显，在下蹲起立、上下楼或走远路后疼痛加重。

治疗

处方

阿是穴、犊鼻、内膝眼、鹤顶。

❈ 刺法

每次选 2~3 个（含阿是穴）穴位，患者取仰卧位，患膝下垫软枕，对穴位进行常规消毒后，施术者用中粗火针于酒精灯外焰处加热至通红，迅速、准确地刺入穴位，并敏捷地将针拔出，针刺深度和角度根据部位和胖瘦灵活掌握，出针后用棉球按压针孔片刻，以防出血。

按语

火针对经穴的机械性刺激发挥针刺样治疗作用及温热作用，改善了局部血液循环，以利于炎症的吸收，达到"通则不痛"之目的，可有效地改善髌骨软化症患者的症状，提高活动能力。治疗期间，膝关节局部应注意保暖，避免过度运动。

＊膝关节侧副韧带损伤

概述

膝关节侧副韧带损伤是由于膝关节内侧或外侧副韧带受碰撞、牵拉或各种外伤（多由于小腿内外翻而伤）引起部分撕裂、淤血、肿胀等急性损伤，没有得到及时正确治疗，日久遗留下膝关节内侧或外侧的顽固性疼痛，临床上内侧副韧带损伤占绝大多数。

临床表现

一般都有明显外伤史。受伤时可听到有韧带断裂的响声，很快便因剧烈疼痛而不能继续运动或工作，膝部伤侧局部剧痛、肿胀，有时有瘀斑，膝关节不能完全伸直。韧带损伤处压痛明显，侧方挤压试验阳性。内侧副韧带损伤时，压痛点常在股骨内上髁或胫骨内髁的下缘处；外侧韧带损伤时，压痛点在股骨外上髁或腓骨小头处。

治疗

◉ 处方

阿是穴。

◉ 刺法

患者取仰卧位，患膝取半屈位，腘窝处垫软枕，先找准压痛点，用指甲压"+"字痕，做标记。常规消毒皮肤，选用中粗火针，将针在酒精灯外焰上烧至通红，押手固定患部，刺手持针，迅速刺入患处，速进疾出，针刺深度和角度根据部位和患者胖瘦灵活掌握，出针后用棉球按压针孔片刻，以防出血。严重者可连续点刺2~3针。

按语

火针疗法是借助火力和温热刺激，以温阳祛寒除湿，疏通经络，行气活血，运行津液而达到治疗目的，属温通法的范畴。

第十三节　膝关节创伤性滑膜炎

概述

膝关节创伤性滑膜炎是指膝关节受到急性创伤或慢性劳损而引起的滑膜损伤或破裂，导致关节腔内积血或积液的一种炎症反应性疾病。多由直接或间接暴力打击、长期的负重形成慢性劳损或肢体本身力学紊乱、剧烈运动或超强度的训练、不正确的活动姿势、粗暴的治疗手法或关节手术等引起。

临床表现

膝关节肿胀、疼痛，运动及负重活动受限，其中急性滑膜炎常见于爱运动的年轻人，有明显的外伤史，伤后出现膝关节肿胀、疼痛、活动困难，甚则走路跛行，常伴有局部皮肤温度升高。慢性滑膜炎多见于中老年人，有慢性劳损病史，表现为关节肿胀、疼痛，下蹲困难，劳累及遇寒后疼痛加重，休息及得暖后减轻，局部皮温多正常。检查浮髌试验阳性，关节穿刺多为关节积血。

治疗

● 处方

犊鼻、血海、梁丘、阿是穴（图8-60）。

犊鼻：屈膝，髌骨与髌韧带外侧凹陷中。屈膝时，在髌骨下缘的髌韧带（即髌骨与胫骨之间的大筋）两侧可见凹陷，其外侧凹陷正中即是本穴。

血海：髌骨内上缘上2寸，股四头肌内侧头的隆起处。患者屈膝，医者以左手掌心按于患者右膝髌上缘，二至五指向上伸直，拇指约呈45°角斜置，拇指尖下即是本穴。

梁丘：髂前上棘与髌底外侧端的连线上，髌骨上缘上2寸。当下肢用力蹬直时，髌骨外上缘上方可见一凹陷（股外直肌与股直肌之间结合部），该凹陷正中即是本穴。

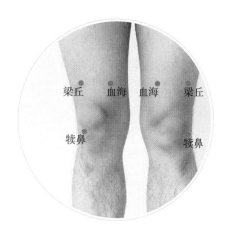

图 8-60　犊鼻、血海、梁丘的穴位定位

● 刺法

针刺采用中粗火针。患者取仰卧位，针刺局部常规消毒，施术者手持火针在酒精灯上烧至通红，迅速点刺所取穴位0.2~0.5寸深，不留针（图8-61、图8-62），出针后用消毒干棉球按压针孔，以防出血。进针深度根据关节肿胀程度灵活掌握。

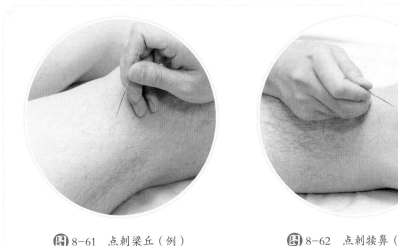

图 8-61　点刺梁丘（例）　　　　　图 8-62　点刺犊鼻（例）

按语

　　急性滑膜炎患者常伴有其他如韧带、软骨板、骨折等损伤，故还应兼顾治疗。使用火针治疗本病过程中，应注意严格无菌操作，以免引起关节腔内感染。急性期针刺宜浅，取穴宜少。本病易导致关节腔内形成积血或积液，积液一旦生成则会阻碍气血运行，而长时间的积液刺激会导致膝关节滑膜增生，长时间的活动受限和气血运行阻滞也会导致下肢肌肉萎缩，当有积液时可参照膝关节积液的治疗。

第十四节　跟痛症

概述

　　跟痛症是由多种慢性疾患所致跟部跖面（即脚后跟）疼痛，与劳损和退化有密切关系。常见的病因有足跟纤维脂肪垫炎、跖筋膜炎、跟部滑囊炎、跟骨骨刺等。本病多发生于中年以后的肥胖者，男性发生率高，一侧或两侧同时发病。

（临）（床）（表）（现）

　　临床表现主要为足跟跖面疼痛、肿胀和压痛，步行或站立时疼痛加重，足跟底前内侧压痛，可伴有其他畸形，如平足等。

治
疗

○ 处方

　　太溪、昆仑、女膝（图 8-63）。

太溪：内踝尖与跟腱之间的凹陷中。
昆仑：外踝尖与跟腱之间凹陷处。
女膝：足跟后正中线赤白肉际处。

○ 刺法

　　穴位处行局部常规消毒，消毒完毕后，施术者持细火针在酒精灯外焰将针烧至通红（图 8-64），然后迅速刺入穴位（图 8-65），并快速拔出，出针后用消毒干棉球按压针孔。压痛点范围较大者，可用火针密刺。

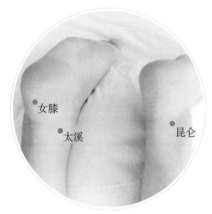

图 8-63　太溪、昆仑、女膝的穴位定位

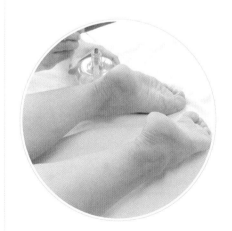

图 8-64　烧针

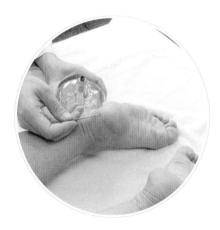

图 8-65　点刺女膝（例）

按语

中医认为本病多由肾气亏虚或寒湿外邪乘虚内袭，寒凝气滞，气血运行不畅所致。烧红后的火针携高温直接刺激病变局部的阿是穴，可使针体周围微小范围内的病变组织被烧焦炭化，粘连的组织瞬间得到松解，经筋痉挛的状态迅速缓解，疼痛亦随之消除。

* 跟腱炎

概述

跟腱炎指跟腱急慢性劳损后形成的无菌性炎症。临床常与跟腱承受过度负荷或过度使用有关，在运动过程中，小腿腓肠肌和跟腱承受反复过度牵张力，导致跟腱附着部充血、渗出、水肿，继而形成局部慢性炎症、增生等改变，严重者可导致跟腱断裂。另外，突然增加锻炼的强度或频率也常会引起跟腱炎。病情常反复发作，缠绵难愈。

临床表现

足跟部上方及内部疼痛，呈酸痛，压痛，僵硬，活动后加剧。它可能发生在跟腱的任何一区域，痛感通常会在清晨或者剧烈运动后的休息期间发作。肌腱两段受到挤压时会有强烈疼痛或者压痛。足跟部疼痛明显，不敢着力；屈跖抗阻痛；主动背伸或主动跖屈痛；足尖蹬地痛；肌腱周围变粗，呈梭形变形。当病变恶化，肌腱会肿大，在病变区域出现结节。急性期：走路、跑步等运动时跟腱处疼痛，肿胀，皮肤发红发热。慢性期：跟腱疼痛或者僵硬，多发于清晨。走路，尤其是爬山及上楼会感觉跟腱疼痛；慢性跟腱炎多长期且持续存在，日久可形成异常的活动模式。

治疗

◎ 处方

阿是穴（足跟部跟腱压痛最明显点及患肢腓肠肌两侧肌腹最痛点）、昆仑、太溪、承山。

⊙ 刺法

患者选取合适体位，选取压痛点，局部常规消毒，将中细火针针尖及针身烧至通红，控温后迅速刺入所选痛点及穴位0.3寸，压痛点处可点刺数针，伴轻度肿胀者可配合局部火留针。

按语

跟腱炎中医称为"筋聚"，属"伤筋"范畴。中医学认为的此病发生以肝肾亏虚、气血失和、筋脉失养为先决条件，复因风寒湿邪侵袭，外伤、劳损等致使筋伤络损、气血阻滞而成。火针具有较强的温经散寒、通经活络作用，可疏通跟腱局部气血，濡润筋肉。因跟腱痛患者往往患肢的腓肠肌较僵硬，所以在腓肠肌两侧肌腹最痛点进针，可以减轻肌肉紧张度。

第十五节　痛风性关节炎

概述

痛风性关节炎是嘌呤代谢障碍、血尿酸增高所致反复发作的关节炎症。尿酸的生成增多和排泄的减少都可使尿酸蓄积而产生高尿酸血症。尿酸盐沉积于关节、关节周围组织和皮下组织，引起关节炎的反复发作，由急性红、肿、剧痛，逐渐产生骨与关节破坏、畸形、关节强直和功能障碍，严重时可有痛风石形成。

临床表现

发作性单关节炎症，受累关节以跚趾及第一跖趾关节多见，其次为踝、手、腕及足部等关节。发作时患者多在午夜痛醒，关节红、肿、热、痛，功能受限，也常伴有发热、倦怠等全身症状。1~2周后症状缓解，局部皮肤脱屑，缓解期可达数月及以上，可因创伤、饮酒、进食含嘌呤食物、受寒、劳累等诱发急性发作。

治疗

○ 处方

三阴交、行间、太冲、内庭、阿是穴（图 8-66~ 图 8-68）。

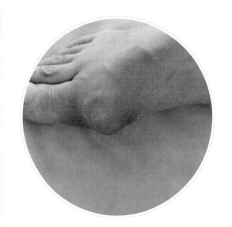

图 8-66　病变部位

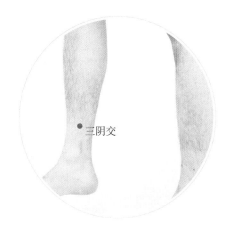

图 8-67　三阴交的穴位定位

三阴交：内踝尖上 3 寸，胫骨内侧缘后方。以手四指并拢，小指下边缘紧靠内踝尖上，食指上缘所在水平线与胫骨后缘的交点即是本穴。

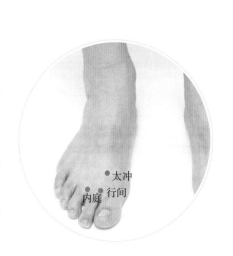

图 8-68　行间、太冲、内庭的穴位定位

行间：足背第一、二趾间缝纹端。

太冲：足背第一、二跖骨结合部之前的凹陷中。足背，由第一、二趾间缝纹头向足背上推，至其两骨联合前缘凹陷中（约缝纹头上两横指）处即是本穴。

内庭：足背第二、三趾间的缝纹端。足背，第二、三趾缝纹端正中后上 0.5 寸（约半横指），在第二、三跖趾关节前凹陷中即是本穴。

◉ 刺法

　　患者取合适体位固定后，充分暴露患处，所刺部位常规消毒，同时在针刺前，要给患者解释火针的反应，消除患者的恐惧心理。选用中粗火针，快针法，点刺三阴交、行间、太冲、内庭穴；然后施针于患处附近的阳性血络，针刺后，随针出可见暗褐色瘀血排出，勿止，待其自净后用干棉球擦拭干净（图8-69、图8-70）；再用中粗火针针刺痛风病患处，部分患者针毕可挤出结晶状杂质。

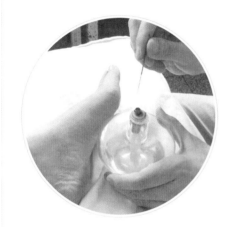

图 8-69　烧针

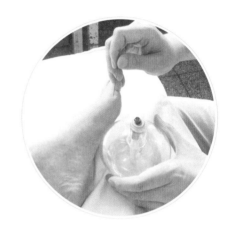

图 8-70　点刺患处

按语

　　对痛风性关节炎急性发作者，可在红肿的局部散刺数针，使炎性渗出物排出。出血初为暗红色，待血色由暗转淡时会自行止血。若出血不止者，可加压止血。对患有血友病等凝血机制障碍的患者，禁用此法。

第九章

外科病证

外科病证多为火热毒邪所致，火针治疗的原理正如《医宗金鉴·外科心法要诀》所记载："轻者使毒气随火气而散，重者拔引郁毒，通彻内外。"火针乃依据"以热引热""火郁发之"的道理，使其火热毒邪得以外泄。因气血瘀滞、痰湿凝滞等病理障碍积聚凝结而成的肿物包块，通过火针的温热刺激，可使气血通、痰湿化而癥结自消。

第一节　疖肿

(概)(述)

疖肿是一种单个毛囊及其深部周围组织的感染所形成的较大块的红色肿物。疖肿可能由细菌感染或食物过敏、生活压力、饮食不卫生、抵抗力差等因素引起。疖肿多发生在人体毛囊及皮脂腺丰富的部位，如头面部、颈部领圈处或臀部。一般初起1~2天，红色肿物的中央会形成脓栓，2~3天后会自行破溃；也有的疖肿可能不发生破溃而自行消失。疖肿虽不是很严重的疾病，但是因为毛囊间紧密相邻，若不及时处理已经长出的疖肿，不仅疼痛难忍，而且容易引起周围皮肤的感染，会长出更多的疖肿。其他疮疡病亦可参照本节对症治疗。

(临)(床)(表)(现)

疖肿开始为小的红色肿块，逐渐变大，里面充满脓液。有如下症状：周围疼痛、压痛；疖肿头部为黄色或白色，中间有脓汁；大多数疖肿会化脓，可排出脓汁，个别疖肿由周围组织吸收。

治疗

○ 处方

疖肿最高处（图9-1）。

○ 刺法

疖肿初期：局部常规消毒，用中粗火针在酒精灯上烧至通红，从疖顶直刺一针，深达根部；范围较大者，可于疖体左右或疖顶端两旁向中央斜刺两针，速入疾出，针后将其内含物排出（图9-2）。

脓成未溃期：将火针从疖体顶端迅速刺入脓腔，进针深度视脓腔大小

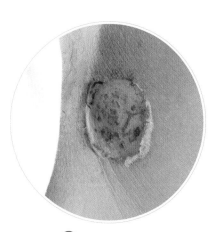

图 9-1　病变部位

决定，速刺疾出，勿压针孔，然后局部拔罐，留罐5分钟左右，让余脓外流，起罐后进行清创，最后用敷料包扎。愈后多无明显瘢痕（图9-3）。

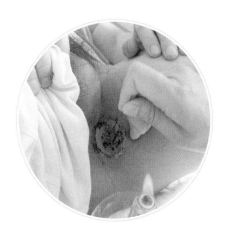

图 9-2　点刺患处（例）

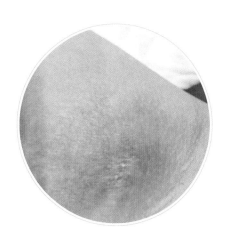

图 9-3　治疗5次后

按语

火针排脓有如下优点：操作时间短，损伤组织少，患者痛苦小，引流通畅，开口小且愈合快，患者易于接受。

第二节　丹毒

概述

丹毒是一种由急性 β 链球菌引起的感染性疾病，因其发病时皮肤突然发红如丹涂脂染而得名。其特点是患处焮赤灼热迅速向外扩大。本病任何年龄、季节均可发病，可发生于头面、躯干、腿部及全身各部位，以小腿部多见。多由于血分有热，外感风湿热邪，郁于肌肤；或因体表失于固卫，皮肤黏膜破伤（如皮肤擦伤、足癣等），邪毒乘虚入侵，以致经络不畅、气血壅滞而成。

临床表现

初起有恶寒发热、头身疼痛、不思饮食、便秘尿赤等全身症状。发于小腿，局部先见小片红斑，很快蔓延成大片鲜红，稍高出皮肤，边界清楚，压之皮肤红色减退，放手后又显红色，摸之灼手，肿胀触痛，行动不便，后期易于复发。由于反复发作，脚肿始终不退，皮肤纹理变粗变硬，患腿逐渐肿大，可形成慢性链球菌性淋巴水肿，俗称"象皮腿"。

治疗

○ 处方

阿是穴（图9-4）。

○ 刺法

局部皮肤常规消毒，随之以消毒过的三棱针采用缓刺法刺阳性血络。每

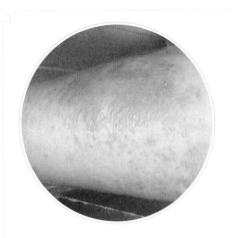

图 9-4 病变部位

次选取 2~3 处，当刺中瘀滞日久且充盈的静脉（阳性血络）时，出血常呈抛物线形向外喷射，至出血颜色变浅后血可自止。三棱针刺络放血后，需再用碘伏常规消毒局部皮肤，复取粗火针于酒精灯外焰上烧针，烧针长度与刺入的深度相等。待针身烧至通红后，对准病灶部位快速刺入，大多采用密刺法，即根据病灶皮肤面积，间隔 1cm 刺一针，深度 0.5~1cm。针后常见黄色组织液和黑紫色血液流出，出血时勿压迫止血，待血自止（图 9-5~图 9-7）。

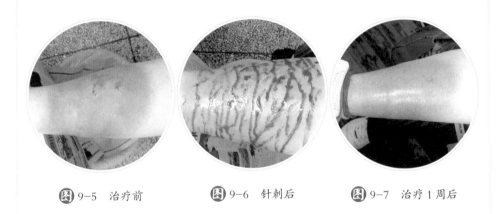

图 9-5 治疗前　　　图 9-6 针刺后　　　图 9-7 治疗 1 周后

按语

　　丹毒多因外受火毒和血热互结，蕴阻于肌肤，不得外泄所致。西医采取大剂量消炎药，一方面，长期应用在控制溶血链球菌的同时，还可破坏人体正常内环境；另一方面，普通消炎药物对溶血链球菌杀灭作用较弱，容易造成病程迁延、反复不愈。

　　血乃有形之物，气必须以血为基础。基于此，贺老提出了"以血行气"的刺络放血法，以强令血气经脉通行。《灵枢·小针解》指出："宛陈则除之者，去血脉也"，即凡瘀滞过久的疾病，均可用刺络方法治疗。火针刺络放血治疗下肢复发性丹毒是"强通法"与"温通法"的结合。

寻找阳性血络可遵循 3 个共同特点：病程较长，一般超过 3 年；血络颜色深，呈紫黑色或紫红色；血管充盈，高于皮肤。多数患者在治疗后 1~3 天内仍有少量组织液渗出，为正常现象，不必停止治疗，嘱其自行用碘伏消毒患处即可，该现象随病情好转会逐渐消失。

第三节　瘰疬

（概）（述）

瘰疬是发生于颈、项、腋间淋巴结的慢性感染性疾患，因其结块成串，累累如串珠之状，故谓之瘰疬，俗称"老鼠疮""疬子颈"。一般认为小者为瘰，大者为疬；推之活动者为瘰属气，推之不动者为疬属血，所以又有气瘰、血疬之说。古代文献中有关瘰疬的命名繁多，但是根据其性质，可分为两种类型：一类性质较急，多因外感风温而发，属"风温痰毒"范畴，证治与"颈痈"基本相同；另一类为慢性，多因气郁虚劳所致，相当于西医学的颈淋巴结结核。本节所叙述之瘰疬，即是后一类。

（临）（床）（表）（现）

颈部一侧或两侧有多个大小不等的肿大淋巴结，一般位于胸锁乳突肌的前、后缘。初起肿大的淋巴结较硬，无痛，可推动。病变继续发展，淋巴结与皮肤和周围组织发生粘连，淋巴结亦可相互粘连，融合成团，形成不易推动的结节性肿块。晚期淋巴结发生干酪样坏死、液化，形成脓肿，脓肿破溃后，脓液清稀，并流出"败絮"状物，最后形成经久不愈的窦道和慢性溃疡，溃疡边缘皮肤暗红，肉芽组织苍白、水肿，数月或经年不愈。

治疗

◎ 处方

阿是穴。

◎ 刺法

患者取仰卧位或仰靠坐位，使病变部位充分暴露，施术者将粗火针放在酒精灯上烧红，以押手固定硬结或脓肿，刺手持针，将烧红的针迅速刺入淋巴核中心（如已溃破，刺入溃破中央），以不伤及正常组织为度，并迅速退针，使刺入部位形成孔道，脓液排出，若遇固定肿大淋巴结，将烧红的火针急速刺入，留针半分钟后拔出，外面敷以无菌纱布。如肿大粘连成团者，可在肿块四周围刺，间距 1~2cm。治疗时每核 1 针，每针用一次应烧红一次。

按语

火针疗法以其善化痰核、易排脓水、祛腐生肌的功效而见长。火针针刺前应做好患者的思想工作，使患者有充分的心理准备；操作迅速敏捷，技术熟练，切不可过深、过久行刺，以免伤及神经和血管；施术前后一定要做好消毒工作，特别是对已液化、有窦道的结核，术后要外敷消毒纱布，以防感染。火针疗法不仅可用于瘰疬，而且可用于体表其他部位的淋巴结核或炎症结块，尚可用于因各种化脓性炎症引起的体表部位瘘管或窦道。

第四节　乳痈

概述

乳痈是发生在乳房部的最常见的急性化脓性感染性疾病，西医称之为"急性乳腺炎"。好发于产后一个半月以内的哺乳期妇女，初产妇为多见。根据发病时期的不同，又有几种名称：发生于哺乳期者，称外吹乳痈；发生于怀孕期者，名内吹乳痈；在非哺乳期和非怀孕期发生者，名非哺乳期乳痈。

临床常见的乳房脓肿亦可参照本节论治。

临床表现

乳房结块，红肿热痛，10日左右化脓，脓出稠厚，肿痛随之减轻。常有乳汁排泄不畅或乳头破碎，伴恶寒发热、头痛骨楚、胸闷纳呆、大便干结等全身症状。

哺乳期患者感觉患侧乳房肿胀疼痛，并出现硬块（或无硬块），多位于乳房外下象限，乳汁排出不畅；同时伴有发热、寒战、头痛骨楚、食欲不振等全身症状。经治疗后，若2~3日内寒热消退、肿消痛减，病将痊愈。

成脓期上述症状加重，硬块逐渐增大，继而皮肤发红灼热，疼痛呈搏动性，有压痛，患侧腋窝淋巴结肿大，并有高热不退，此为化脓的征象。若硬块中央渐软，按之有波动感，表明脓肿已成。

溃脓期自然破溃或切开排脓后，一般肿消痛减，寒热渐退，逐渐向愈。若脓流不畅，肿热不消，疼痛不减，身热不退，可能形成袋脓，或脓液波及其他乳囊（腺叶），形成"传囊乳痈"，亦可形成败血症。若有乳汁从疮口溢出，久治不愈，则可形成乳漏。

治疗

处方

肿块波动感明显处（图9-8）。

刺法

淤乳期操作，采用中粗火针点刺，深度以刺中硬块为宜，此期可配合清热解毒、活血化瘀中药汤剂。成脓期，采用粗火针深刺法，以刺中脓肿为宜。出针后拔火罐，排出脓液。溃脓期，采用中粗火针点刺久不收口的溃脓疮面，同时按需配合中药汤剂以扶正祛邪。

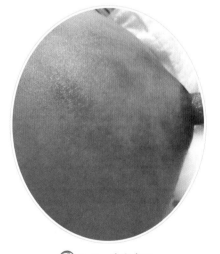

图 9-8　病变部位

按语

火针针刺的部位：浅部脓肿选在红肿波动处，深部脓肿选在离体表最近的部位，尽可能是低垂位。火针针刺的部位应避开乳晕部，乳晕部输乳管密集，在此处火针针刺，易损伤输乳管，形成漏乳，影响创面愈合。患者睡眠应采取侧卧位，患侧乳房在下方。针刺后，患侧乳房停止哺乳，每日应多次排乳，使乳房内乳汁排空，利于创面愈合。较小脓腔火针排脓后不用服药，脓去痛减。较大脓腔有全身症状，应配合服用中药。

第五节　乳腺增生

概述

乳腺增生是指乳腺上皮和纤维组织增生，乳腺组织导管和乳小叶在结构上的退行性病变及进行性结缔组织的生长，其发病原因主要是内分泌失调。乳腺增生症是女性最常见的乳房疾病，其发病率占乳腺疾病的首位。近些年来该病发病率呈逐年上升的趋势，发病年龄也趋于低龄化。有 70%~80% 的女性都有不同程度的乳腺增生，多见于 25~45 岁的女性。

临床表现

以乳房周期性疼痛为特征，大约 80% 的患者有乳房疼痛的症状，多为双侧，也可单侧疼痛，疼痛性质分为胀痛、刺痛、窜痛、隐痛或触痛，乳房疼痛的表现常不稳定，在月经前可加重，也常在情绪变化、劳累、天气变化时加重。起初为弥漫性胀痛，触痛以乳房外上侧及中上部较为明显，月经前疼痛加剧，行经后疼痛减退或消失；严重者经前、经后均呈持续性疼痛，有时疼痛向腋部、肩背部、上肢等处放射。乳房肿块是诊断乳腺增生的主要依据，多数为多发，肿块大小不等，质地硬或硬韧，肿块不与皮肤粘连，肿块表面常不光滑，触之有颗粒感。除以上症状外，部分患者有乳头发痒、溢液及口苦、胁胀、胸闷、厌食、月经紊乱等全身症状。

治疗

◎ **处方**

局部增生组织。

◎ **刺法**

患者取仰卧位，乳腺肿块结节部常规消毒。施术者押手持酒精灯，刺手持中粗火针，当火针烧至通红时（图9-9），迅速针刺乳腺增生的肿块结节，从外向内点刺，根据肿块大小刺入不同深度，疾进疾出，如此重复操作，直至点刺所有肿块（图9-10）。

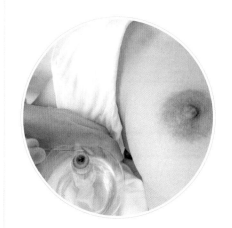
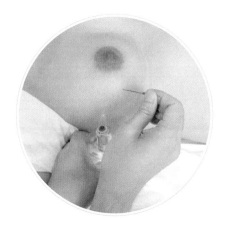

图9-9　烧针　　　　　　　　图9-10　点刺患处（例）

按语

乳腺增生症居乳腺病发病率的首位，本病的非典型增生为癌前期病变，故治疗本病应以改善妇女生活质量和预防乳腺癌的发生为主。中医理论认为肝经散布胸胁、挟乳头，故此病与肝经密切相关。此病形成因长期情志不畅，郁怒不遂，气机郁滞，肝气不舒，疏泄失度而致，因此应保持心情舒畅。

第六节　囊肿

概述

　　囊肿是一种良性疾病，它可以长在人体表面，也可以长在内脏里，其内容物的性质是液态的。本病证可见腱鞘处圆形突起，表面光滑，边缘清楚，质软，有波动感，囊液充满时较坚硬。好发于腕背、足背、腘窝等处，一般与外伤、机械性刺激或慢性劳损等因素有关。多因筋脉损伤，局部气血运行不畅，湿聚成痰而成，长期发展会影响肢体的活动功能，给患者造成很大痛苦，中老年女性多见。本节主要介绍临床常见的腱鞘囊肿、腘窝囊肿、坐骨囊肿，其他部位的囊肿可参照本节治疗。

临床表现

　　腱鞘囊肿为发于关节和腱鞘附近的圆球状、囊性肿物，中医称为"胶瘤"。腱鞘囊肿多因筋脉损伤，局部气血运行不畅，湿聚成痰而发；腘窝囊肿是临床常见的结节性肿物，是腘窝深部滑囊肿大或膝关节滑膜囊向后膨出的统称；坐骨囊肿多因年老体衰，久取坐位，臀部受压，脉络受阻，气血失和，久之气血凝滞，瘀而成结，形成肿块、囊肿。

治疗

　○ 处方

　　阿是穴（囊肿局部）（图 9-11、图 9-12）。

　○ 刺法

　　根据针刺部位的不同选取合适体位，针刺部位常规消毒，根据囊

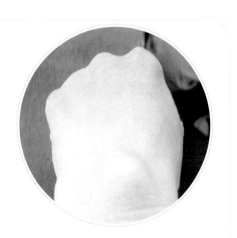

图 9-11　病变部位

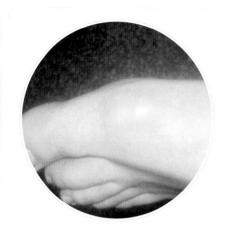

图 9-12　病变部位

肿大小决定烧针的长度，针体务必烧至通红（图 9-13）。先于囊肿中心速刺一针，穿破囊壁到达囊体中心时，即可见黏性胶冻状透明液体从针孔冒出，再将针体烧红，在囊肿的四周各刺 3~4 针（图 9-14）。针后对囊肿部位进行加压包扎以防复发（图 9-15、图 9-16）。腘窝囊肿、坐骨囊肿刺后可在囊肿部位拔

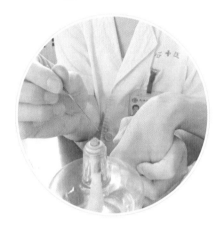

图 9-13　烧针

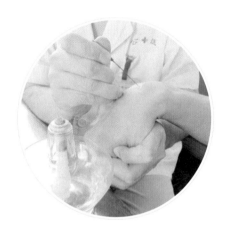

图 9-14　点刺患处（例）

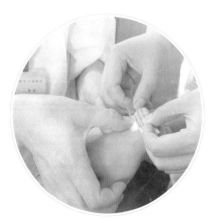

图 9-15　加压包扎

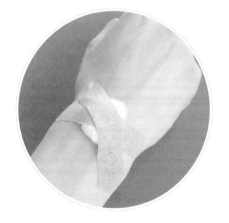

图 9-16　加压包扎后

火罐，10 分钟后起罐，用酒精棉球擦净拔出的液体。治疗过程中嘱患者减少活动量。

按语

本法通过高热快速针刺，使囊内积液尽快流出，防止积液或积脓向病灶深部扩散，起到排脓破坚、活血、消肿止痛的作用。火针点刺时一定要穿破囊壁，使囊液尽出。火针治疗此病效果显著，且无感染，复发率低，若三四次仍未愈，可改他法治疗。

第七节　冻疮

概述

冻疮是由于长期暴露于寒冷环境，造成皮下小动脉发生痉挛收缩，产生血液淤滞，使局部组织缺氧，导致的局限性红斑炎症性皮肤损伤。寒冷是冻疮发病的主要原因，此外，患者自身的皮肤湿度、末梢微血管畸形、自主神经功能紊乱、营养不良、内分泌障碍等因素也可能参与发病。

临床表现

初起患者自觉受冻部分先有寒冷感和针刺样疼痛，皮肤呈苍白、暗红或紫色，继而出现红斑，自觉发凉、灼痛、麻木、瘙痒，继则皮肤肿胀，出现水疱，甚则紫血疱，破溃流脓、流水，甚至形成溃疡，疮伤深重者，甚至损及筋骨。治愈后，可遗留瘢痕及色素沉着或色素缺失。重症患者往往需经1~2 个月或气温转暖后方能痊愈。

治疗

○ 处方

中脘、阿是穴（图 9-17）。

中脘：腹正中线上，脐中上4寸。脐中央与胸骨体下缘连线的中点处即是本穴。

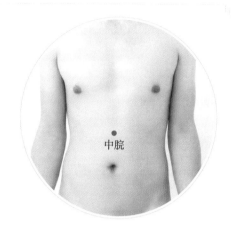

中脘

图 9-17　中脘的穴位定位

○ 刺法

患者取仰卧位，皮肤常规消毒，将中粗火针针尖部在酒精灯上烧红，阿是穴速刺不留针，中脘火留针5~10分钟（图9-18、图9-19），深度0.5~1寸。起针后用消毒干棉球按压针孔。

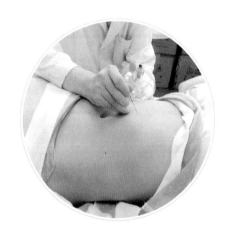

图 9-18　点刺中脘（例）

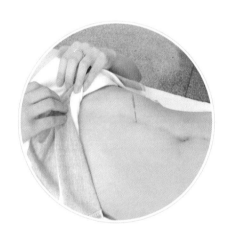

图 9-19　中脘火留针（例）

按语

中医认为，冻疮是由暴露部位御寒不够、寒邪侵犯、气血运行凝滞引起的。贺老认为中脘为任脉与手太阳、少阳、足阳明经交会穴，且为胃之募穴、腑之会穴，火针疗法具有温通经络、祛风散寒的作用，因此，火针刺之，有温暖中阳、通达四肢之效，故为治疗冻疮要穴。治疗期间患者应注意防寒保暖。

第八节　褥疮

概述

褥疮也称压疮或压力性溃疡，因久着床褥生疮而命名，是临床常见并发症。一般常见于昏迷、瘫痪、消瘦和高度水肿患者。由于全身营养失调，局部长期受压，血液循环不良，使部分皮肤溃烂，软组织发生坏死而成为褥疮。好发于骶尾部、足跟、坐骨结节、肩胛部等易于压迫和摩擦的骨隆突处，尤以骶尾部多见。

临床表现

多发生于无肌肉包裹或肌肉层较薄、缺乏脂肪组织保护又经常受压的骨隆突处。可发生深部组织的损伤，皮下软组织在受到压力或剪切力的损害时，局部皮肤完整，但可出现颜色改变如紫色或褐红色，或出现充血的水疱。与周围组织比较，这些受损区域的软组织可能有疼痛、硬块，有黏糊状的渗出、潮湿、发热或冰冷等。临床将其分为以下五期。

第一期压疮（淤血红润期）： 红，肿，热，痛或麻木，持续30分钟不褪，骨隆突处的皮肤完整，可伴有压之不褪色的局限性红斑。深色皮肤可能无明显的苍白改变，但其颜色可能与周围组织不同。

第二期压疮（炎性浸润期）： 紫红，硬结，疼痛，水疱，真皮部分缺失，表现为一个浅的开放性溃疡，伴有粉红色的伤口床（创面），无腐肉，也可能表现为一个完整的或破裂的血清性水疱。

第三期压疮（浅度溃疡期）： 表皮破损，溃疡形成。典型特征：全层皮肤组织缺失，可见皮下脂肪暴露，但骨头、肌腱、肌肉未外露，有腐肉存在，但组织缺失的深度不明确，可能包含潜行和隧道。

第四期压疮（坏死溃疡期）： 侵入真皮下层、肌肉层、骨面，感染扩展，典型特征：全层组织缺失，伴有骨、肌腱或肌肉外露，伤口床的某些部位有腐肉或焦痂，常常有潜行或隧道。

无法分期的压疮：典型特征为全层组织缺失，溃疡底部有腐肉覆盖（黄色、黄褐色、灰色、绿色或褐色），或者伤口床有焦痂附着（碳色、褐色或黑色）。

治疗

○ 处方

阿是穴（图 9-20）。

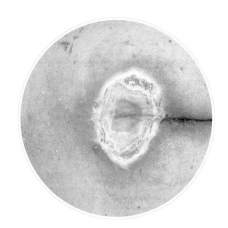

图 9-20　病变部位

○ 刺法

充分暴露患者褥疮部位，常规消毒，将细火针用酒精灯烧至通红，避开血管、肌腱和神经，迅速刺入病灶创面及创面周围，快进快出，不留针。深度至褥疮基底部位，疮边缘及疮周呈环形直刺，针间距在 0.5~1cm 之间，针刺数量多少根据疮面大小而定。

按语

预防和治疗褥疮要从根本入手，因此必须积极治疗原发病，精心护理，然后及时正确治疗本病，临床上多采用局部整体相结合之法。火针刺后腐去、肌生、皮长，彻底愈合，可弥补西医学手术创伤大，中药药力不能集中渗透、靶向力差，针刺力度小，艾灸灼热度不够渗透等治法之不足。火针治疗褥疮损害正常组织少、创伤小，不利因素可降到最低限度，有助于整体康复。

第九节　甲下淤血

（概）（述）

甲下淤血是因外力作用，致使指（趾）甲床淤血的病证。

（临）（床）（表）（现）

甲下淤血症见指（趾）甲床淤血青紫，伴有疼痛。轻者仅有甲下小淤块，疼痛亦不剧烈，可不做处理，自行吸收而愈；重者甲下血肿较大，伴有剧痛；再重者，甲下血肿超过甲床范围 2/3 以上。

（治）（疗）

○ 处方

甲下淤血处（图 9-21）。

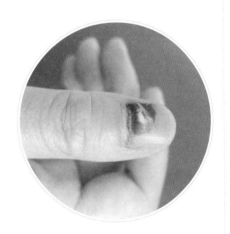

图 9-21　病变部位

○ 刺法

患指（趾）放置合适体位，常规消毒后，以押手拇、食指固定伤指，刺手持中粗火针放在酒精灯上烧至针尖部红灼，对准甲下淤血处，刺入伤甲与甲床之间的间隙，至有落空感后立即停刺，以防刺伤甲床，并迅速出针。针后淤血从孔中溢出，疼痛立止，用无菌敷料包扎。

（按）（语）

高温的中粗火针针尖对甲下组织烧灼后所形成的不闭合针孔，有利于甲下淤血的溢出，从而减压止痛，促进伤处愈合。

第十节　下肢静脉曲张

（概）（述）

下肢静脉曲张是指下肢浅表静脉发生扩张、迂曲成团状，晚期可并发慢性溃疡的病变。本病多见于中年男性，或长时间负重或站立工作者。本病未破溃前属于中医"筋瘤"范畴，破溃后属于"臁疮"范畴。下肢静脉曲张是静脉系统最重要的疾病，也是四肢血管疾患中最常见的疾病之一。

（临）（床）（表）（现）

发病早期多为下肢酸胀不适及钝痛感，同时有肢体沉重感，易乏力。多在久站后上述感觉加重，平卧、肢体抬高则可缓解；病变中后期，静脉壁受损，静脉隆起、扩张、迂曲，呈蚯蚓样外观，以小腿内侧大隐静脉走行区明显；病程长者，肢体皮肤则出现营养性改变，如脱屑、瘙痒、色素沉着等，甚至形成湿疹或溃疡。随着病情的演变，可以出现伴随血管走行的疼痛、下肢肿胀、淤积性皮炎、浅静脉血栓等症状。

治疗

○ 处方

病灶局部（即曲张血络，青筋屈曲或盘踞成团处）（图 9-22）。

○ 刺法

患者取坐位，情绪紧张或年老体弱患者可采用卧位。在患肢找较粗的曲张

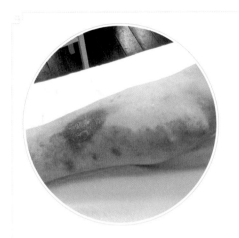

血管，常规消毒，选用中粗火针于酒精灯上将针尖、针体烧红（图9-23），对准迂曲的血管迅速、准确地垂直刺入皮肤（图9-24），务必将血管对穿，随针拔出即有紫黑色血液顺针孔流出，有时可见血液从针孔向外射出，不必慌张，待血色变红或血流自止后用消毒干棉球将血渍擦净，再次碘伏消毒（图9-25）。

图9-22　病变部位

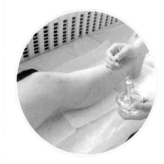

图9-23　烧针

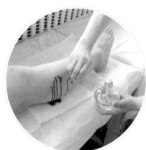

图9-24　点刺患处

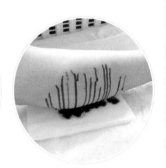

图9-25　点刺后

按语

　　静脉曲张，中医称之为"筋瘤"。静脉壁软弱、静脉瓣缺陷以及浅静脉内压力升高是引起静脉曲张的主要原因。其表现主要为下肢浅静脉蜿蜒扩张迂曲，症状重者可出现肿胀、皮肤色素沉着、皮肤和皮下组织硬结，甚至出现湿疹和溃疡。西医一般采取穿弹力袜或用弹力绷带，使曲张的静脉处于萎瘪状态，或直接采用手术治疗。中医认为本病是因长久站立或行走，下肢气血不能畅达于上，血行缓慢，脉络滞塞不通所致，其病机多为气滞血瘀。火针点刺曲张的静脉，可直接使恶血出尽，祛瘀生新，血脉畅通。

臁　疮

图解火针疗法

（概）（述）

臁疮，相当于西医学的下肢慢性溃疡，是下肢静脉曲张、静脉血栓、静脉炎、糖尿病等疾病的并发症，是发生于小腿内外侧久不收口的溃疡。中医认为初起多因外感风热湿毒，湿热下注，下肢瘀血，经脉阻滞，肌肤失养，而致溃烂，日久耗伤气血，正气不足，湿毒难清，从而病程持久，顽固不愈，故俗称"老烂腿"。

（临）（床）（表）（现）

本病好发于下肢内外侧，尤以小腿内侧下三分之一处多见。溃疡边缘坚硬，疮面肉色灰白，流溢秽臭脓液，疮口周围皮肤糜烂，病程日久则患肢浮肿，肤色暗淡，肢凉畏寒，疮面肉芽晦褐，渗液清稀，难以痊愈。

治疗

　○　处方

阿是穴（图9-26）。

　○　刺法

以中粗火针，快针法，点刺溃疡中央及周围十针至数十针不等，深度0.1~0.3寸（图9-27、9-28）。

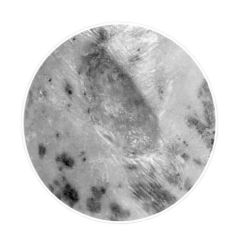

图 9-26　病变部位

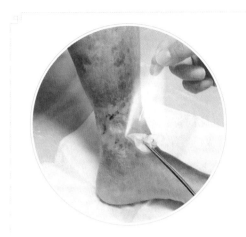

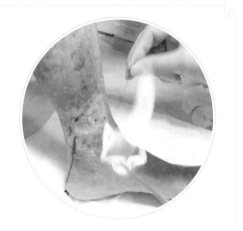

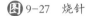 9-27 烧针　　　　　　　　　　图 9-28　点刺病变部位

按语

　　中医认为臁疮多由于气血耗伤，气滞血瘀，郁久化热，热盛肉腐而致。笔者根据多年临床经验，发现该病多发于年老体弱、久站久立、长期负重之人，经久不愈多是由于瘀、脓、腐肉的存在，"久病必瘀""久病必虚"，因此在治疗该病过程中应以益气养血、活血化瘀、化腐生肌为大法。火针治疗臁疮，一般 15 次左右可治愈。同时，臁疮的易感患者，应积极治疗原发病，臁疮治疗中及治愈后，应注意保护患处皮肤，防止其破损复发。若病情反复发作，或长期失治，溃疡分泌物长期刺激伤口有恶变可能。一旦发现溃疡呈菜花样改变，分泌物腥臭，基底部出血，则应高度怀疑恶变可能，及时做相应处理。

第十一节　雷诺病

概述

　　雷诺病又名原发性肢端动脉痉挛症。由于血管神经功能紊乱导致肢端小动脉发生阵发性痉挛，四肢端出现对称性的苍白、青紫、潮红三色变化。本病多发于青年女性，常于寒冷刺激或情绪激动等因素影响下加重，反复发作，缠绵难愈，是周围血管病中一种难治的疾患。本病相当于中医学的"四肢厥冷"，多是由脾肾阳虚，气血衰微，阳气不能温其四末而致。

临床表现

典型发作过程为当寒冷刺激或情绪激动及精神紧张时，手指皮肤出现苍白和发绀，手指末梢有麻木、发凉和刺痛感，经保暖后皮色变潮红，产生温热和胀感，继而皮色恢复正常，症状也随之消失。疾病早期，上述变化在寒冷季节频繁发作，症状明显，持续时间长，温热季节恢复正常；如病情较重，则一年四季均可频繁发作。皮色变化常有规律性，受累手指常呈对称性，皮色变化多按第 4、5、3 和 2 指顺序发展，拇指因肌肉较多、血液供应较丰富而很少受累，皮色变化先从末节开始逐渐向上发展，但很少超过腕部，多发生在双手。足趾发生雷诺病的现象较少见，耳廓、鼻尖、唇皮肤苍白或发绀者偶见。

治疗

处方

八邪、气海、关元、肾俞、命门、至阳（图 9-29~ 图 9-31）。

八邪：手背各指蹼缘后方赤白肉际处，左右共 8 穴。

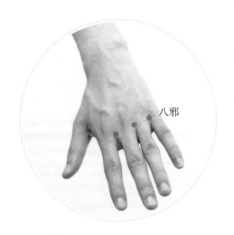

图 9-29　八邪的穴位定位

气海：腹正中线上，脐中下 1.5 寸。肚脐直下两横指（食中指）处即是本穴。

关元：腹正中线上，脐中下 3 寸。脐中直下四横指处即是本穴。

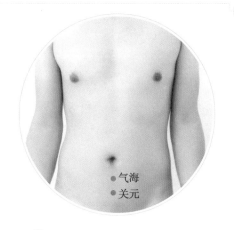

图 9-30　气海、关元的穴位定位

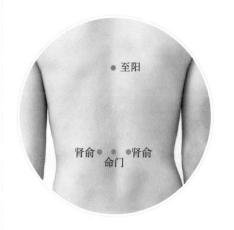

图 9-31　肾俞、命门、至阳的穴位定位

肾俞：第二腰椎棘突下旁开 1.5 寸。先取命门穴（参考命门穴的取穴法），再由命门穴双侧各旁开两横指（食中指）处即是本穴。

命门：第二腰椎棘突下凹陷中。直立，由肚脐中作一线环绕身体一周，该线与后正中线的交点即是本穴。

至阳：第七胸椎棘突下凹陷中。

 刺法

患肢置于合适体位，针刺部位常规消毒，施术者用细火针将针身前中段在酒精灯上烧红，对准穴位，速入疾出，浅而点刺（图 9-32~图 9-34），出针后，用消毒棉球轻按针孔以防出血。

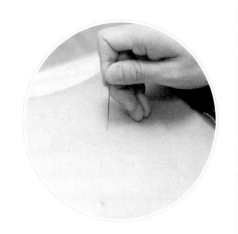

图 9-32　点刺命门（例）

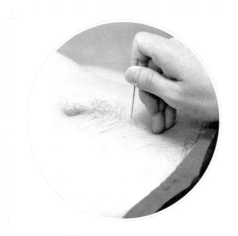
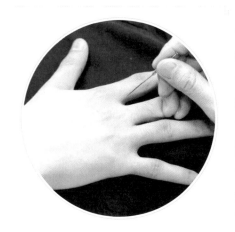

图9-33　点刺关元（例）　　　　　　　图9-34　点刺八邪（例）

按语

　　调情志，保持情绪乐观，解除患者精神上顾虑是预防中的一项重要措施；注意患肢保暖，避免寒冷刺激；戒烟及避免服用麦角胺、β受体阻滞剂和避孕药；避免外伤，明显职业原因所致者（长期使用震动性工具、低温下作业）尽可能更换工作。本病可因轻微损伤引起指尖溃疡或其他营养性病变。

第十二节　肛部病症

　　肛周疾病常见症状有疼痛，出血，肛周异物感、瘙痒，大便次数、形状改变，同时部分伴有腹部症状及全身症状等，如恶寒发热、腹满、恶心呕吐、腹部包块、贫血等。肛周疾病包括以下几种：痔疮、肛周脓肿、肛门湿疹、肛乳头瘤、肛乳头肥大、肛门瘙痒、肛门疣病、肛门潮湿、肛瘘、肛裂等。本节主要论述痔疮、结缔组织外痔、肛周脓肿、肛瘘。火针具有温通经脉、行气活血、消肿散结的作用，临床运用火针治疗肛部病症，能迅速消除肿胀及疼痛。

痔疮

概述

痔疮又名痔核，是直肠末端黏膜下、肛管和肛门缘皮下静脉丛发生扩大、曲张所形成的静脉团；或肛门缘皮肤发炎、肥大、结缔组织增生；或肛门静脉破裂、血液淤滞形成血栓。任何年龄均可发病，但临床中以 20~40 岁最为多见。

临床表现

主要表现为便血，便血的性质可为无痛、间歇性、便后鲜血，便时滴血或手纸上带血，便秘、饮酒或进食刺激性食物后加重。外痔平时无特殊症状，发生血栓及炎症时可有肿胀、疼痛；单纯性内痔无疼痛，仅有坠胀感，可出血，发展至脱垂，合并血栓形成、嵌顿、感染时才出现疼痛。内痔分为 4 度：Ⅰ度，排便时出血，便后出血可自行停止，痔不脱出肛门；Ⅱ度，常有便血，排便时脱出肛门，排便后自动还纳；Ⅲ度，痔脱出后需手辅助还纳；Ⅳ度，痔长期在肛门外，不能还纳。其中，Ⅱ度以上的内痔多形成混合痔，表现为内痔和外痔的症状同时存在，可出现疼痛不适、瘙痒，瘙痒常由于痔脱出时有黏性分泌物流出所致。

治疗

○ 处方

龈交、阿是穴（图 9–35）。

龈交：上唇系带与上齿龈的相接处。

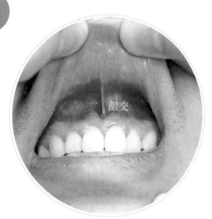

图 9–35 龈交的穴位定位

刺法

患者取仰卧位，取龈交穴，痔疮患者的上唇系带（龈交穴）多可见一芝麻大小的滤泡。施术者押手固定翻开的上唇，常规消毒该穴位，刺手持火针在酒精灯上将针尖烧至通红，快速轻轻点刺该滤泡，滤泡不明显时点刺龈交穴（图9-36），使该滤泡（龈交穴）形成焦痂，若出少许血，可常规消毒以防感染。然后患者取膝胸

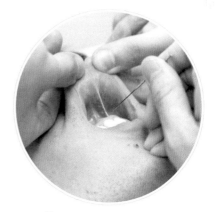

图9-36 点刺龈交（例）

位，屈膝弓背，暴露肛门，严格消毒，视肿物大小确定点刺的针数。具体操作为押手持点燃的酒精灯，靠近肛门以利操作，刺手持中粗火针在灯上烧至通红，对准肿物点刺，疾进疾出，深度以恰到肿物基底部为宜，如有少量出血，任其流出，然后稍加压迫，纱布包扎即可。

按语

痔疮的发病率很高，痔疮患者经手术治疗或其他疗法治疗后，复发率亦较高。当痔疮局部有红肿、化脓及有窦道形成时，火针点刺局部，借其火力活血通络、散瘀止痛。同时可配合中药内服、外洗，以清利湿热，消肿止痛。

结缔组织外痔

概述

结缔组织外痔因其形态而命名，又称赘皮痔、皮肤下垂物和赘皮性外痔。因肛门部的结缔组织经常受到慢性炎症的刺激（如妇女的白带、肛瘘的脓水等）使局部淋巴回流受阻引起组织肿胀、皮肤皱褶逐渐增大而成。无明显静脉曲张，呈结缔组织增生性改变。有时一个，有时数个，底宽头小，围绕在肛门边缘。但在肛门前后正中处最为多见，大小不等，平时一般无明显症状。

临床表现

若发生于截石位 6、12 点处的外痔，常由肛裂引起，又称哨兵痔或裂痔；若发于 3、7、11 点处的外痔，多伴有内痔；赘皮呈环形或形如花冠状的，多见于经产妇。肛门边缘处赘生皮瓣，逐渐增大，质地柔软，一般无疼痛，不出血，仅觉肛门有异物感，偶因染毒而肿胀，自觉疼痛，肿胀消失后赘皮依然存在。

治疗

○ 处方

阿是穴（皮赘局部）。

○ 刺法

患者取截石位，充分暴露肛门，肛门局部毛发较茂密者提前备皮，用碘伏将肛周及结缔组织性外痔严格按外科手术流程消毒 3 次，对于根蒂稍深的患者，需注意消毒的深度。外痔较小者外涂 5% 复方利多卡因乳膏 40 分钟进行局麻，清理干净再次用 75% 乙醇棉球消毒，外痔较大者，需在根蒂部位行局部注射麻醉，麻醉后即可施术。助手双手固定点燃的酒精灯，靠近患者肛门，以利术者烧针操作。施术者押手固定结缔组织性外痔，刺手握刀式持针，将粗火针在酒精灯上烧至通红，对准外痔根蒂部位，稳、准、轻、快地割治，每次烧针可操作 2~3 次，多次重复施术，直至彻底割除结缔组织性外痔。正确的割治一般情况下不会出血，如有少量出血，可用平头火针慢而稳地烙熨至血止，清理干净肛门周围血渍。

按语

结缔组织性外痔发病率较高，外科手术多行放射状梭形切口切除术治疗，术后易形成大面积的瘢痕，出现肛门狭窄等后遗症，严重影响患者生活质量。贺氏粗火针割治法具有见效快、简便易行、易于被患者接受、痛苦小、并发症少等优点。此外，火针具有祛除腐肉的作用，割治后的疮口周围瘀积的气血能够快速得以消散，促进了组织再生，使疮口自然愈合的时间缩短，局部割治，寒热虚实可不拘泥。另外，火针割治后嘱患者饮食清淡，忌食辛辣等食物，保持大便通畅。治疗后前两天创面涂抹烧伤油以防止局部干燥，用无菌纱布敷贴，胶布固定；嘱患者每次大便后清洗肛门局部，然后可用 0.5% 碘伏棉球消毒以防感染；治疗后局部出现的不适感可做提肛动作缓解；治疗 3~4 天后患者肛门局部可能会有瘙痒感，此时不宜搔抓；若出现感染，严格消毒后外敷金黄膏以消肿止痛。

肛周脓肿

概述

肛门直肠周围脓肿是指直肠肛管组织内或其周围间隙内的感染，发展成为脓肿。多数脓肿在穿破或切开后形成肛瘘。其多由肛腺感染引起，也可继发于肛周皮肤感染、损伤、肛裂、内痔、药物注射、骶尾骨髓炎等。多因过食肥甘厚味、辛辣刺激、饮酒等，湿浊不化，热邪蕴结，下注大肠，毒阻经络，瘀血凝滞，热盛肉腐成脓而发为痈疽，亦有因肺、脾、肾亏损，湿热乘虚下注而成者。

临床表现

以肛周皮下脓肿较常见，肛门周围可见一红肿硬结，剧烈疼痛，患者不能取坐位，排便时加重，甚至影响排尿，脓肿形成有波动感。根据发病部位可分为坐骨直肠窝脓肿、骨盆直肠窝脓肿和直肠后间隙脓肿。坐骨直肠窝脓肿较多见，全身症状明显，肛管内跳痛，里急后重感明显，肛门指诊时，可扪到直肠侧壁隆起，压痛，有波动感；骨盆直肠窝脓肿、直肠后间隙脓肿比较少见，除有全身症状外，均有直肠周围的疼痛，排便或排尿困难。需行肛门指诊，扪及包块、触痛和波动。

治疗

处方

阿是穴（图9-37）。

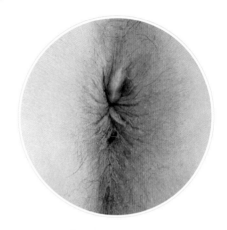

图 9-37　病变部位

刺法

患者取截石位，患侧在下，选择脓腔距体表最薄处作为穿刺部位。操作时，一手固定脓腔，另一手持烧红的火针直刺脓腔（图9-38），火针入脓腔后，阻力突然消失，出现落空感时转动一下火针，烧焦周围组织，以防止创面出血，再拔出火针，脓液即随之流出。棉球擦干脓液消毒后，无菌纱布覆盖，胶布固定。

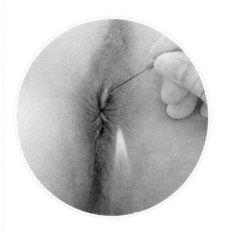

图 9-38　点刺患处（例）

按语

肛周脓肿为湿热结聚所致，患者痛苦大，排脓是当务之急。火针排脓注意事项：把握施针时机，切忌脓未成而滥施火针，脓成时，局部中软、应指，用注射器穿刺抽出脓液证实有脓方可用火针排脓；脓腔较小者火针排脓后不用服药，脓腔较大、有全身中毒症状者，应配合服用清热解毒中药或抗生素；脓腔较大者应做2个火针引流口，便于引流；2天后用20ml无菌针管拔去针头，吸入生理盐水注入脓腔，反复冲洗，尽快使脓腔干净，以利于上皮组织生长；肛周脓肿和肛瘘是肛肠炎症病理过程的两个阶段，急性期表现为脓肿，慢性期表现为肛瘘。火针引流是在化脓阶段实施排脓、解除痛苦的方法，待炎症完全消散后，仅留有瘘管及火针引流口形成的肛瘘外口时，应择期行肛瘘切除手术。

<h1 style="text-align:center">肛　瘘</h1>

概述

　　肛瘘，又称肛漏，是肛门直肠瘘的简称。肛瘘的原因多为一般性化脓感染，多数肛瘘起自肛管直肠周围脓肿，脓肿自行破溃或切开引流处成为外口；脓肿缩小，形成感染性管道，其原发病灶成为感染源不断进入管道内口，因此经久不愈。外口皮肤生长较快，常常假性愈合，以致又破溃，反复发作。

临床表现

　　肛瘘的主要症状是从肛门周围皮肤上的疮口反复地、淋漓不断地向外流脓或脓血，甚至流出粪便，可刺激周围皮肤，引起瘙痒不适。当外口堵塞或假性愈合时，瘘管内脓液不能排出而形成脓肿，表现出直肠肛管周围脓肿的症状，这种引流不畅形成的脓肿往往反复发作，是肛瘘临床表现中的特点。

处方

　　阿是穴。

刺法

　　患者取截石位，暴露肛门，严格消毒，用手探知瘘管走行和深度，持中粗火针在灯上烧至通红，沿窦道或瘘管走行刺烙窦道或瘘管，疾进疾出，直至将窦道或瘘管壁全部烧烙为止。针刺后如有少量出血，任其流出，然后稍加压迫，纱布包扎即可。

按语

肛瘘和痔疮都是常见的肛肠疾病，二者均可见肛门肿痛、便血现象，因此痔疮和肛瘘易混淆。肛瘘与痔疮的区别可见于以下三个方面：①分泌物及排泄物：痔疮患者一般肛门较少有分泌物，当内痔严重脱出时，有分泌物存在，但分泌物多稀薄；肛瘘患者分泌物多为脓性物，多伴有臭味。②病史：痔疮患者与肛瘘均可引起肛门肿痛，但痔疮肿痛多由内痔嵌顿或炎性外痔引起，以手还纳肛内后多可缓解；肛瘘患者可见肛门红肿热痛、肛周脓肿的病史。③肛周肿物特征：痔疮患者肿物长在肛门缘，与肛门紧紧相连接；肛瘘患者肿物外口距肛缘有一定距离，且瘘口鲜红或有凹陷瘢痕，按压可有脓液从瘘口流出，用手扪之，自觉有条索状物从瘘外口延伸向肛门。

第十三节　脂肪瘤

概述

脂肪瘤为正常脂肪样组织的瘤状物，是一种常见的良性肿瘤，多见于成年人。脂肪瘤主要生长于皮下，称浅表脂肪瘤，也可见于肢体深部和肌腹之间，称为深部脂肪瘤。脂肪瘤瘤体一般生长缓慢，但可达巨大体积，深部者可恶变，应及时治疗。本节讨论的主要是浅表脂肪瘤，在中医学中属"痰凝""结节"范畴，多因湿痰凝结所致。

临床表现

脂肪瘤可见于体表的任何部位，在颈部、肩背部、腹部、四肢近端多见。浅表脂肪瘤除了局部肿块外几乎不引起任何症状，可为单发，也可为多发。多发者瘤体常较小，常呈对称性，有家族史，可伴疼痛。瘤体大小从几毫米至几十厘米不等，呈无痛性结节，或质软有弹性的皮下肿块，一般边界清楚，呈分叶状，推之活动度良好，不与表面皮肤粘连。当脂肪瘤较大时可压迫周围神经或组织引起疼痛，影响正常功能。

治疗

⊙ 处方

阿是穴（瘤体局部）。

⊙ 处方

根据针刺部位患者选取合适体位，针刺部位常规消毒。施术者持中粗火针，根据瘤体大小决定烧针长度，针体务必烧至通红，采用密刺法，先于瘤体中心速刺一针，直至瘤体基底部，可见黄色油状液体从针孔冒出，再将针体烧红，在瘤体四周向基底部各刺 4~10 针，可根据瘤体大小调整针数。施术后以消毒棉球擦净液体并以碘伏消毒，嘱患者 24 小时内勿沾水，避免挤压、抓挠。

按语

西医学中，脂肪瘤没有明确的发病原因，在治疗上没有特效药物，只有等肿块到手术指征时考虑手术切除。《医学入门》论及脂肪瘤认为："原因七情劳役，复被外邪生痰聚瘀，随气留住，故又曰瘤。"火针疗法有祛湿化瘀、消肿散结的作用，还能借其火力温通经脉，促进局部气血运行，治疗效果较好。日常生活中还应养成良好的饮食习惯，避免过度饮酒及嗜食肥肉、动物内脏等。

第十章

皮肤科病证

皮肤病多指发生在人体皮肤、黏膜等部位的疾病，是内脏疾病的外在表现。其根本原因在内脏，如银屑病、白癜风、过敏性痒疹、内脏癌肿的皮肤表现等，与细胞分裂异常、致病微生物感染及其产生的毒素、机体代谢紊乱、免疫功能失衡、内分泌紊乱、自由基毒素代谢障碍有关，甚至与精神、神经系统的病理变化有着间接或直接的关系。火针在继承和创新的过程中，也被广泛运用于皮肤病的治疗，并取得了显著疗效。现代研究认为，火针刺入皮肤后，热力损伤引起组织受损，释放组胺使毛细血管通透性增加，引起损伤部位白细胞渗出和凝血因子释放，白细胞进而发挥吞噬细菌、真菌、坏死细胞以及细胞碎片的一系列效应；火针速进疾出使针刺部位的局部皮肤感受高温而迅速炭化，对皮肤构成灼伤，以致该处的病理组织坏死并激发炎症反应，刺激机体自身进行再修复。

第一节　带状疱疹

概述

　带状疱疹是一种皮肤上出现成簇水疱，沿身体一侧呈带状分布的急性疱疹性皮肤病。状如蛇行，故又称"蛇串疮"；因其常发于腰肋间，故又有"缠腰火丹"之称；亦可生于其他部位，如头面、下肢等。皮疹一般有单侧性和按神经节段分布的特点，由集簇性的疱疹组成，并伴有疼痛；年龄愈大，神经痛愈重。本病好发于成人，春秋季节多见。带状疱疹后遗神经痛亦可参照本节治疗。

临床表现

成簇水疱沿身体一侧呈带状分布，排列宛如蛇行，且疼痛剧烈。初起皮肤发红，继则出现密集成簇、大小不等的丘疱疹，迅即变成小水疱，水疱三五成群，排列成带状，疱群之间肤色正常，患部呈带状刺痛、灼痛。

治疗

○ 处方

局部疱疹部位（图 10-1、图 10-2）。

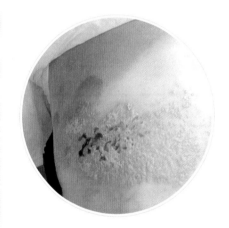

图 10-1　病变部位

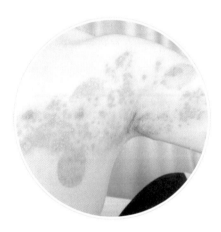

图 10-2　病变部位

○ 刺法

依据病损部位，患者取坐位或卧位，充分暴露疱疹区。治疗以疱疹簇为单位，局部行常规消毒。施术者持中粗火针或三头火针烧至通红后，于疱疹饱满处迅速刺入，随即出针（图 10-3）。针体直入直出，深达疱疹基底部即可。重复烧针刺疱，直至将该簇水疱全部刺破。随即选用口径适当的火罐以闪火法吸拔病损部位，留罐 5~10 分钟，起罐后用消毒棉球擦净血污（图 10-4）。如该簇疱疹仍可见较多隆起皮肤的水疱，可再行火针烧红点刺、局部拔罐，至起罐后疱疹区皮肤基本平复、无明显水疱为止。然后再选另一簇疱疹。在颈面及腋窝等处可用闪罐法，不留罐，起罐后，用消毒干棉球擦去渗液及血污，再用75%乙醇涂擦，不做特殊处理；睑内结膜的疱疹可用细火针或毫针点刺放血。

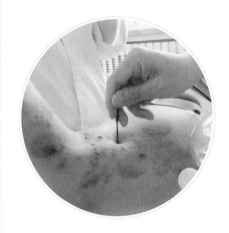
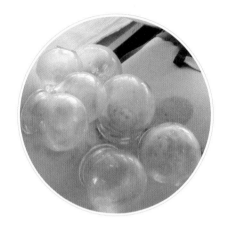

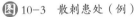 10-3　散刺患处（例）　　　　　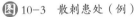 10-4　针后拔罐

按语

　　根据笔者临床经验，此病有其特有的"半身"症状：皮损、水疱多出现于身体一侧；带状疱疹患者可见舌苔一侧无苔或少苔；常见身体一侧无汗且多为病侧；带状疱疹的疼痛具有昼轻夜重的半日特点。这些症状的出现与患者的脏腑、经络、气血有着密切的关系。

　　火针治疗带状疱疹，以火攻毒，针刺取泻法，针下疾出，勿按孔穴，以引邪外出，达活血化瘀、疏散凝滞、通经活络、泻热利湿之功，则疹去痛止。治疗期间注意保持局部皮损清洁，对结痂要让其自行脱落，不要搔抓；注意休息，忌食辛辣、酒、鱼和肥甘厚味之物；本病有一定的传染性，注意隔离。带状疱疹的预后与疱疹出现的均匀与否和疱液是否带血有关，疱疹出的不均匀或带血、结痂晚，预后易留凹陷性瘢痕；疱疹内液浑浊者或出疱疹慢者，则易出现后遗神经痛。

第二节　湿疹

概述

湿疹即"湿疮"，是一种常见的过敏性炎症性皮肤病。由禀赋不耐，风湿热邪客于肌肤而成。湿热之邪，或源于脾虚失运，水湿郁久化热，或由于感受湿热之邪，湿热久滞，气血亏耗，肌肤失养而成。病变主要位于皮肤浅层，皮肤损害呈多形性，有明显渗出倾向，或有难忍的瘙痒，易于复发。可发生于身体任何部位，但好发于面部、头部、耳周、小腿、腋窝、肘窝、阴囊、外阴及肛门周围等部位。

临床表现

按皮损表现分为急性、亚急性、慢性三期。

（1）急性期：皮损初起多为密集的粟粒大小的丘疹、丘疱疹或小水疱，基底潮红，逐渐融合成片，由于搔抓，丘疹、丘疱疹或水疱顶端抓破后呈明显的点状渗出及小糜烂面，边缘不清。如继发感染，炎症更明显，可形成脓疱、脓痂、毛囊炎、疖等，自觉剧烈瘙痒。好发于头面、耳后、四肢远端、阴囊、肛周等，多对称分布。

（2）亚急性期：急性湿疹炎症减轻后，皮损以小丘疹、结痂和鳞屑为主，仅见少量丘疱疹及糜烂。仍有剧烈瘙痒。

（3）慢性期：常因急性、亚急性湿疹反复发作不愈而转为慢性湿疹，也可开始即为慢性湿疹。表现为患处皮肤增厚、浸润，棕红色色素沉着，表面粗糙，覆鳞屑，或因抓破而结痂。自觉瘙痒剧烈。常见于小腿、手、足、肘窝、腘窝、外阴、肛门等处。病程不定，易复发，经久不愈。

治疗

◯ 处方

阿是穴（湿疹区），肺俞、心俞、膈俞、肝俞、脾俞、肾俞、大椎、至阳、命门、中脘、下脘、气海、关元、天枢、外陵、水道（图10-5、图10-6）。

肺俞：第三胸椎棘突下旁开1.5寸。取穴法类似大杼，由大椎穴再向下推三个椎骨为第三胸椎，该椎骨下缘旁开两横指（食中指）处即是本穴。

心俞：第五胸椎棘突下旁开1.5寸。取穴法类似膈俞，由膈俞穴再向上推两个椎骨为第五胸椎，该椎骨棘突下双侧各旁开两横指（食中指）处即是本穴。

膈俞：第七胸椎棘突下旁开1.5寸。正坐或俯卧位，从肩胛骨下角水平摸到第七胸椎，由其胸椎棘突下双侧各旁开两横指（食中指）处即是本穴。

肝俞：第九胸椎棘突下旁开1.5寸。取穴法类似膈俞，由膈俞穴再向下推两个椎骨为第九胸椎，该椎骨棘突下双侧各旁开两横指（食中指）处即是本穴。

脾俞：第十一胸椎棘突下旁开1.5寸。与肚脐中相对应处即为第二腰椎（参考命门穴取穴法），由此腰椎往上摸三个椎体即为第十一胸椎，其棘突下双侧各旁开两横指（食中指）处即是本穴。

肾俞：第二腰椎棘突下旁开1.5寸。先取命门穴（参考命门穴的取穴法），再由命门穴双侧各旁开两横指（食中指）处即是本穴。

大椎：第七颈椎棘突下凹陷中。坐位低头，项后最上方突起之椎骨（其特点是该椎骨用手按住时能感到随颈部左右摇头而活动）的下缘凹陷处即是本穴。

至阳：第七胸椎棘突下凹陷中。

命门：第二腰椎棘突下凹陷中。直立，由肚脐中作一线环绕身体一周，该线与后正中线的交点即是本穴。

图 10-5　肺俞至命门的穴位定位

中脘：腹正中线上，脐中上 4 寸。脐中央与胸骨体下缘连线的中点处即是本穴。

下脘：腹正中线上，脐中上 2 寸。

气海：腹正中线上，脐中下 1.5 寸。肚脐直下两横指（食中指）处即是本穴。

关元：腹正中线上，脐中下 3 寸。脐中直下四横指处即是本穴。

天枢：脐中旁开 2 寸。由脐中作一条垂直于腹正中线的水平线，再由一乳头与前正中线之间的中点作一条地面的垂直线，此两线的相交点即是本穴。

外陵：脐中下 1 寸，旁开 2 寸。

水道：脐中下 3 寸，旁开 2 寸。

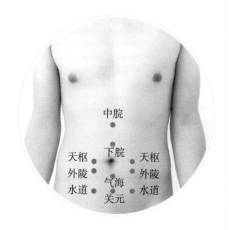

图 10-6　中脘至水道的穴位定位

◯ 刺法

首先用三棱针刺络放血，患者采取适当体位，选取皮损附近的阳性血络，皮损周围阳络不明显者，则从双下肢选取阳络。常规消毒后以三棱针缓刺阳性血络，至落空感出针，也可在刺络点处加拔火罐。针刺后待血自止，用碘伏消毒 2 遍，针孔处贴创可贴以防伤口感染。

然后患者采取适当体位，以三头火针烧针后，采用速刺疾退法从湿疹区边缘向湿疹区中心散刺；针刺深度以达到皮损基底部为准，刺激强度以微有出血为度（图 10-7）。

最后患者取俯卧位和仰卧位，消毒后用中粗火针分别点刺背部督脉及膀胱经腧穴（图 10-8）、任脉腹部腧穴和胃经腹部腧穴（图 10-9），针后不做处理，若出血，待血自止或以干棉棒擦拭血迹。

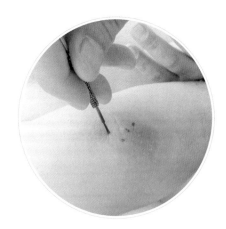

图 10-7　散刺患处

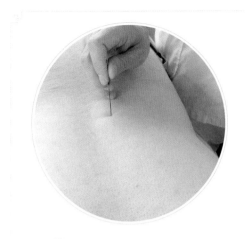
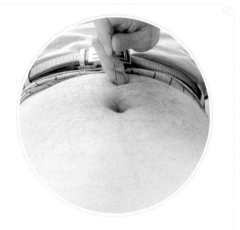

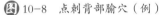

图 10-8　点刺背部腧穴（例）　　　　图 10-9　点刺腹部腧穴（例）

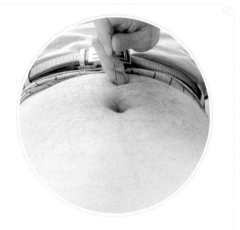

临床篇

按语

　　中医认为，湿邪伴随着湿疹发病过程的始终，湿疹的发病多在先天不足、禀赋不耐的基础上，复感风湿热之邪或饮食不节、情志不畅等因素而诱发。并且，慢性湿疹患者由于湿热久蕴，必然存在瘀血阻络的病理表现。

　　笔者在长期的临床工作中观察到，脾虚和血虚是慢性湿疹发生、发展、转归的重要内在因素，也是治疗的着眼点。西医学也将胃肠功能障碍、精神紧张、失眠、代谢障碍和内分泌失调作为湿疹的内在发病因素，从而验证了中医的观点。火针通过腧穴将热能直接导入人体，通过腧穴、经脉，在人体内可直接激发阳气，温通经脉，鼓舞气血运行。临床研究发现，火针对于慢性湿疹既有开门祛邪、引热外出、消肿散结的局部作用，又有除湿、祛风、止痒之全身效应，用于治疗湿疹效果确切。

第三节　神经性皮炎

概述

　　神经性皮炎又称慢性单纯性苔藓，是一种常见的好发于颈部、四肢、腰骶，以对称性皮肤粗糙肥厚、剧烈瘙痒为主要表现的皮肤疾病。本病多见于成年人，儿童一般不发病，夏季多发或无明显季节性。发病机制可能与胃肠功能障碍或自体中毒、内分泌失调及感染性病灶的致敏等因素相关。因皮疹状如牛领之皮，厚而且坚，自觉瘙痒，故又称之为"牛皮癣"；又因好发于颈项部，故又称之为"摄领疮"。

临床表现

本病的发展呈慢性过程，以局部瘙痒、皮肤增厚、皮沟加深和多角形丘疹为特征。好发于颈、额部，其次为尾骶、肘、膝关节屈侧，也可见于腰背、两髋、外阴、肛周、腹股沟及四肢等处。本病多呈对称分布，也可沿皮肤皱褶或皮神经分布而呈线状排列。初发时，仅有瘙痒感，无原发皮损，由于搔抓及摩擦，皮肤逐渐出现有聚集倾向的粟粒至绿豆大小的扁平丘疹，圆形或多角形，坚硬而有光泽，呈淡红色或正常皮色，散在分布；因有阵发性剧痒，患者经常搔抓，丘疹逐渐增多，日久则融合成片，表现为皮纹加深，皮嵴隆起，表皮肥厚，苔藓样变，皮损变为暗褐色，干燥，有细碎脱屑。自觉症状为阵发性剧痒，夜晚尤甚，影响睡眠，情绪波动时瘙痒亦随之加剧。

治疗

处方

阿是穴（皮损区），肺俞、心俞、膈俞、肝俞、脾俞、肾俞、大椎、至

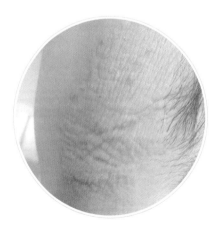

图 10-10　病变部位

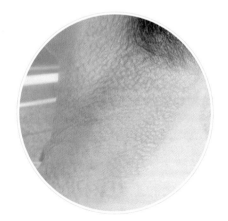

图 10-11　病变部位

阳、命门，中脘、下脘、气海、关元、天枢、外陵、水道（图10-10~图10-13）。

肺俞：第三胸椎棘突下旁开1.5寸。取穴法类似大杼，由大椎穴再向下推三个椎骨为第三胸椎，该椎骨下缘旁开两横指（食中指）处即是本穴。

心俞：第五胸椎棘突下旁开1.5寸。取穴法类似膈俞，由膈俞穴再向上推两个椎骨为第五胸椎，该椎骨棘突下双侧各旁开两横指（食中指）处即是本穴。

膈俞：第七胸椎棘突下旁开1.5寸。正坐或俯卧位，从肩胛骨下角水平摸到第七胸椎，由其胸椎棘突下双侧各旁开两横指（食中指）处即是本穴。

肝俞：第九胸椎棘突下旁开1.5寸。取穴法类似膈俞，由膈俞穴再向下推两个椎骨为第九胸椎，该椎骨棘突下双侧各旁开

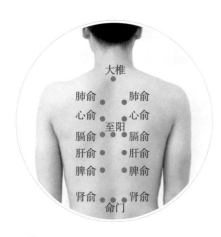

图 10-12　肺俞至命门的穴位定位

两横指（食中指）处即是本穴。

脾俞：第十一胸椎棘突下旁开1.5寸。与肚脐中相对应处即为第二腰椎（参考命门穴取穴法），由此腰椎往上摸三个椎体即为第十一胸椎，其棘突下双侧各旁开两横指（食中指）处即是本穴。

肾俞：第二腰椎棘突下旁开1.5寸。先取命门穴（参考命门穴的取穴法），再由命门穴双侧各旁开两横指（食中指）处即是本穴。

大椎：第七颈椎棘突下凹陷中。坐位低头，项后最上方突起之椎骨（其特点是该椎骨用手按住时能感到随颈部左右摇头而活动）的下缘凹陷处即是本穴。

至阳：第七胸椎棘突下凹陷中。

命门：第二腰椎棘突下凹陷中。直立，由肚脐中作一线环绕身体一周，该线与后正中线的交点即是本穴。

中脘：腹正中线上，脐中上 4 寸。脐中央与胸骨体下缘连线的中点处即是本穴。

气海：腹正中线上，脐中下 1.5 寸。肚脐直下两横指（食中指）处即是本穴。

关元：腹正中线上，脐中下 3 寸。脐中直下四横指处即是本穴。

天枢：脐中旁开 2 寸。由脐中作一条垂直于腹正中线的水平线，再由一乳头与前正中线之间的中点作一条地面的垂直线，此两线的相交点即是本穴。

外陵：脐中下 1 寸，旁开 2 寸。

水道：脐中下 3 寸，旁开 2 寸。

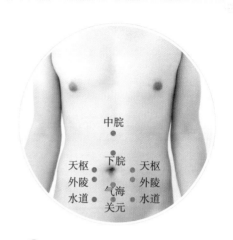

图 10-13　中脘至水道的穴位定位

○ 刺法

患者取俯卧位和仰卧位，消毒后用中粗火针分别点刺背部督脉及膀胱经腧穴（图 10-14）、腹部任脉腧穴和胃经腧穴（图 10-15），针后不做处理，若出血，待血自止或以干棉棒擦拭血迹。然后皮损部位常规消毒后，选用中粗火针或三头火针，施术者将火针在酒精灯外焰处烧至通红，迅速点刺皮损区，深度以至皮损基底部为宜，快速出针，根据皮疹形状采用围刺法，沿皮损由周边向中心点刺（图 10-16、图 10-17）。一般皮损较轻仅呈丘疹样改变者，采取轻浅手法点刺，若皮损已呈苔藓样改变，瘙痒顽固而剧烈者，

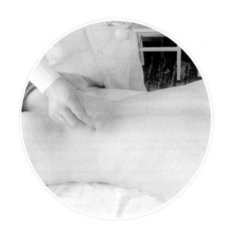

图 10-14　点刺背部腧穴（例）

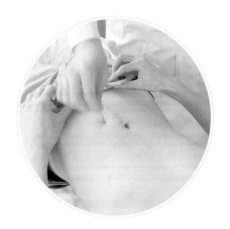

图 10-15　点刺腹部腧穴（例）

则可采取密刺法，点刺时若有出血，待其自然流出后，用消毒的干棉球擦干净，叮嘱患者不要摩擦点刺部位。

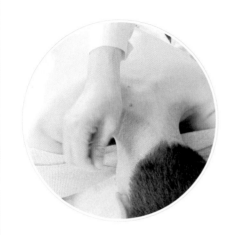
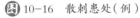

图 10-16 　散刺患处（例）

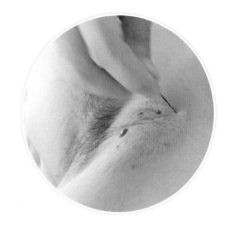

图 10-17 　散刺患处（例）

（按）（语）

　　神经性皮炎是由风、湿、热三邪蕴于肌肤或日久血虚生风化燥所致，常与情绪波动有关。西医学认为，神经功能失调是本病的主要因素。火针点刺法治疗神经性皮炎是基于热效应能改善微循环的理论，通过皮肤神经的调节作用，促使皮损区微循环加快，有利于代谢物的吸收，从而达到镇痛、止痒之疗效。尽早治疗是提高本病疗效的关键，并且患者的情绪要保持稳定，尽量不食辛辣食物，避免穿戴化纤类衣物，禁用指甲搔抓。

第四节　银屑病

（概）（述）

　　银屑病是一种慢性炎症性皮肤病，病程较长，有易复发倾向。该病发病以青壮年为主，对患者的身体健康和精神状况影响较大。全身均可见，以头皮、四肢伸侧较为常见，多在冬季加重。本病临床有寻常型银屑病、脓疱型银屑病、红皮病型银屑病及关节病型银屑病四种类型。本节主要介绍寻常型银屑病的火针治疗，其他类型可参照治疗。

（临）（床）（表）（现）

寻常型银屑病为最常见的一型，多急性发病。典型表现为境界清楚、形状大小不一的红斑，周围有炎性红晕，稍有浸润增厚，表面覆盖多层银白色鳞屑。鳞屑易于刮脱，刮净后呈淡红发亮的半透明薄膜，刮破薄膜可见小出血点（Auspitz 征），部分患者自觉不同程度的瘙痒。皮损好发于头部、骶部和四肢伸侧面。

治疗

○ 处方

阿是穴（皮损区）（图 10-18）。

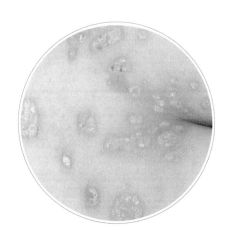

图 10-18　病变部位

◎ 刺法

皮肤常规消毒后，选细火针或多头火针，施术者将针烧至通红（图 10-19），快速垂直刺入皮损处，迅速出针（图 10-20），针刺深浅可根据皮损厚薄而定（一般不超过皮损基底部），由病变外缘环向中心点刺，间距 0.5~1.0cm，皮损肥厚明显者间距 0.3cm；在患部周围可散刺病灶局部，病重稍密，病轻则稍疏。

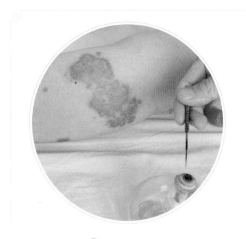

图 10-19　烧针

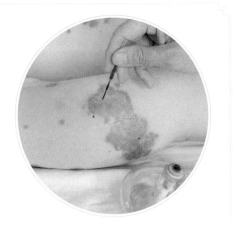

图 10-20　散刺患处（例）

按语

　　银屑病总由营血亏损，化燥生风，肌肤失于濡养而成。其皮损常呈对称性，且以头皮、四肢伸侧居多，特别是肘部、膝部和骶尾部最为常见。上述好发部位恰为手足三阳经、督脉的循行路径。《素问·评热病论》曰："邪之所凑，其气必虚。"可见，多数银屑病患者具有阳气不足的体质基础。另外本病多为冬重夏轻，这更能够佐证多数银屑病的发病与阳气不足有关。必要时可增加针刺督脉、足太阳膀胱经、足阳明胃经以及任脉以激发机体气血的运行。督脉总督一身之阳经，乃"阳脉之海"。足太阳膀胱经第一侧线多为五脏六腑之背俞穴，可通调经气，内注脏腑，而且足太阳膀胱经脉，主一身之表，可散一身风邪，为诸经之藩篱。脾胃为"水谷之海"，气血生化之源，乃"后天之本"。任脉可调节全身诸阴经经气，乃"阴脉之海"。上述诸经合用，生化气血，调和阴阳，以期阴平阳秘。另外，火针具有针和灸的双重作用，其有形无迹的热力，可疏通经络，运行气血，助阳化气，从而达到益气养血、散风止痒、祛风化燥的目的，使得营卫调和，肌肤得养，瘙痒自止。

第五节　结节性痒疹

概述

　　结节性痒疹又称"疣状固定性荨麻疹"或"结节性苔藓"，是一种慢性、炎症性、瘙痒性皮肤病，以剧痒和结节性损害为特征。病因与昆虫叮咬，胃肠功能紊乱，内分泌代谢障碍及神经、精神因素有关。本病多见于成年人，尤以女性多见，病程较长。

临床表现

　　初期为针帽至米粒大小的丘疹，逐渐增大成为绿豆至黄豆大、半球形、坚实隆起皮肤表面的丘疹与结节，顶端角化明显，呈疣状外观，表面粗糙，呈褐色或灰褐色，散在孤立，触之有坚实感。数目不等，少至数个，多至数十个以上，有时呈条状排列。由于剧烈搔抓，发生表皮剥脱、出血及血痂。结节周围的皮肤有色素沉着或增厚，呈苔藓样变。结节好发于四肢，尤以小腿伸侧为显著，偶尔可发生于背部，可长期不愈。

治疗

○ 处方

阿是穴（图 10-21）。

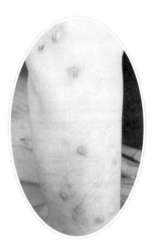

图 10-21　病变部位

刺法

患者取舒适体位，裸露患处，先常规消毒患处及周围皮肤，施术者持中粗火针或三头火针在酒精灯上烧至通红（图 10-22），快速直刺入皮损部位，深度以近皮损基底部为度，随即迅速出针（图 10-23）。结节较小者中点处点刺 1~2 针，结节较大者可在此基础上在其上下左右各围刺 1 针。

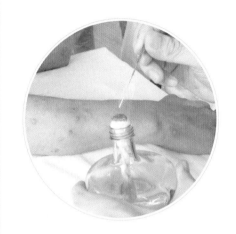
图10-22　烧针

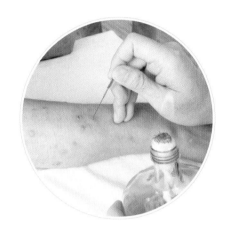
图10-23　点刺患处

按语

结节性痒疹是湿邪风毒结聚而成，火针具有激发经气、疏通经络、行气活血化瘀作用。古代文献阐述"针冷治病无功，亦不入内也"，"入内"所指就是特殊的温热作用对人体的刺激，火针可改善局部气血运行，达到治疗疾病的目的。

第六节　荨麻疹

概述

荨麻疹是一种常见的皮肤病，是由各种因素致使皮肤、黏膜小血管扩张及渗透性增加而出现的一种局限性水肿反应，通常在 2~24 小时内消退，但反复发生新的皮疹。病程迁延数日至数月，临床上较为常见。可见于任何年龄，发病率高低取决于病因。

 临床表现

　　瘙痒常是荨麻疹最初出现的症状，紧接着在皮肤上出现表面光滑、比周围皮肤微凸、发红或苍白的风团，通常较小（<12mm）。当风团长大（大到 20mm）时，在它中心区皮疹可能消退形成环状。荨麻疹风团可突然出现和突然消退，在某一处出现几小时后消退，然后可能又在别的地方出现。有血管性水肿时，水肿的范围更大，并可深达皮下组织，有时可累及手、足、眼睑、嘴唇或生殖器，甚至口腔、喉头黏膜和气道，引起呼吸困难。

治疗

○ 处方

　　阿是穴、肺俞、心俞、膈俞、肝俞、脾俞、肾俞、大椎、至阳、命门、中脘、下脘、气海、关元、天枢、外陵、水道（图 10-24~图 10-26）。

图 10-24　病变部位

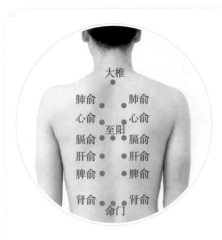

图 10-25　肺俞至命门的穴位定位

肺俞：第三胸椎棘突下旁开 1.5 寸。取穴法类似大杼，由大椎穴再向下推三个椎骨为第三胸椎，该椎骨下缘旁开两横指（食中指）处即是本穴。

心俞：第五胸椎棘突下旁开 1.5 寸。取穴法类似膈俞，由膈俞穴再向上推两个椎骨为第五胸椎，该椎骨棘突下双侧各旁开两横指（食中指）处即是本穴。

膈俞：第七胸椎棘突下旁开 1.5 寸。正坐或俯卧位，从肩胛骨下角水平摸到第七胸椎，由其胸椎棘突下双侧各旁开两横指（食中指）处即是本穴。

肝俞：第九胸椎棘突下旁开 1.5 寸。取穴法类似膈俞，由膈俞穴再向下推两个椎骨为第九胸椎，该椎骨棘突下双侧各旁开两横指（食中指）处即是本穴。

脾俞：第十一胸椎棘突下旁开 1.5 寸。与肚脐中相对应处即为第二腰椎（参考命门穴取穴法），由此腰椎往上摸三个椎体即为第十一胸椎，其棘突下双侧各旁开两横指（食中指）处即是本穴。

肾俞：第二腰椎棘突下旁开 1.5 寸。先取命门穴（参考命门穴的取穴法），再由命门穴双侧各旁开两横指（食中指）处即是本穴。

大椎：第七颈椎棘突下凹陷中。坐位低头，项后最上方突起之椎骨（其特点是该椎骨用手按住时能感到随颈部左右摇头而活动）的下缘凹陷处即是本穴。

至阳：第七胸椎棘突下凹陷中。

命门：第二腰椎棘突下凹陷中。直立，由肚脐中作一线环绕身体一周，该线与后正中线的交点即是本穴。

中脘：腹正中线上，脐中上 4 寸。脐中央与胸骨体下缘连线的中点处即是本穴。

下脘：腹正中线上，脐中上 2 寸。

气海：腹正中线上，脐中下 1.5 寸。肚脐直下两横指（食中指）处即是本穴。

关元：腹正中线上，脐中下 3 寸。脐中直下四横指处即是本穴。

天枢：脐中旁开 2 寸。由脐中作一条垂直于腹正中线的水平线，再由一乳头与前正中线之间的中点作一条地面的垂直线，此两线的相交点即是本穴。

外陵：脐中下 1 寸，旁开 2 寸。

水道：脐中下 3 寸，旁开 2 寸。

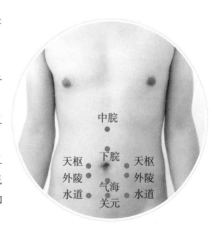

图 10-26　中脘至水道的穴位定位

223

刺法

患者先取俯卧位针刺背部腧穴，然后取仰卧位针刺腹部穴位。针刺部位常规消毒，施术者用中粗火针在酒精灯上将针加热至通红，对准穴位急速刺入，快速出针，针后穴位勿搔抓。

按语

患者应尽量避免搔抓和热敷，以免引起皮损增加、瘙痒加剧。《诸病源候论》记载："凡瘙痒者是体虚多风，风入腠理，与气血相搏而往来皮肤之间，邪风微，不能冲击为痛但故瘙痒也。"用火针治疗本病可清热祛风，活血祛邪，疏通经络而止痒。

第七节　雀斑

概述

雀斑是一种常见的皮肤上出现黄褐色点状色素沉着斑的遗传性皮肤病，系常染色体显性遗传。其特征为面部有状若芝麻、色如雀卵的散在色素沉着斑点。多见于面部，尤以鼻部和两颊为多，有遗传倾向。本病多见于皮肤较白的女性，男性也可见。夏季日晒可诱发和加重皮损，冬季避晒减轻。

临床表现

本病女性多发，常有家族史。其数目随年龄增长而逐渐增加。好发于面部，特别是鼻部和两颊，可累及颈、肩、手背等暴露部位，非暴露部位无皮疹。皮损为浅褐或暗褐色针头大小到绿豆大斑疹，圆形、卵圆形或不规则。散在或群集分布，孤立不融合，无自觉症状。夏季经日晒后皮疹颜色加深、数目增多，冬季则减轻或消失。

治疗

处方

阿是穴（图 10-27）。

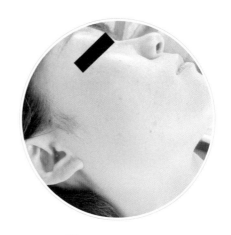

图 10-27　病变部位

刺法

采用平头火针烙刺。让患者平卧于床上，面部患处常规消毒。施术者将火针置于酒精灯上烧至感觉针柄发热时（图 10-28），迅速、准确地烙刺病灶局部（图 10-29）。根据患者面部雀斑的多少、面积的大小，分期分批点刺治疗。一般分 2~3 次治疗，中间隔 15~30 天。操作同时还应根据患者年龄的不同，掌握不同的火针温度，一般年龄小、皮肤娇嫩，火针的温度不宜过高。另外还必须根据斑点色素的深浅而决定下针的力度大小。

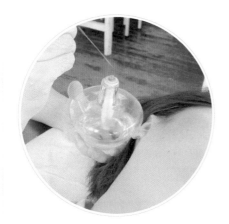

图 10-28　烧针

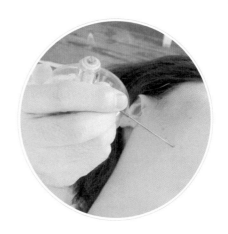

图 10-29　烙刺患处（例）

按语

火针烙刺治疗雀斑，确有独到之处，操作方法简便，疼痛小。其机制在于火针能烧掉色素沉着斑点，使病灶表皮脱落结痂，新生出来的表皮取而代之。临床值得重视的是，有部分患者仍留有浅迹，经查多由过早抓破结痂所致，因此一定要嘱咐患者勿用手搔抓，待结痂自行脱落。

第八节　黄褐斑

概述

黄褐斑也称肝斑，为面部的黄褐色色素沉着。多呈对称性蝶形分布于颊部，是一种常见的难治性、损容性皮肤病。本病好发于中青年女性，无自觉症状，多于日晒后加重，血中雌激素水平高是主要生化表现。黄褐斑的形成与多种因素有关，如紫外线、内分泌、妊娠、避孕药、疲劳、种族、遗传、氧自由基蓄积、微量元素、内脏疾病和局部微生态失衡等。

临床表现

好发于女性，特别是妊娠期、产后和口服避孕药的妇女。损害为黄褐或深褐色斑片，皮疹对称性分布于额、两颊、鼻背两侧、唇周围、颏部皮肤，呈指盖至钱币大小，或呈手掌大小、形状不规则的淡褐色或暗褐色沉斑，境界明显或模糊不清，可融合成大片。无自觉症状，日晒后加重。一部分由于分娩后或停用避孕药后可缓慢消退。

治疗

处方

阿是穴（图 10-30）。

图 10-30　病变部位

刺法

采用细火针或平头火针治疗。患者仰卧于床，局部常规消毒，色斑较大者，可外用麻醉软膏在局部涂抹麻醉，30分钟后擦去麻药进行治疗。先用酒精灯把针尖烧热，轻刺或烧烙色斑，待皮肤适应后，可将针逐渐烧红，刺入有色素的组织，与皮肤相平的色斑，烙刺也可。具体可参看雀斑的操作，操作时用力均匀，针刺准确，去掉色素层即可，避免深过色素层，以免遗留瘢痕。针后24小时内勿沾水以防感染，结痂后不可过早抓破，应等其自行脱落。

按语

黄褐斑的预防要做好以下方面：①严禁使用含有激素、铅、汞等有害物质的祛斑产品；②养成良好的生活习惯，戒掉不良习惯，如抽烟、喝酒、熬夜等；③防晒；④远离各种电离辐射；⑤保持豁达、乐观心态，积极配合医生的治疗；⑥多吃新鲜的蔬菜、水果，保证充足的睡眠，注意劳逸结合；⑦妇女口服避孕药者，应停止服用；⑧积极治疗内分泌功能障碍、肝病等原发病，加强营养，注意休息。

第九节　老年斑

概述

老年斑在医学上称为老年疣，又称脂溢性角化病，是一种较为常见的良性表皮性肿瘤，好发于中老年人，是角质形成细胞增生所致的表皮良性增生，易出现于皮肤暴露部位，尤以面部、颈部、手背等处多见。其形成受多方面因素的影响，与先天遗传、某种营养因素缺乏、某些物理因素如紫外线照射等有关。

临床表现

　　本病大多发生于 40 岁以后，好发于头皮、面部、躯干、上肢、手背等部位，但不累及掌、跖。开始为淡褐色斑疹或扁平丘疹，表面光滑或略呈乳头瘤状，随年龄而增大，数目增多，直径 1~10mm，或数厘米，境界清楚，表面呈乳头瘤样，且有油腻性痂，痂容易刮除。有些色素沉着可非常明显，呈深棕色或黑色，陈旧性损害的颜色变异很大，可呈正常皮色、淡褐色、暗褐色或黑色。本病可以单发，也可多发，多无自觉症状，偶有痒感。皮损发展缓慢，极少恶变。

治疗

○ 处方

　　阿是穴（老年斑处）（图 10-31）。

○ 刺法

　　患者仰卧于床，局部常规消毒，色斑较大者，可外用麻醉软膏局部麻醉，30 分钟后擦去麻药进行治疗。根据色斑面积大小，选用平头火针，施术者持针用酒精灯烧，以感觉到针柄发热为度，迅速、准确地烙刺病变局部。与皮肤相平的色斑，烙刺即可；患处高出皮肤时，将针在斑点上稍停片刻，烧灼至与皮肤水平即可。操作

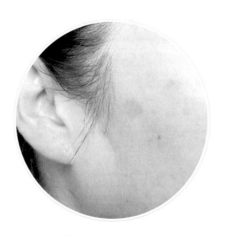

图 10-31　病变部位

时用力均匀，针刺准确，去掉色素层即可，不可过深，以免遗留瘢痕。针后 24 小时内勿沾水，以防感染，皮肤结痂后不可过早搔抓，应待其自行脱落。如果色斑较多可分批治疗，待第 1 批结痂脱落后再治疗第 2 批，每个色斑最多治疗 2 次。

按语

日常生活中应注意避免日光照射；少食或不食辛辣及刺激性食物；戒烟戒酒；多喝水，多吃蔬菜及水果；保持脸部皮肤清洁。火针治疗本病，只要掌握好温度、深度、速度，准确施刺，均可在 1~2 次内治愈。

第十节 白癜风

概述

白癜风是一种常见的后天性、局限性或泛发性皮肤色素脱失病。其特征为大小不等、形态各异的局限性白色斑片，边缘清楚，皮损周边皮肤较正常肤色稍加深，大多局限，也可泛发于身体的任何部位，以面、颈、手背为多。本病好发于青年，偶见于儿童和老人，常有家族史，男女发病率基本相等。一般夏季发展快，冬季减慢或停止蔓延。

临床表现

皮损为色素脱失斑，常为乳白色，也可为浅粉色，表面光滑无皮疹。白斑境界清楚，边缘色素较正常皮肤增加，白斑内毛发正常或变白。病变好发于受阳光照射及摩擦损伤部位，多对称分布。白斑还常按神经节段分布而呈带状排列。除皮肤损害外，口唇、阴唇、龟头及包皮内侧黏膜也常受累。本病多无自觉症状，少数患者在发病前或同时有患处局部瘙痒感。白癜风常伴其他自身免疫性疾病。

治疗

○ 处方

阿是穴（皮损局部）、肺俞、心俞、膈俞、肝俞、脾俞、肾俞、大椎、

至阳、命门、中脘、下脘、气海、
关元、天枢、外陵、水道、侠白
（图 10-32~ 图 10-35）。

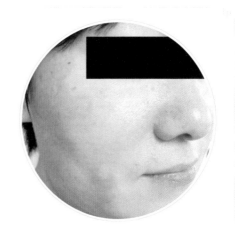

图 10-32　病变部位

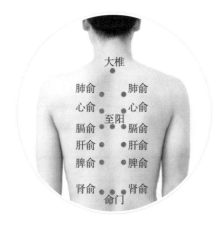

图 10-33　肺俞至命门的穴位定位

肺俞：第三胸椎棘突下旁开 1.5 寸。
取穴法类似大杼，由大椎穴再向下推三
个椎骨为第三胸椎，该椎骨下缘旁开两
横指（食中指）处即是本穴。

心俞：第五胸椎棘突下旁开 1.5 寸。
取穴法类似膈俞，由膈俞穴再向上推两个
椎骨为第五胸椎，该椎骨棘突下双侧各旁
开两横指（食中指）处即是本穴。

膈俞：第七胸椎棘突下旁开 1.5 寸。
正坐或俯卧位，从肩胛骨下角水平摸到
第七胸椎，由其胸椎棘突下双侧各旁开
两横指（食中指）处即是本穴。

肝俞：第九胸椎棘突下旁开 1.5 寸。取穴法类似膈俞，由膈俞穴再向下推两个椎骨为
第九胸椎，该椎骨棘突下双侧各旁开两横指（食中指）处即是本穴。

脾俞：第十一胸椎棘突下旁开 1.5 寸。与肚脐中相对应处即为第二腰椎（参考命门穴取穴法），
由此腰椎往上摸三个椎体即为第十一胸椎，其棘突下双侧各旁开两横指（食中指）处即是本穴。

肾俞：第二腰椎棘突下旁开 1.5 寸。先取命门穴（参考命门穴的取穴法），再由命门
穴双侧各旁开两横指（食中指）处即是本穴。

大椎：第七颈椎棘突下凹陷中。坐位低头，项后最上方突起之椎骨（其特点是该椎
骨用手按住时能感到随颈部左右摇头而活动）的下缘凹陷处即是本穴。

至阳：第七胸椎棘突下凹陷中。

命门：第二腰椎棘突下凹陷中。直立，由肚脐中作一线环绕身体一周，该线与后正
中线的交点即是本穴。

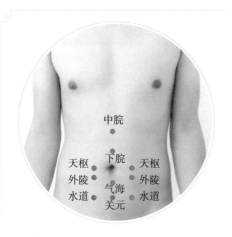

图 10-34　中脘至水道的穴位定位

中脘：腹正中线上，脐中上4寸。脐中央与胸骨体下缘连线的中点处即是本穴。

下脘：腹正中线上，脐中上2寸。

气海：腹正中线上，脐中下1.5寸。肚脐直下两横指（食中指）处即是本穴。

关元：腹正中线上，脐中下3寸。脐中直下四横指处即是本穴。

天枢：脐中旁开2寸。由脐中作一条垂直于腹正中线的水平线，再由一乳头与前正中线之间的中点作一条地面的垂直线，此两线的相交点即是本穴。

外陵：脐中下1寸，旁开2寸。

水道：脐中下3寸，旁开2寸。

侠白：肱二头肌桡侧缘，腋前纹头下4寸。

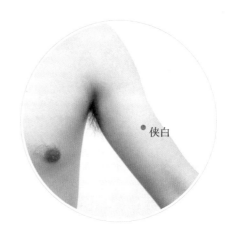

图 10-35　侠白的穴位定位

刺法

患者选取合适体位，局部常规消毒。施术者持三头火针将针尖端在酒精灯上烧红后迅速刺入白色皮损区，在患部周围火针散刺病灶局部，病重稍密，病轻则稍疏。治疗中，凡是首次用火针点刺白色病区时，往往看不到出血点，经过2~3次治疗后，局部毛细血管出现充盈，色素开始增多。平时患者可自行灸侠白穴（图10-36~ 图10-39）。

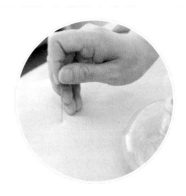 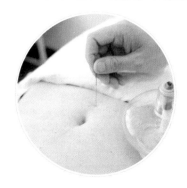

图 10-36　点刺背部腧穴（例）　　图 10-37　点刺腹部腧穴（例）

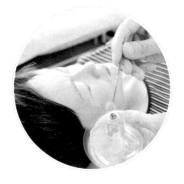 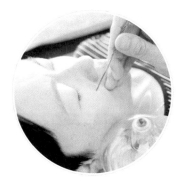

图 10-38　三头火针烧针　　　　图 10-39　散刺患处

按语

　　白癜风患者尽量避免汗后阳光曝晒、受风，可进行适当的日光浴及理疗，但要注意光照的强度和时间，避免晒伤。不吃或少吃腥辣刺激性的食物，如海鲜（虾、蟹、无鳞的鱼等）、猪头肉、羊肉、白酒、鸡、鸭、鹅肉、生葱姜蒜、辣椒等，多吃富含维生素 C 的蔬菜、水果及豆类产品。

第十一节　局限性硬皮病

概述

　　硬皮病是一种以皮肤炎性、变性、增厚和纤维化进而硬化和萎缩为特征的全身性结缔组织病。临床上以局限性或弥漫性皮肤增厚和纤维化为特征，并累及心、肺、肾、消化道等内脏器官。依据其皮肤病变的程度及病变累及的部位，可分为局限性和系统性两型。局限性硬皮病主要表现为皮肤硬化。各年龄均可发病，但以 20~50 岁为发病高峰。女性发病率为男性的 3~4 倍。

临床表现

局限性硬皮病的患者仅远端肢体皮肤增厚，躯干不受侵犯，好发于头皮、前额、腰腹部和四肢。皮损初起为大小不等的淡红色、略带水肿的斑疹，单发或多发，以后逐渐硬化呈淡黄色或黄白色。表面光滑发亮如蜡样，中央微凹，皮损处毛发脱落，出汗减少，周围毛细血管扩张，呈紫红色或色素加深。晚期皮肤萎缩，色素减退。皮损形态不一，根据形态不同分为斑片状、带状、点滴状、泛发性四种，其中以斑片状最常见。该病一般无自觉症状，部分可出现轻度瘙痒、知觉迟钝，无明显全身症状，一般不侵犯内脏。

治疗

○ 处方

阿是穴（皮损区）、肺俞、心俞、膈俞、肝俞、脾俞、肾俞、大椎、至阳、命门、中脘、下脘、气海、关元、天枢、外陵、水道（图 10-40~ 图 10-42）。

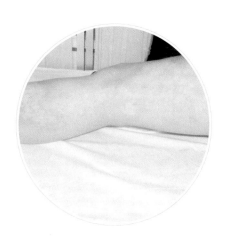

图 10-40　病变部位

肺俞：第三胸椎棘突下旁开 1.5 寸。取穴法类似大杼，由大椎穴再向下推三个椎骨为第三胸椎，该椎骨下缘旁开两横指（食中指）处即是本穴。

心俞：第五胸椎棘突下旁开 1.5 寸。取穴法类似膈俞，由膈俞穴再向上推两个椎骨为第五胸椎，该椎骨棘突下双侧各旁开两横指（食中指）处即是本穴。

膈俞：第七胸椎棘突下旁开1.5寸。正坐或俯卧位，从肩胛骨下角水平摸到第七胸椎，由其胸椎棘突下双侧各旁开两横指（食中指）处即是本穴。

肝俞：第九胸椎棘突下旁开1.5寸。取穴法类似膈俞，由膈俞穴再向下推两个椎骨为第九胸椎，该椎骨棘突下双侧各旁开两横指（食中指）处即是本穴。

脾俞：第十一胸椎棘突下旁开1.5寸。与肚脐中相对应处即为第二腰椎（参考命门穴取穴法），由此腰椎往上摸三个椎体即为第十一胸椎，其棘突下双侧各旁开两横指（食中指）处即是本穴。

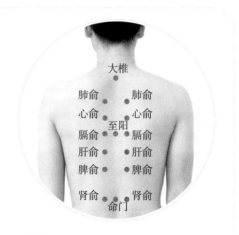

图 10-41　肺俞至命门的穴位定位

肾俞：第二腰椎棘突下旁开1.5寸。先取命门穴（参考命门穴的取穴法），再由命门穴双侧各旁开两横指（食中指）处即是本穴。

大椎：第七颈椎棘突下凹陷中。坐位低头，项后最上方突起之椎骨（其特点是该椎骨用手按住时能感到随颈部左右摇头而活动）的下缘凹陷处即是本穴。

至阳：第七胸椎棘突下凹陷中。

命门：第二腰椎棘突下凹陷中。直立，由肚脐中作一线环绕身体一周，该线与后正中线的交点即是本穴。

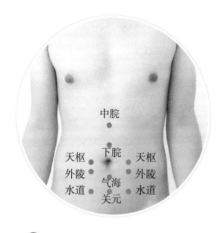

图 10-42　中脘至水道的穴位定位

中脘：腹正中线上，脐中上4寸。脐中央与胸骨体下缘连线的中点处即是本穴。

下脘：腹正中线上，脐中上2寸。

气海：腹正中线上，脐中下1.5寸。肚脐直下两横指（食中指）处即是本穴。

关元：腹正中线上，脐中下3寸。脐中直下四横指处即是本穴。

天枢：脐中旁开2寸。由脐中作一条垂直于腹正中线的水平线，再由一乳头与前正中线之间的中点作一条地面的垂直线，此两线的相交点即是本穴。

外陵：脐中下1寸，旁开2寸。

水道：脐中下3寸，旁开2寸。

刺法

患者采取适当体位。以中粗火针分别点刺背部督脉和膀胱经第一侧线腧穴、腹部任脉和胃经腧穴，具体操作可参看湿疹的治疗，针后不做处理，若出血，待血自止或以干棉棒擦拭血迹。然后针刺局部常规消毒后，采用细火针速刺疾退法密刺皮损局部，针刺深度以达到皮损基底部为准，刺激强度以微出血为佳（图10-43）。

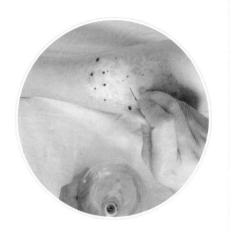

图 10-43　点刺患处（例）

按语

硬皮病发病多为禀赋不足，脾肾阳虚，寒湿之邪由肌肤侵入，中伤或阻遏肌肤卫外之阳气。随着病情发展，由表入里致脏腑功能紊乱，痰浊与瘀血互结。火针直接作用于体表皮损部位，开泄腠理，温经活络，荣养肌肤，改善局部血运，使受损肌肤恢复其弹性和功能。

第十二节　疣病

疣是由人类乳头瘤病毒引起的一种皮肤表面赘生物。多见于儿童及青年，潜伏期为 1~3 个月，能自身接种扩散。病毒存在于棘层细胞中，可促使细胞增生，形成疣状损害。根据临床表现和部位，分为寻常疣、跖疣、丝状疣、扁平疣等。本节主要介绍寻常疣、扁平疣和尖锐性湿疣、传染性软疣的火针治疗，其他类型的疣可参照本节对症治疗。

寻常疣

概述

寻常疣，又称千日疮、刺瘊、疣目等，是一种常见的病毒性皮肤病，其特征为独立的坚实丘疹，表面有粗糙角质性的赘生物。本病多见于儿童及青年人，好发于手背、手指、足缘、颜面等处，依其发生部位及形态不同，又称为甲周疣、指状疣、跖疣、丝状疣等。

临床表现

初起为针尖大的丘疹，渐渐扩大至豌豆大或更大，呈圆形或多角形，表面粗糙，角化明显，质地坚硬，呈灰黄、污黄或污褐色，继续发育呈乳头瘤样增殖，摩擦或撞击易于出血。数目不等，初起多为一个，以后可发展为数个到数十个。一般无自觉症状，偶有压痛。慢性发病，部分可自愈。跖疣是发生于足底的寻常疣，由于局部压迫、摩擦，表面形成黄色胼胝状，如以小刀削去此层，即可见白色软刺状疣体，表面常有散在小黑点。丝状疣好发于眼睑、颈、颏部等处，多为单个细软的丝状突出。

治疗

○ 处方

阿是穴（图10-44）。

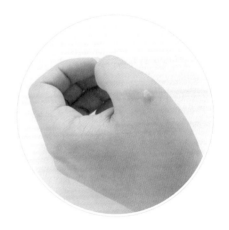

图 10-44　病变部位

③ 刺法

疣体局部常规消毒，将平头火针在酒精灯上烧至以针柄发热为度（图10-45），然后迅速烙刺寻常疣疣体，一次烧针可连续烙刺 3~5 下，再烧再烙，直至疣体变平（图10-46），以刺到疣体基底部为宜，破坏疣体的神经血管组织为限，疣体小者刺一针即可，疣体大者可刺数针。烙刺完毕，可涂抹外用药膏以减轻疼痛及促进创伤恢复（图10-47）。治疗时先刺最大或最早出现的疣体，再刺较小或出现较晚的疣体。

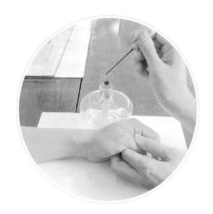

图 10-45　烧针

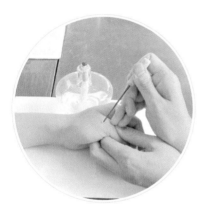

图 10-46　烙刺患处（例）

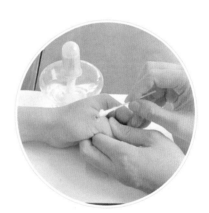

图 10-47　外敷药膏

按语

火针治疗寻常疣疗效确切，一般小疣体治疗一次即可，疣体 7~10 天可脱落，疣体大者治疗 3~4 次。火针的优势：①操作手法非常快速，只有轻微刺痛，常人均可耐受；②火针烧红后消毒彻底，感染机会小；③方法简便，不需要复杂设备；④治疗后很少有不良反应，可活动自如，不影响正常生活及工作。

扁平疣

概述

　　扁平疣，中医称之为扁瘊，是一种由病毒感染引起的、多发生于颜面或手背的米粒大小、扁平、稍高起皮肤表面的小疣，一般无自觉症状，但严重影响皮肤和面部的美观。多见于青年面部、手背、前臂、颈项等处。中医认为该病多因风热之邪侵袭肌表经络，或肝气郁结，气血凝滞发于肌肤所成。

临床表现

　　患者一般无自觉症状，偶有微痒。大多突然出现，皮损为米粒大至绿豆或稍大的光滑扁平丘疹，呈圆形、椭圆形或多角形，质硬，正常皮色，淡红色或淡褐色，境界清楚，皮损常散在或密集分布，有的可融合，可因搔抓而自体接种，沿抓痕呈串珠状排列。

治疗

○ 处方

　　阿是穴（图10-48）。

○ 刺法

　　采用平头火针治疗。患者取仰卧位，局部常规消毒，疣体较大者，可外用麻醉软膏局部麻醉，30分钟后擦去麻药进行治疗。施术者以平头火针，烧至术者感到针柄发热（图10-49），逐一络刺，出现"啪"一声脆响（图10-50），患者此时可有轻微烧灼感。点后留有点刺痕迹，操作时用力均匀，针刺准确，去掉带色素层的疣体即可，

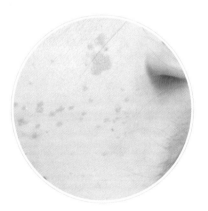

图 10-48　病变部位

避免深过色素层，以免遗留瘢痕（图 10-51、图 10-52）。皮肤结痂后不可过早抓破，应等其自行脱落。

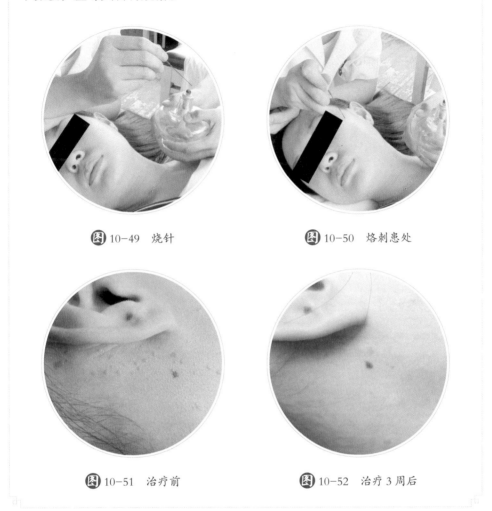

图 10-49　烧针　　　　　图 10-50　烙刺患处

图 10-51　治疗前　　　　　图 10-52　治疗 3 周后

按语

　　古人云"人身诸处，皆可行针，面上忌之"，但是在临床治疗中，面部并非绝对禁针区。火针治疗本病，只要掌握好温度、深度、速度，准确施刺，疗效确切，一般 1~2 次治愈。《诸病源候论》认为本病是"风邪搏于皮肤，气血不和所生"，火针能激活人体的阳气，增强经络对气血的营运与推动作用，既可"借火助阳"以补虚，又可"开门祛邪"以泻实。

尖锐湿疣

概述

尖锐湿疣又称生殖器疣，是由人类乳头瘤病毒所致，主要通过性接触传播，常以外生殖器及肛门周围赘生物为特征的一种性传播疾病，与生殖器癌的发生密切相关。潜伏期为 1~8 个月，平均 3 个月，好发于性活跃的中青年。

临床表现

好发部位为性行为接触部位，主要在生殖器及肛门周围皮肤黏膜。男性好发于龟头、冠状沟、包皮、尿道口、阴茎部及阴囊等。女性好发于大小阴唇、阴道口、阴道、宫颈、会阴、尿道、腹股沟等。口腔、腋窝、乳房等处也可发病。初期可见单个或多个散在淡红色小丘疹，质软顶尖，逐渐增多、扩大、融合成乳头状、菜花样、鸡冠状赘生物。少数患者因包皮过长、包茎、妊娠皮损过度增生成为巨大型尖锐湿疣。多数患者无自觉症状，少数可自觉瘙痒、疼痛感、性交后出血。女性可伴有白带增多。巨大皮损者可有异物感、压迫感。

治疗

处方

阿是穴（图 10-53）。

刺法

患者取截石位，针刺部位常规消毒，若患者惧痛可在病变处行局部麻醉，选用中粗火针在酒精灯上烧红，针尖对准疣体根部（即正常皮肤与疣体连接处）快速刺入，视

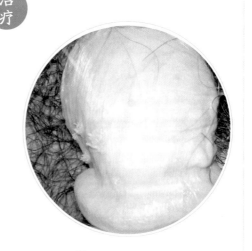

图 10-53　病变部位

疣体大小反复数次至疣体表面微发白。针刺后局部不做任何特殊处理，一般疮面 5~10 天可自行愈合。

按语

尖锐湿疣治疗后易复发，可能与亚临床感染、病灶病毒未彻底清除及重复感染有关。同时应注意，性伴侣应同时诊治及随访，治愈前避免性接触，治疗期间要勤洗并消毒内裤，保持局部清洁、干燥。

传染性软疣

概述

传染性软疣是一种由传染性软疣病毒引起的自身接种性皮肤病。中医名之为"鼠乳"，俗称"水瘊子"。该病具有传染性，主要通过密切接触、共用物品、性接触及自体接种传播。好发于躯干、四肢、肩胛、阴囊和肛门等处，也可发生于唇、舌、颊黏膜及结膜。极少数患者其损害异常巨大称为巨型软疣，有的可角化而像小的皮角，称为角化性软疣。皮损偶可自然消失，愈后不留瘢痕。潜伏期为 14 天 ~6 个月，多见于儿童及青年人。

临床表现

初起患处可见粟粒大或绿豆大的半球状丘疹，表面呈蜡样光泽，边界清晰，中央凹陷如脐窝状，早期质地坚韧，后逐渐变软，可挤出白色乳酪样物质，称为软疣小体。皮损数目不等，由数个至数十个，陆续出现，或散在分布，或数个簇集，互不融合，轻度瘙痒。

治疗

处方

阿是穴（皮损局部）。

⊙ 刺法

局部常规消毒，持中粗火针在酒精灯上烧至通红后快速、垂直点刺疣体中心部位至基底部。尽可能将高出皮肤的疣体一次性治疗完全。施术后局部碘伏消毒，结痂后自行脱落。嘱患者 24 小时内针处不能沾水，保持局部清洁，避免搔抓，预防感染。

按 语

火针携高温直达病所，可促进局部血运，改善局部皮肤营养并加速其代谢，从而使变性的组织恢复正常。火针治疗传染性软疣操作简单，痛苦小，复发率低，疗效满意，适宜临床推广应用。日常应注意避免搔抓，以免扩散传染，注意个人卫生，不共用浴巾，内衣开水消毒，切断传染途径。

第十三节　腋臭

概 述

腋臭又称腋窝臭汗症，是指分泌的汗液有特殊的臭味或汗液经分解后产生臭味。臭汗症多见于多汗、汗液不易蒸发和大汗腺所在的部位，如腹股沟、足部、肛周、外阴、脐窝及女性乳房下方等，以足部和腋窝臭汗症最为常见。本节主要论述腋臭的治疗，其他部位的臭汗症可参照对症治疗。

临 床 表 现

本病主要表现为有一种特殊的刺鼻臭味，夏季更明显。少数患者的外阴、肛周和乳晕也可散发出此种臭味。患者往往伴有色汗，以黄色居多，而且多数患者外耳道内有柔软耵聍。

治疗

处方

腋窝毛囊和臭腺处。

刺法

建议剃去腋毛（也可不剃），局部用肥皂水洗净。常规消毒后局部麻醉。施术者刺手持粗火针在酒精灯上烧至通红，对准毛囊和臭腺迅速刺入毛囊臭腺基底部（图10-54），穿过上下囊带，立即出针，然后连续围刺毛囊臭腺5~10针，以45°角斜刺为佳。刺后以棉球在针孔周围挤压，挤出囊内臭液和少许血，敷料包扎，防止感染。

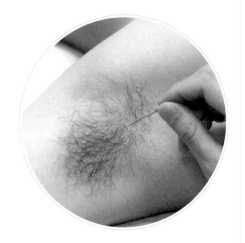

图 10-54　点刺患处

按语

应用本法治疗腋臭，应注意勿在天气炎热的夏季进行治疗，一般以春秋两季为宜。治疗中应严格消毒及无菌操作，以防止感染。

第十四节　皮脂腺囊肿

概述

皮脂腺囊肿又称粉瘤，为缓慢增长的良性病变，多分布于头部、躯干或生殖器的皮肤或皮下组织内，和附近组织有粘连，不易推动。由于皮脂腺排泄管受到阻塞，皮脂腺囊状上皮被逐渐增多的内容物膨胀而形成潴留性囊肿，囊内有白色豆渣样分泌物。一般无自觉症状，如继发感染可出现疼痛、化脓。

临床表现

皮脂腺囊肿患者一般无自觉症状。肿物呈球形，单发或多发，中等硬度，有弹性，高出皮面，与皮肤粘连，不易推动，表面光滑，无波动感，其中心部位可为浅蓝色，有时在皮肤表面有开口，可挤压出豆腐渣或面泥样内容物，若并发感染可出现红、肿、热、痛炎性反应。

治疗

处方

阿是穴（图 10-55）。

刺法

皮肤局部常规消毒，用粗火针在酒精灯上烧至通红后迅速直刺囊肿中心，进针深度以穿透囊壁为宜，手法要敏捷，速进速出（图 10-56、图 10-57）。然后用手挤压囊肿，将囊肿内容物全部挤出，直至囊壁露出（图 10-58），用镊子将囊壁全部拉出，最后用酒精棉球覆盖针孔，胶布固定。

图 10-55　病变部位

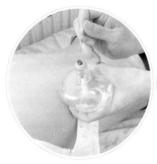

图 10-56　烧针

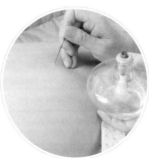

图 10-57　点刺患处（例）

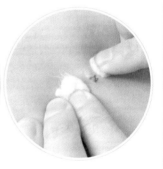

图 10-58　挤出囊肿内容物

按语

皮脂腺囊肿俗称粉瘤，一旦感染化脓，要在炎症消退后再做手术切除，如果切开引流，若病灶在面部，术后留瘢痕，影响美观，患者不愿接受。采用火针点刺法排脓治疗，创口小，损伤组织少，愈合快，瘢痕小，日后不影响美观。

第十五节　痤疮

概述

痤疮是一种青春期常见的毛囊皮脂腺慢性炎症性疾病，表现为粉刺、丘疹、脓疱、结节、囊肿和瘢痕，好发于面、背、胸等富含皮脂腺的部位。其中阳虚型为较难治疗的一型。

临床表现

皮损好发于面部及上胸背部。痤疮的非炎症性皮损表现为开放性和闭合性粉刺。闭合性粉刺（又称白头）的典型皮损是约1mm大小的肤色丘疹，无明显毛囊开口；开放性粉刺（又称黑头）表现为圆顶状丘疹，伴显著扩张的毛囊开口。粉刺进一步发展会演变成各种炎症性皮损，表现为炎性丘疹、脓疱、结节和囊肿。炎性丘疹呈红色，直径1~5mm不等；脓疱大小一致，其中充满了白色脓液；结节直径大于5mm，触之有硬结和疼痛感；囊肿的位置更深，充满了脓液和血液的混合物。这些皮损还可融合形成大的炎性斑块和窦道等。炎症性皮损消退后常常遗留色素沉着、持久性红斑、凹陷性或肥厚性瘢痕。

临床上根据痤疮皮损性质和严重程度将痤疮分为4级（三度）：1级（轻度）：仅有粉刺；2级（中度）：除粉刺外，还有一些炎性丘疹；3级（中度）：除粉刺外，还有较多的炎性丘疹或脓疱；4级（重度）：除有粉刺、炎性丘疹及脓疱外，还有结节、囊肿或瘢痕。

治疗

处方

阿是穴（皮损区）、肺俞、心俞、膈俞、肝俞、脾俞、肾俞、大椎、至阳、命门、中脘、下脘、气海、关元、天枢、外陵、水道（图10-59~图10-62）。

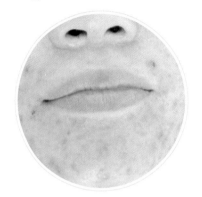

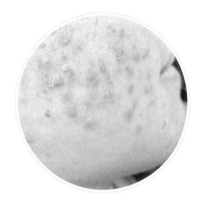

图 10-59　病变部位

图 10-60　病变部位

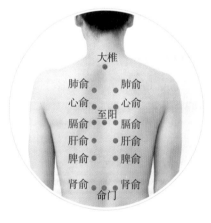

图 10-61　肺俞至命门的穴位定位

肺俞：第三胸椎棘突下旁开 1.5 寸。取穴法类似大杼，由大椎穴再向下推三个椎骨为第三胸椎，该椎骨下缘旁开两横指（食中指）处即是本穴。

心俞：第五胸椎棘突下旁开 1.5 寸。取穴法类似膈俞，由膈俞穴再向上推两个椎骨为第五胸椎，该椎骨棘突下双侧各旁开两横指（食中指）处即是本穴。

膈俞：第七胸椎棘突下旁开 1.5 寸。正坐或俯卧位，从肩胛骨下角水平摸到第七胸椎，由其胸椎棘突下双侧各旁开两横指（食中指）处即是本穴。

肝俞：第九胸椎棘突下旁开 1.5 寸。取穴法类似膈俞，由膈俞穴再向下推两个椎骨为第九胸椎，该椎骨棘突下双侧各旁开两横指（食中指）处即是本穴。

脾俞：第十一胸椎棘突下旁开 1.5 寸。与肚脐中相对应处即为第二腰椎（参考命门穴取穴法），由此腰椎往上摸三个椎体即为第十一胸椎，其棘突下双侧各旁开两横指（食中指）处即是本穴。

肾俞：第二腰椎棘突下旁开 1.5 寸。先取命门穴（参考命门穴的取穴法），再由命门穴双侧各旁开两横指（食中指）处即是本穴。

大椎：第七颈椎棘突下凹陷中。坐位低头，项后最上方突起之椎骨（其特点是该椎骨用手按住时能感到随颈部左右摇头而活动）的下缘凹陷处即是本穴。

至阳：第七胸椎棘突下凹陷中。

命门：第二腰椎棘突下凹陷中。直立，由肚脐中作一线环绕身体一周，该线与后正中线的交点即是本穴。

中脘：腹正中线上，脐中上 4 寸。脐中央与胸骨体下缘连线的中点处即是本穴。

下脘：腹正中线上，脐中上 2 寸。

气海：腹正中线上，脐中下 1.5 寸。肚脐直下两横指（食中指）处即是本穴。

关元：腹正中线上，脐中下 3 寸。脐中直下四横指处即是本穴。

天枢：脐中旁开 2 寸。由脐中作一条垂直于腹正中线的水平线，再由一乳头与前正中线之间的中点作一条地面的垂直线，此两线的相交点即是本穴。

外陵：脐中下 1 寸，旁开 2 寸。

水道：脐中下 3 寸，旁开 2 寸。

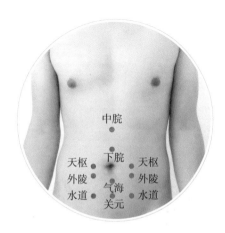

图 10-62 中脘至水道的穴位定位

刺法

患者采取适当体位。先以中粗火针分别点刺背部督脉、膀胱经第一侧线穴位（图 10-63），再针刺腹部任脉和胃经穴位（图 10-64），最后暴露面部皮损部位，选好进针点，常规消毒后，用细火针垂直快速点刺皮损顶部（图 10-65、图 10-66）。若皮损为丘疹、黑头、脓疱，点刺一下即可，稍加挤压，把皮疹上的黑头粉刺或脓疱分泌物、脓栓、脓血清除；若为结节坚硬者，则应在其中心和周围多针点刺，针刺深度以达到皮损基底部为准，切忌挤压；若为囊肿，刺破囊壁时则有落空感，然后用棉签轻轻挤出囊内容物，清理干净后再次碘伏消毒。也可配合拔罐，使脓血尽出。

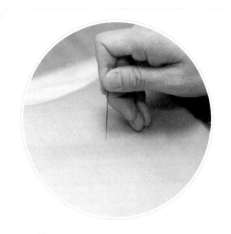

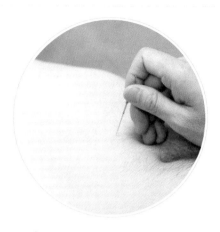

图 10-63　点刺背部腧穴（例）　　　　图 10-64　点刺腹部腧穴（例）

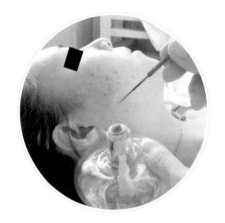

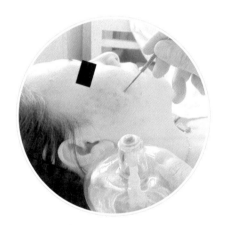

图 10-65　烧针　　　　　　　　　　图 10-66　点刺皮损处

按语

　　笔者根据多年临床观察发现，有一类型痤疮表现为囊肿痤疮：既不往外发，也不往下消，反而专往里长，若不及时治疗，即使病愈，多形成瘢痕。这类痤疮患者下身阳虚较甚，经常有夜尿，饮水后立即如厕，痛经，小腹冰凉，下肢冷甚至冷到膝盖以上，笔者称之为"阳虚型痤疮"。采用火针疗法治疗该病一是因为皮肤出现病症时，这是邪由内向外出的最直接方式之一；二是因为火针在治疗本病中起到行气、发散、温阳等作用，使得机体的阳气有所恢复，原有痤疮中的邪气有所出路，从而表现为部分痤疮可以顶出脓头、痤疮根部的硬度也减小，这些都是病情好转的表现。

金代李东垣在《十书》中描述了火针破脓肿的时机、针具及操作方法："久久不消，内溃成脓，即当弃药，从其针烙。当用火针，如似火筋，磨令头尖，如枣核样圆满，用灯焰烧须臾，作炬数温油，烧令赤，于疮头近下烙之。一烙不透，即须再烙令透，要在脓水易出，不假按抑。"

*化脓性汗腺炎

概述

大汗腺感染后在皮内和皮下组织反复发作，广泛蔓延，形成范围较广的慢性炎症、小脓肿、复杂性窦道和瘘管，称为化脓性汗腺炎。化脓性汗腺炎是大汗腺的一种慢性化脓性炎症，发病部位多在大汗腺分布区，如腋下、肛门、生殖器、臀部、股部、腹股沟、乳晕、脐部和外耳道，发生于肛门周围者称为肛周化脓性汗腺炎。在中医学中属"蜂窝漏""串臀瘘"的范畴。

临床表现

化脓性汗腺炎初起为单发或多发的皮内或皮下豌豆大小的炎性硬结，而后化脓，形成有波动感的半球状脓肿，无中心脓栓。红肿明显，自觉疼痛，愈后遗留瘢痕。有的邻近硬结互相融合，呈条索样，破后形成瘘孔，愈后常呈增生性瘢痕。常伴有发热、全身不适，继发淋巴结疼痛肿大及肛周出现藏毛瘘。晚期可出现消瘦、贫血，或并发内分泌和脂肪代谢紊乱，患肢活动受限。好发于大汗腺分布区，腋窝多见，亦可发生于外阴、肛门周围、乳晕等处。

治疗

处方

阿是穴、大椎、至阳、脾俞、肾俞、命门、中脘、气海、关元。

○ 刺法

患者取俯卧位，背俞穴和督脉背部穴位常规消毒，施术者刺手持中粗火针，于酒精灯将针身烧至通红后，对准穴位垂直刺入。然后患者取仰卧位，任脉操作同前。最后患者取坐位或仰卧位，上抬前臂，以充分暴露腋窝病变处，选用中粗火针，采用速刺法，待针烧红后迅速刺入患处，使患处脓血尽出（图10-67、图10-68）。

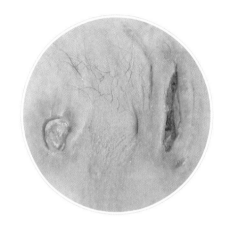 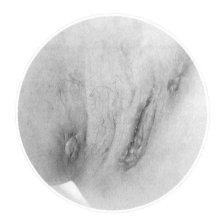

图 10-67 治疗前　　　　　　图 10-68 治疗 3 个月后

按语

化脓性汗腺炎发病时应禁饮酒和食辛辣刺激食物，少食厚味食物。中医学认为，本病多因正气虚弱，湿热浸渍，蕴结于腋下，或心脾两虚，健运失职，痰湿内生湿聚而发。患者多素体阳虚，病程迁延日久，因而用火针温热之性，激发人体阳气，使气血运行，加速流通，使脓血出净，并使疮口周围瘀积的气血得以消散，促进了组织再生，使疮口自然愈合，发挥火针敛疮生肌的作用。化脓性汗腺炎患者要注意皮肤卫生，加强身体锻炼，增进皮肤的抵抗力，避免出汗时冷水浴面。防止皮肤损伤，避免搔抓及皮肤摩擦等刺激。

*穿凿性毛囊炎

（概）（述）

穿凿性毛囊周围炎是一种原因不明的头部慢性化脓性疾病，特点是头皮波动性结节，结节间有相互连接的窦道，出现瘢痕性脱发等。属中医"阴疽"类范畴。

（临）（床）（表）（现）

初发为局限于头皮的深部毛囊炎，继发毛囊周围炎，逐渐形成相互贯通的深部脓腔，表面呈蚕豆至胡桃大小脓肿，压迫表面可自多数毛孔中渗出脓液（筛状溢脓）。好发于中年男性，病情顽固，经过缓慢，倾向复发。病损部毛发稀少，治愈后遗留萎缩性瘢痕和不规则脱色斑。

治疗

○ 处方

阿是穴（图 10-69）、心俞、脾俞、肾俞、命门、中脘、气海、关元。

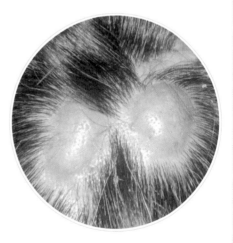

图 10-69　病变部位

○ 刺法

患者取俯伏坐位，对针刺部位进行常规消毒（头部皮脂腺分泌物较多，消毒面积适当加大），术者左手持酒精灯靠近针刺部位，右手以握笔势持中粗火针，将针体在酒精灯上烧红，对准患处进行点刺，进针深度以针尖刺到囊肿基底部为度，快速出针。随后用棉棒微微挤压针口处，使脓血尽出（图10-70）。每周1次，一般4周开始见效。

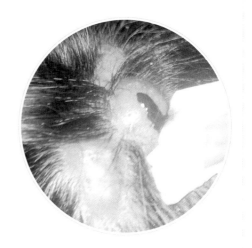

图 10-70　火针点刺后挤出脓血

按语

中医认为，痈疽属疮疡类疾病，"痈"初起属阳，属热，属实，预后佳；"疽"初起属阴，属寒，属虚，预后不佳。且病久二者都会出现寒热错杂的情况，不利于诊断与治疗。阴疽多为在阳虚基础上，由内伤七情、外感六淫、饮食不节、劳累过度所致，病机是寒痰凝滞化为阴毒。临床上应用抗生素治疗"痈"疗效可靠，但治疗"疽"效果多不佳，因为抗生素多为寒性，以寒治寒疗效不佳。本病应用火针以温散寒凝，行血补气，引邪外出，振奋阳气，针刺穴位除选择病灶处，也需配合背俞穴及募穴，扶助正气，标本兼顾。

第十六节　酒渣鼻

概述

酒渣鼻是一种以鼻部发红，上起丘疹、脓疱及毛细血管扩张，形似酒皶为特征的皮肤病。由于本病皮损常呈玫瑰红色，且形类痤疮，故又有"玫瑰痤疮"之名。多见于成年人，女性多于男性。常见于面部油脂分泌较多的人，或嗜酒之人，好发于面部中央，特别是鼻头及两侧，两颊、两眉间及额部，常呈五点分布（即鼻尖、两眉间、两颊部、下颌部、鼻唇沟等），春季及情绪紧张和疲劳时加重。

临床表现

本病皮损可分为红斑期、丘疹脓疱期、鼻赘期。红斑期皮损为阵发性潮红斑、细小脉络充盈，以进食辛辣、热食或精神紧张后更为明显。病程迁延至丘疹脓疱期，可见酒渣鼻典型皮损，如阵发性红斑、毛细血管过度扩张等；皮损可见成批的针头至黄豆大小的丘疹和小脓疱，可伴少许渗出，上结黄痂，或生脓疱；毛细血管过度扩张，纵横交错如网，毛囊口扩大，呈橘皮状，但无粉刺形成。鼻赘期鼻部组织肥大，形成大小不等、凹凸不平的紫红色结节，形成鼻赘。鼻头结节可孤立散在，亦能集簇成攒，形若乳头，皮脂腺口呈蜂窝状，挤压后可有皮脂栓塞被挤出。其中，鼻部充血红赤，皮脂溢出多，腺口大，舌红苔黄，脉微数者，为肺胃积热证。症见鼻部暗红色米粒大丘疹并有脓疱，毛细血管扩张，伴恶寒等阳虚症状，舌暗苔薄，脉沉迟无力者，为脾胃虚寒证。

治疗

○ 处方

局部阿是穴（病损局部）、肺俞、心俞、膈俞、肝俞、脾俞、肾俞、大椎、至阳、命门、中脘、下脘、气海、关元、天枢、外陵、水道（图10-71~图10-73）。

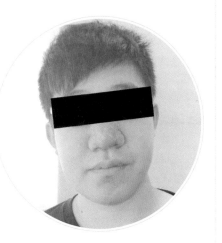

图 10-71　病变部位

肺俞：第三胸椎棘突下旁开1.5寸。取穴法类似大杼，由大椎穴再向下推三个椎骨为第三胸椎，该椎骨下缘旁开两横指（食中指）处即是本穴。

心俞：第五胸椎棘突下旁开1.5寸。取穴法类似膈俞，由膈俞穴再向上推两个椎骨为第五胸椎，该椎骨棘突下双侧各旁开两横指（食中指）处即是本穴。

膈俞：第七胸椎棘突下旁开1.5寸。正坐或俯卧位，从肩胛骨下角水平摸到第七胸椎，由其胸椎棘突下双侧各旁开两横指（食中指）处即是本穴。

肝俞：第九胸椎棘突下旁开1.5寸。取穴法类似膈俞，由膈俞穴再向下推两个椎骨为第九胸椎，该椎骨棘突下双侧各旁开两横指（食中指）处即是本穴。

脾俞：第十一胸椎棘突下旁开1.5寸。与肚脐中相对应处即为第二腰椎（参考命门穴取穴法），由此腰椎往上摸三个椎体即为第十一胸椎，其棘突下双侧各旁开两横指（食中指）处即是本穴。

肾俞：第二腰椎棘突下旁开1.5寸。先取命门穴（参考命门穴的取穴法），再由命门穴双侧各旁开两横指（食中指）处即是本穴。

大椎：第七颈椎棘突下凹陷中。坐位低头，项后最上方突起之椎骨（其特点是该椎骨用手按住时能感到随颈部左右摇头而活动）的下缘凹陷处即是本穴。

至阳：第七胸椎棘突下凹陷中。

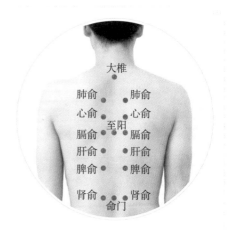

图 10-72　肺俞至命门的穴位定位

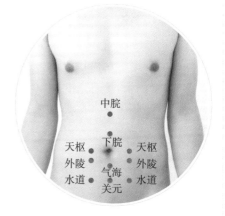

图 10-73　中脘至水道的穴位定位

命门：第二腰椎棘突下凹陷中。直立，由肚脐中作一线环绕身体一周，该线与后正中线的交点即是本穴。

中脘：腹正中线上，脐中上4寸。脐中央与胸骨体下缘连线的中点处即是本穴。

下脘：腹正中线上，脐中上2寸。

气海：腹正中线上，脐中下1.5寸。肚脐直下两横指（食中指）处即是本穴。

关元：腹正中线上，脐中下3寸。脐中直下四横指处即是本穴。

天枢：脐中旁开2寸。由脐中作一条垂直于腹正中线的水平线，再由一乳头与前正中线之间的中点作一条地面的垂直线，此两线的相交点即是本穴。

外陵：脐中下1寸，旁开2寸。

水道：脐中下3寸，旁开2寸。

○ 刺法

针刺部位皮肤常规消毒后，取火针，在酒精灯上将针尖烧红，先以中粗火针分别点刺背部督脉、膀胱经第一侧线穴位（图10-74），再针刺腹部任脉和胃经穴位（图10-75），深度根据患者胖瘦灵活掌握。再点刺局部阿是穴（图10-76、图10-77），红斑期伴有明显毛细血管扩张者，以细火针在毛细血管上点刺2~3针，丘疹期则以粗火针在丘疹、脓疱部位根据皮损大小点刺1~3针。

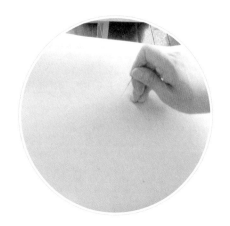

图 10-74　点刺背部腧穴（例）

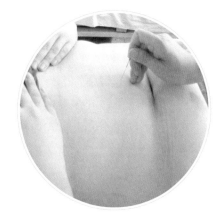

图 10-75　点刺腹部腧穴（例）

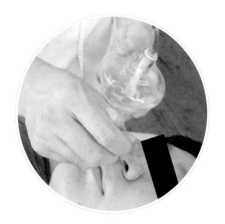

图 10-76　点刺患处

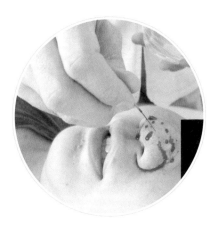

图 10-77　以出血为佳

按语

酒渣鼻多被认为是肺胃积热于鼻，而阳虚体寒者常被漏诊或误诊，临床需注意。本法结合刺络疗法进行治疗，对于红斑期和丘疹脓疱期的疗效较好，鼻赘期则效果较差。

第十七节　斑秃

概述

斑秃是一种非瘢痕性的炎症性脱发性疾病，常见发病于头皮，并且任何被毛区域都可受累，其多表现为突发的边界清晰的圆形、卵圆形或不规则形脱发斑，一个到数个，可相互连接成片，脱发区皮肤光亮。中医学称为"油风"，俗称"鬼剃头"。

临床表现

可发生于任何年龄，但以青壮年多见，发病率无性别差异。皮损表现为圆形或卵圆形非瘢痕性脱发，在斑秃边缘常可见"感叹号"样毛发，病区皮肤除无毛发外，不存在其他异常。有时可出现甲异常，最常见的是甲凹陷，还有脆甲、甲剥离、反甲等，可并发白内障、Down 综合征、甲状腺病和白癜风等。头发全部或几乎全部脱落，称为全秃；全身所有的毛发（包括体毛）都脱落，称为普脱；亦可见匍行性脱发。

治疗

◎ 处方

阿是穴（斑秃区）、肺俞、心俞、膈俞、肝俞、脾俞、肾俞、大椎、至阳、命门、中脘、下脘、气海、关元、天枢、外陵、水道（图10-78~图10-81）。

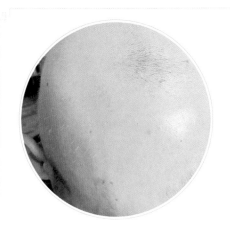

图 10-78　病变部位

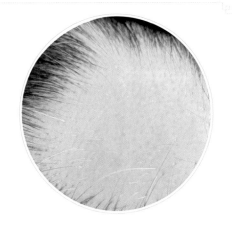

图 10-79　病变部位

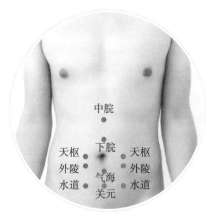

图 10-80　中脘至水道的穴位定位

中脘：腹正中线上，脐中上4寸。脐中央与胸骨体下缘连线的中点处即是本穴。

气海：腹正中线上，脐中下1.5寸。肚脐直下两横指（食中指）处即是本穴。

关元：腹正中线上，脐中下3寸。脐中直下四横指处即是本穴。

天枢：脐中旁开2寸。由脐中作一条垂直于腹正中线的水平线，再由一乳头与前正中线之间的中点作一条地面的垂直线，此两线的相交点即是本穴。

外陵：脐中下1寸，旁开2寸。

水道：脐中下3寸，旁开2寸。

肺俞：第三胸椎棘突下旁开1.5寸。取穴法类似大杼，由大椎穴再向下推三个椎骨为第三胸椎，该椎骨下缘旁开两横指（食中指）处即是本穴。

心俞：第五胸椎棘突下旁开1.5寸。取穴法类似膈俞，由膈俞穴再向上推两个椎骨为第五胸椎，该椎骨棘突下双侧各旁开两横指（食中指）处即是本穴。

膈俞：第七胸椎棘突下旁开1.5寸。正坐或俯卧位，从肩胛骨下角水平摸到第七胸椎，由其胸椎棘突下双侧各旁开两横指（食中指）处即是本穴。

肝俞：第九胸椎棘突下旁开1.5寸。取穴法类似膈俞，由膈俞穴再向下推两个椎骨为第九胸椎，该椎骨棘突下双侧各旁开两横指（食中指）处即是本穴。

脾俞：第十一胸椎棘突下旁开1.5寸。与肚脐中相对应处即为第二腰椎（参考命门穴取穴法），由此腰椎往上摸三个椎体即为第十一胸椎，其棘突下双侧各旁开两横指（食中指）处即是本穴。

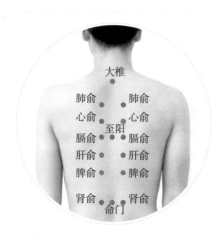

图 10-81 肺俞至命门的穴位定位

肾俞：第二腰椎棘突下旁开1.5寸。先取命门穴（参考命门穴的取穴法），再由命门穴双侧各旁开两横指（食中指）处即是本穴。

大椎：第七颈椎棘突下凹陷中。坐位低头，项后最上方突起之椎骨（其特点是该椎骨用手按住时能感到随颈部左右摇头而活动）的下缘凹陷处即是本穴。

至阳：第七胸椎棘突下凹陷中。

命门：第二腰椎棘突下凹陷中。直立，由肚脐中作一线环绕身体一周，该线与后正中线的交点即是本穴。

○ 刺法

患者取俯卧位，背俞穴和督脉背部穴位常规消毒，施术者刺手持中粗火针，于酒精灯外焰先加热针体，再加热针尖，烧针长度与刺入的深度相当，待针身烧至通红后，对准穴位垂直刺入（图10-82）。然后患者取仰卧位，刺任脉和胃经腹部腧穴，操作同前（图10-83）。最后患者取仰卧位或坐位，取阿是穴（斑秃区），三头火针烧红后，采用速刺疾退法（图10-84），从脱发区边缘向脱发区中心散刺，刺破即可，无须过深，尽量令瘀血流出至其自止（图10-85）。

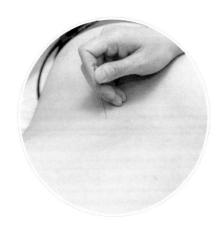

图 10-82 点刺背部腧穴（例）

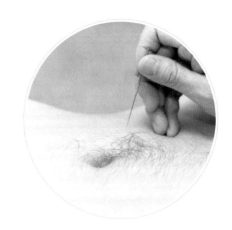

图 10-83 点刺腹部腧穴（例）

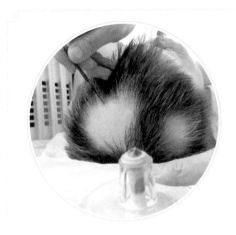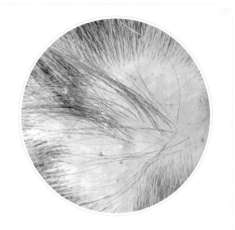

图 10-84　散刺患处　　　　　　　图 10-85　患处以微出血为佳

按语

从斑秃的病机来看，多因肝肾气血亏虚，局部肌肤失于濡养；或日久成瘀；或素体亏虚，加之外受虚邪贼风，致经络阻滞，邪风蕴于肌肤而致。以上证型常兼夹出现，其中肾虚血瘀型较为多见。火针点刺局部，是以温通法强令其血气通行，经络通畅，达到血气调和、活血生新的目的，毛发得以再生，能促进毳毛的生长以及变黑。整体上则选择背部督脉、膀胱经穴位和腹部任脉、胃经穴位，着重于从整体补其肾气，改善人的体质。火针能温通经脉、行气活血，通过刺激以上经脉，补足其气血，从而起到补肾活血、气血旺则毛发自生之作用。

＊假性斑秃

概述

假性斑秃是一种无明显炎症的慢性进行性瘢痕性秃发。假性斑秃的病因尚无定论。一些学者认为假性斑秃是一种原因未明的独立疾病，但也有相反意见，提出凡是引起头皮萎缩性瘢痕的皮肤病均可发生假斑秃，如扁平苔藓、局限性硬皮病、盘状红斑狼疮、秃发性毛囊炎及 Graham-Little 综合征。但近年来，更倾向于认为假性斑秃是一独立疾病。

临床表现

斑秃初起在头皮发生 1 个或数个虫蚀状圆形、椭圆形或不规整形秃发斑片，大小约如硬币，可逐渐扩大和增多，散布各处，也可融合成大片。边界清楚，边缘头发不松动。患处皮肤呈白色或略呈淡红色，表面萎缩，略凹陷，平滑发亮如薄纸。该处毛囊破坏，毛发不再生。脱发区亦可出现个别扩张的毛囊和毛发。多见于 30~50 岁的女性，女男比例大约为 3∶1。秃发区皮肤无脓疱、结痂、鳞屑和断发可见。

治疗

处方

阿是穴（斑秃区）、肺俞、心俞、膈俞、肝俞、脾俞、肾俞、大椎、至阳、命门、中脘、下脘、气海、关元、天枢、外陵、水道。

刺法

患者取俯卧位，背俞穴和督脉背部穴位常规消毒，施术者刺手持中粗火针，于酒精灯外焰先加热针体，再加热针尖，烧针长度与刺入的深度相当，待针身烧至通红后，对准穴位垂直刺入。然后患者取仰卧位，针刺任脉和胃

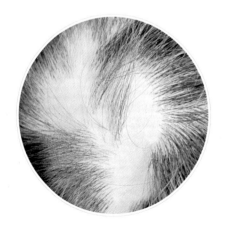

图 10-86　治疗 3 个月后

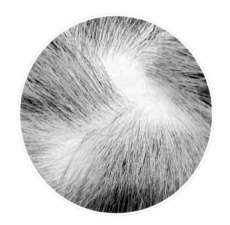

图 10-87　治疗 9 个月后

经腹部腧穴，操作同前。最后患者取坐位，取阿是穴（斑秃区），三头火针烧红后，采用速刺疾退法，从脱发区边缘向脱发区中心散刺，刺破即可，无须过深，尽量令瘀血流出至其自止（图10-86、图10-87）。

按语

中医学认为本病多因脏腑虚损，气血亏虚，血瘀毛窍使发根空虚，毛发失养所致。发为血之余，心脾两虚，肝肾阴虚，肺气阴两虚，肝郁气滞或瘀血阻络、湿滞，均可致头部气血虚损，发根不养而脱发。患者气血不足，推动无力，久之血停成瘀，阻滞脉络，发不得气血濡养而脱。《医林改错》云："无病脱发，亦是血瘀。"故针刺患处时当尽出其血，将有形之邪祛除，瘀去则新生。同时刺激督脉、膀胱经、胃经以及任脉腧穴，也可激发机体气血的运行。督脉"总督诸阳"；膀胱与肾之经脉相互络属，气血由膀胱经注入肾经；任脉"血独盛则澹渗皮肤，生毫毛"；五脏六腑皆禀气于胃，胃经通畅则气血生化有常。因此，火针针刺以上腧穴可共同达到补肾活血之效。

第十八节　鸡眼

概述

鸡眼是由长期摩擦和受压引起的圆锥形角质层增厚性损害的一种病证，有角质中心核，尖端深入真皮，基底露于外面，其尖端生发点不断产生角质增生，压迫神经末梢，故行走时感觉疼痛。好发于足底及足趾。

临床表现

行走时感觉疼痛，皮损呈嵌入皮内的圆锥形角质栓。大小一般为针尖至黄豆大或更大，表面光滑，与皮面平或稍隆起，呈淡黄或深黄色，半透明。圆锥的尖端伸入皮内，呈楔状，底面扁平露于皮外，若用力将其表面的角质物削去，在中央可见一坚硬的针状角质栓塞，外周有一圈透明的淡黄色环，呈鸡眼状，大多为1~2个，偶有多发者，一般不易自愈。

治疗

处方

阿是穴（即鸡眼中心）（图 10-88）。

刺法

患者选择合适体位，针刺部位常规消毒，用酒精灯的外焰将针烧至通红，以稳、准、快的手法，对准鸡眼正中快速刺入，深度以刺到鸡眼基底部为宜，不宜过深，以免伤及正常组织。然后快速出针，出针后用干棉球按压针孔片刻。术后创可贴敷盖针孔。

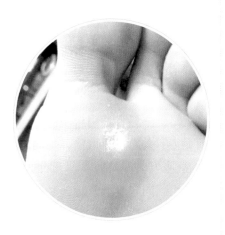

图 10-88　病变部位

按语

根据鸡眼大小选择火针，细火针针体细，阻力小，便于深刺至鸡眼根部，粗火针针体粗，阻力大，故在临床中多选用细火针。针刺速度和深度要适宜。动作太快，恐刺穴不准；进针慢又恐针体温度低，致进针阻力加大，不易透达鸡眼硬结之根部；用力过猛，有可能伤及正常组织，或造成弯针。本病轻者治疗 1 次即愈，重者可于 1 周后重复治疗，一般治疗 3 次，3 次无效改用其他方法。

第十九节　胎记

概述

胎记在中医里被称为黑薪、面尘、肝斑或面生黑斑，首见于《太平圣惠方》。它虽然不影响正常生活，但有的长在面部，且随年龄的增长而扩大，故给患者带来了很重的精神负担。

临床表现

胎记一般可分为色素型和血管型，常见的色素型包括太田痣、先天性色素痣、咖啡斑等，血管型则包括鲜红斑痣、草莓样血管瘤等。胎记可以在出生时发现，也可能在出生几个月后才逐渐发病。

治疗

○ **处方**

阿是穴（图 10-89 ）。

○ **刺法**

凡是有胎记的部位均要针刺。施治时，先嘱患者暴露胎记部位，施术者押手持点燃的酒精灯，刺手持中粗火针做好准备（图 10-90）。待火针烧热发红时迅速点刺胎记部位，如此反复在患部进行围刺（图 10-91）。针罐配合，在患者背部寻找痣点（棕色或

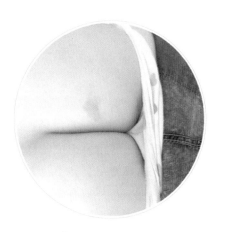

图 10-89　病变部位

棕黑色，芝麻粒大小的色素沉着点）3~4 个，以三棱针挑刺肌纤维出血，并在出血部位拔罐 5~10 分钟。

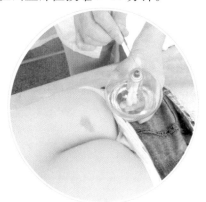

图 10-90　烧针

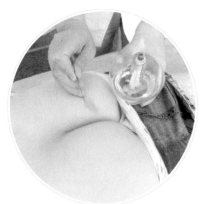

图 10-91　点刺患处

火针针刺前可在胎记部位涂抹外用麻药，以减轻针刺时的痛苦。针体烧至通红才宜进针，针刺密度可视患者耐受程度、胎记颜色深浅等因素酌情掌握。针刺后可用干棉球轻拭针孔，如遇出血，不必一味强调止血，可令其自然流出。初期治疗可从外周开始，以后逐渐深入内部，一周 1~2 次。每次治疗可先进行火针点刺，再刺络拔罐，反之亦可。嘱患者于治疗当天及第二天减少针刺部位的清洗和触摸，针孔处 3~4 天后自然愈合。

第二十节　色素痣

概述

色素痣是由痣细胞组成的良性新生物，又名痣细胞痣、细胞痣、黑素细胞痣、痣。本病常见，几乎每人都有，从婴儿到年老者都可以发生，随年龄增长数目增加，往往青春发育期明显增多。女性的痣趋向比男性更多，白人的痣比黑人更多。偶见于黏膜表面，临床表现有多种类型。颜色多呈深褐或墨黑色，少数为没有颜色的无色痣。

临床表现

基本损害一般为直径 <6mm 的斑疹、丘疹、结节，疣状或乳头状，多为圆形，常对称分布，界限清楚，边缘规则，色泽均匀。数目不等，单个、数个甚至数十个，有些损害处可有一根至数根短而粗的黑毛。由于痣细胞的色素含量不同，临床上可呈棕色、褐色、蓝黑色、黑色或正常肤色、淡黄色、暗红色。日晒可增加暴露部位色素痣的数量。根据痣细胞的分布部位，分为交界痣、皮内痣和混合痣。

治疗

处方

阿是穴（图 10-92）。

刺法

患者选取合适体位，行常规消毒后，将平头火针在酒精灯上烧至通红，以感觉针柄发热为度（图 10-93），迅速点刺色素痣至基底部，烙刺时通常从色素痣的周边开始，以包围式逐次向里，直至点净为止（图 10-94）。色痣大者可刺数针，直至病变缩小或呈焦痂样，刺后不做任何处理。可用消毒干棉球按压，预防感染。

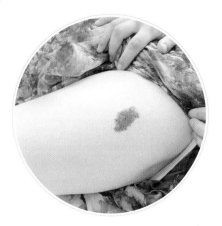

图 10-92　病变部位

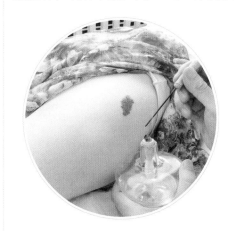

图 10-93　烧针

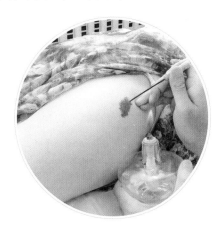

图 10-94　烙刺患处

按语

火针治疗在祛痣方面具有设备简便、易于操作等优点。其疗效与操作熟练程度有密切关系。火针治疗时局部有轻度灼痛，对于痛觉敏感或小儿患者应慎重选用。为了减轻疼痛，除保持针尖高温外，操作务求敏捷，用力得当。均以轻刺为宜，避免深刺以防伤及血管、肌腱及神经。必须嘱咐患者于针后保护皮肤，保持局部清洁，耐心等候痂皮自然脱落。应严防搔抓及人为剥脱痂皮，以免继发感染、产生瘢痕。

第二十一节　瘢痕疙瘩

概述

瘢痕疙瘩中医称之为"蟹足肿"。中医学认为本病是由于先天禀赋不足，正气虚弱，金刃、火毒和毒虫损伤，邪毒与体内浊气、瘀血、痰湿搏结而成，有形之邪凝聚肌肤，日久形成质地偏硬的结块。其中血行瘀滞、经络痹阻为主要病机。

临床表现

皮损隆出正常皮肤，皮色多呈淡红色，质地坚硬，形状不一，有时表面可见毛细血管扩张，或呈树枝状增生，自觉痛痒或有刺痛感，发于胸前或肩胛部、背部及四肢受压迫部位，严重者可见多处皮损，与个人体质有关，多继发于外伤或手术后。

治疗

● 处方

阿是穴（图 10-95）。

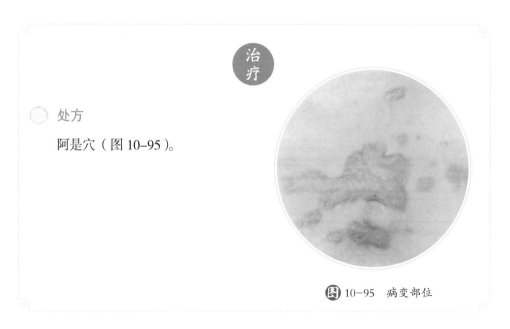

图 10-95　病变部位

刺法

选择瘢痕组织局部作为针刺部位，常规消毒。用中粗火针加热至通红（图10-96），迅速垂直刺入瘢痕组织（图10-97）。采用围刺与散刺相结合的方法，先围绕瘢痕针刺一周，再在瘢痕内部散刺，每针之间间隔1~2mm。针刺深度以穿透瘢痕组织为度，针刺后可见血随针出，血色暗黑，无须压迫止血，任其自行流出。针刺完毕后，用棉球挤压瘢痕组织，尽量排出瘀血。

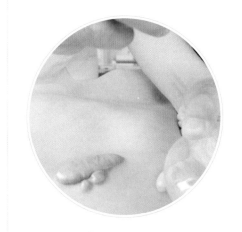

图 10-96　烧针

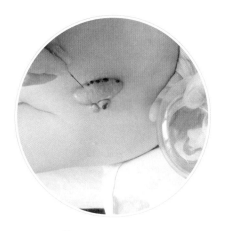

图 10-97　点刺患处

按语

治疗期间，患处痛痒，切忌搔抓，以免感染。火针治疗瘢痕副作用小，对周围正常组织无损伤，不影响工作生活。本病治疗周期较长，当以年记，患者需坚持治疗。

第二十二节　软纤维瘤

概述

软纤维瘤又称皮赘，是发生在皮肤上的柔软疣状赘生物，属良性结缔组织肿瘤。本病主要长在颈部，偶尔在肩背、上胸、腋窝、腹股沟等处发生。本病多发生于中老年人，不伴有咖啡斑，随年龄增长，皮疹数目增多。

一型表现为从小米粒至大米粒大小，正常肤色或淡褐色，质软，有蒂或无蒂的乳头状小瘤，无自觉症状。妊娠妇女颈部和乳房出现皮赘称为妊娠性软纤维瘤，产后消失或不消失，或每次妊娠时变大。另一型为柔软有蒂袋状的软纤维瘤，常见于躯干、腹部、腋窝等处，又称为巨大软猴，悬垂似泪滴状，触之软。

治疗

○ 处方

阿是穴（图 10-98）。

○ 刺法

根据皮赘的大小选用针具。

大的皮赘：施术者押手持止血钳在根蒂部固定，约高出皮肤平面 1mm（图 10-99），刺手持粗火针，在酒精灯上烧至发红，顺止血钳下方迅速烙

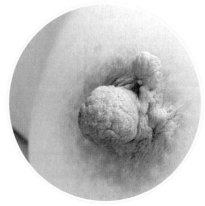

图 10-98　病变部位

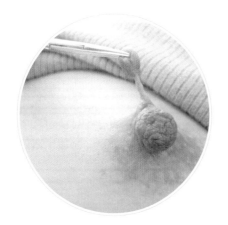

图 10-99　押手持止血钳在根蒂部固定

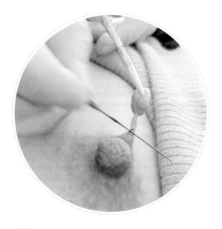

图 10-100　顺止血钳下方迅速烙割

割（图 10-100）。术后创面不平者，用平头火针熨平整。畏疼者可用利多卡因表面敷压 30 分钟；对创面大者，用消毒敷料覆盖，防止感染。

小的皮赘：施术者刺手持粗火针或平头火针，在酒精灯上烧至通红，对准皮赘速刺，稍大者刺 2~3 针，小者刺 1 针，刺后用酒精棉球局部消毒。数量多，满布者，可采用分批分片点刺方法：施分批者，先点赘体大者，最后消除赘体小者；分片者，先将皮赘分为 3~5 片，每次点刺 1 片，分 3~5 次点刺完。治疗完毕后，嘱患者 5 日内局部严禁沾水或摩擦以保护创面，避免感染（图 10-101、图 10-102）。

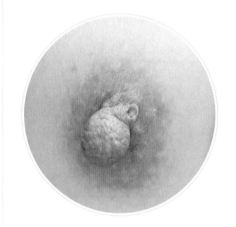 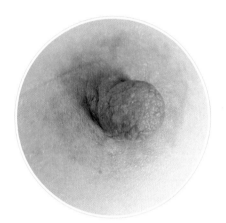

图 10-101　割治后外观　　　　图 10-102　痊愈后外观

按语

火针疗法是一种独特有效的治疗方法。采用火针直达病所烙割软纤维瘤，从而达到行气除结、活血通络的作用，可使软纤维瘤脱落、结痂，最后痂脱而愈，是一种简单易行的治疗方法。

第十一章

妇科、男科病证

妇科疾病是除骨科、皮肤科、外科、内科疾病之外火针治疗的主要优势病种。火针疗法具有针和灸的双重作用，既有针的刺激，又有灸的温热，能促进气血运行，鼓舞正气，正气充盛则能排毒除脓；且有行气和发散之功，可使火热毒邪外散，从而达到活血行气、补肾助阳、消肿散结、祛邪解毒的目的，因此能广泛应用于妇科多种疾病。火针疗法在男科的应用则主要因其助阳补虚之功，而多用于治疗肾阳虚型男科病证。

第一节　原发性痛经

概述

痛经系指经期前后或行经期间，出现下腹部痉挛性疼痛，并伴有全身不适，严重者甚则影响日常生活。临床分为原发性和继发性两种。经过详细妇科临床检查未能发现盆腔器官有明显异常者，称原发性痛经，也称功能性痛经，是年轻女性十分常见的病证。

临床表现

原发性痛经常发生在年轻女性初潮后数月（6~12个月），30岁以后发生率开始下降，疼痛常在月经来潮前或来潮后开始出现，并持续在月经期的前48~72小时；疼痛常呈痉挛性，严重者需卧床数小时或数天。疼痛部位集中在下腹正中，可伴有腰痛或放射至股内侧，盆腔检查无阳性所见。关于痛经程度的判定一般根据疼痛程度及对日常活动的影响、全身症状、止痛药应用情况而综合判定。轻度：有疼痛但不影响日常活动，工作很少受影响，无全身症状，很少用止痛药；中度：疼痛使日常活动受影响，工作能力亦有一定影响，很少有全身症状，需用止痛药，且有效；重度：疼痛使日常活动及工作明显受影响，全身症状明显，止痛药效果不好。

治疗

○ **处方**

次髎、十七椎、关元、气海、归来、地机（图 11-1~ 图 11-3）。

次髎：第二骶后孔中，当髂后上棘内下方。俯卧位，骨盆后面，从髂嵴最高点向内下方骶角两侧循摸一高骨突起，此处即是髂后上棘，与之平齐，骶骨正中突起处是第一骶椎棘突，髂后上棘与第二骶椎棘突之间，即第二骶后孔，亦为本穴。

十七椎：第五腰椎棘突下。

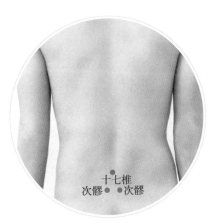

图 11-1　次髎、十七椎的穴位定位

关元：腹正中线上，脐中下 3 寸。脐中直下四横指处即是本穴。

气海：腹正中线上，脐中下 1.5 寸。肚脐直下两横指（食中指）处即是本穴。

归来：脐中下 4 寸，旁开 2 寸。前正中线上，耻骨联合上缘上一横指（拇指），中极穴旁外两横指处即是本穴。

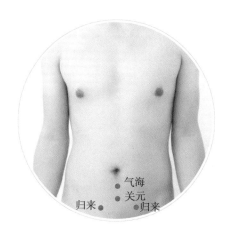

图 11-2　关元、气海、归来的穴位定位

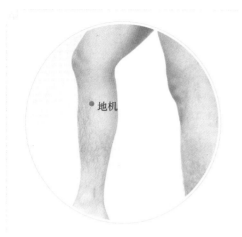

地机：内踝尖与阴陵泉连线上，阴陵泉下3寸。胫骨后缘，阴陵泉穴下四横指处即是本穴。

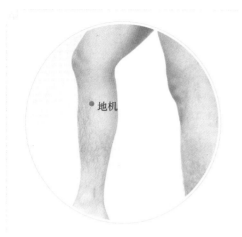
图 11-3　地机的穴位定位

◯ 刺法

　　患者选择合适体位，针刺部位常规消毒，施术者将中粗火针在酒精灯上烧至通红，在已选穴位上快速进针，即刻出针。腹部穴位针刺深度0.2~0.5寸。患者先取俯卧位针刺背部腧穴（图11-4、图11-5），再取仰卧位针刺腹部和四肢腧穴（图11-6、图11-7）。对因寒邪引起的痛经患者可在腹部腧穴采用火留针法，留针5~10分钟，待热散尽后出针，按压针孔。

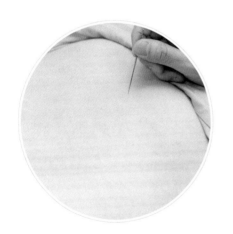
图 11-4　点刺次髎（例）

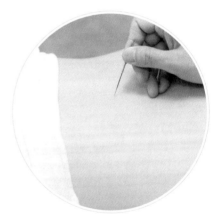
图 11-5　点刺十七椎（例）

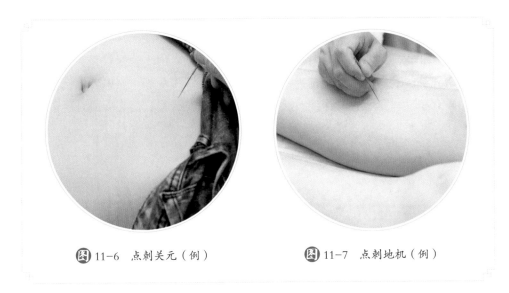

图 11-6　点刺关元（例）　　　图 11-7　点刺地机（例）

按语

次髎为治疗痛经的要穴，针感向前阴放射最佳。治疗本病应掌握针治时机，方可获得预期效果，即"经前开始治疗"则"经来便可有效缓解疼痛症状"，可从月经来潮前1周开始治疗。该法见效快，且远期疗效较好。

第二节　慢性盆腔炎

概述

慢性盆腔炎是指女性内生殖器及其周围结缔组织、盆腔腹膜的慢性炎症。慢性盆腔炎病理上包括慢性输卵管炎与输卵管积水、输卵管卵巢炎及输卵管卵巢囊肿、慢性盆腔组织炎，常因急性盆腔炎未彻底治愈，在患者体质较差的情况下，病程迁延及反复发作，造成慢性盆腔炎，但是亦可无急性盆腔炎史。慢性盆腔炎病情较顽固，可导致月经紊乱、白带增多、腰腹疼痛及不孕等。

临床表现

慢性炎症形成的瘢痕粘连以及盆腔充血，常引起下腹部坠胀、疼痛及腰骶部酸痛，重者可影响工作。输卵管粘连阻塞可致不孕和异位妊娠，并随着病情的发展呈现上升趋势。子宫内膜炎常有白带增多、月经紊乱、经血量多、痛经，性感不快；盆腔淤血可致经量增多；卵巢功能损害时可致月经失调。全身症状多不明显，有时仅有低热，易感疲倦。由于病程较长，部分患者可出现神经衰弱症状，如精神不振、周身不适、失眠等。当患者抵抗力差时，易有急性或亚急性发作痛及腰骶部酸痛，常在劳累、性交后或月经前后加剧。

治疗

处方

关元、中极、水道、归来、三阴交、次髎、肾俞、肝俞（图11-8~图11-10）。

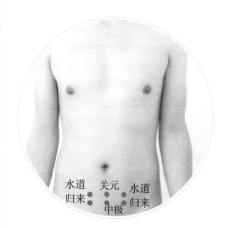

图 11-8　关元至归来的穴位定位

关元：腹正中线上，脐中下3寸。脐中直下四横指处即是本穴。

中极：腹正中线上，脐中下4寸。仰卧位，前正中线延长至下腹部之耻骨联合处，由此交点处向上一横指处即是本穴。

水道：脐中下3寸，旁开2寸。

归来：脐中下4寸，旁开2寸。前正中线上，耻骨联合上缘上一横指（拇指），中极穴旁外两横指处即是本穴。

三阴交：内踝尖上3寸，胫骨内侧缘后方。以手四指并拢，小指下边缘紧靠内踝尖上，食指上缘所在水平线与胫骨后缘的交点即是本穴。

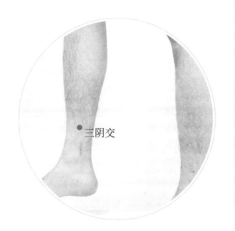

图 11-9　三阴交的穴位定位

次髎：第二骶后孔中，当髂后上棘内下方。俯卧位，骨盆后面，从髂嵴最高点向内下方骶角两侧循摸一高骨突起，此处即是髂后上棘，与之平齐，骶骨正中突起处是第一骶椎棘突，髂后上棘与第二骶椎棘突之间，即第二骶后孔，亦为本穴。

肾俞：第二腰椎棘突下旁开 1.5 寸。先取命门穴（参考命门穴的取穴法），再由命门穴双侧各旁开两横指（食中指）处即是本穴。

肝俞：第九胸椎棘突下旁开 1.5 寸。取穴法类似膈俞，由膈俞穴再向下推两个椎骨为第九胸椎，该椎骨棘突下双侧各旁开两横指（食中指）处即是本穴。

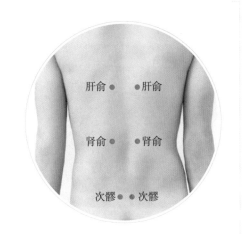

图 11-10　次髎、肾俞、肝俞的穴位定位

刺法

患者取仰卧位，局部常规消毒后，选择中粗火针，将针烧至通红，迅速刺入选定腧穴，只点刺不留针。腹部穴位刺 0.3~0.5 寸（图 11-11、图 11-12），三阴交刺 0.2~0.3 寸（图 11-13）。然后再嘱患者取俯卧位，局部消毒后，火针点刺肝俞、肾俞、次髎，深度 0.2~0.3 寸（图 11-14）。针毕均用消毒干棉球按压穴位。

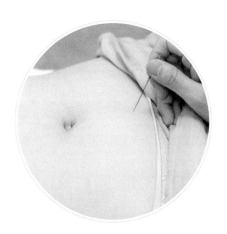

图 11-11　点刺中极（例）

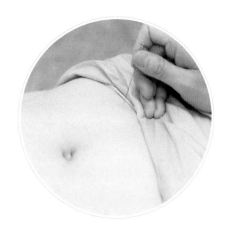

图 11-12　点刺归来（例）

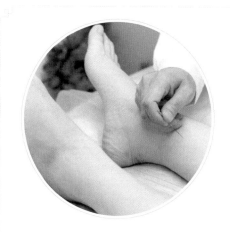

图 11-13　点刺三阴交（例）

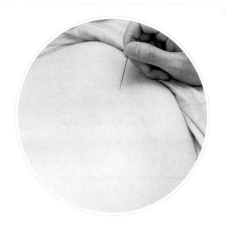

图 11-14　点刺次髎（例）

按语

慢性盆腔炎辨证多属寒凝气滞或湿热瘀阻，治疗应温肾助阳、行气活血、清热利湿、化瘀通络。关元、中极为足三阴经与任脉之交会穴，通于胞宫，联系冲任，针之可通调冲任、补肾助阳、散寒逐瘀；水道、归来为足阳明胃经穴，胃者，与脾同属后天之本，共生精微，针之可调补脾胃，又因两穴位居腹部，邻近胞宫，善治妇科诸疾；三阴交为足三阴经之交会穴，可疏理肝脾、补肾养肝、调理气血，为妇科之要穴；次髎属足太阳膀胱经，位于腰骶部，是泌尿生殖系统之分野，与肾、膀胱、督脉关系密切，既能清利湿热、理气调经，又可强腰壮肾、调补冲任。火针针刺诸穴能扶正助阳、温通经络，并能祛邪引热、理气活血，可促进盆腔局部血液循环，改善组织营养状态，提高新陈代谢，以利炎症的吸收和消退。

第三节　卵巢囊肿

概述

卵巢囊肿是广义上的卵巢肿瘤的一种，为女性生殖系统常见肿瘤之一。各年龄段均可发病，但以 20~50 岁最多见。卵巢肿瘤有各种不同的性质和形态，即一侧性或双侧性、囊性或实性、良性或恶性，其中以囊性多见，有一定的恶性比例。多因情志不遂，肝气郁结；或脾不健运，痰湿内停，加之气血凝滞，日久结聚不化，渐致癥瘕。

(临)(床)(表)(现)

中等以下大小的腹内包块，从一侧向上增大，生长缓慢，常可形成巨大肿块。肿块呈球形，多数表面光滑，上缘边界清晰可触。如无并发症或恶变，其最大特点为可动性，往往能自盆腔推移至腹腔；恶性或炎症情况，肿物活动受限。包块一般无触痛，但如有感染等并发症，则不仅包块本身有压痛，甚至会出现腹膜刺激症状、腹水等。一般情况下月经及饮食、二便正常。囊肿过大可影响月经。

治疗

○ 处方

水道、归来、阿是穴（图11-15）。

水道：脐中下3寸，旁开2寸。

归来：脐中下4寸，旁开2寸。前正中线上，耻骨联合上缘上一横指（拇指），中极穴旁外两横指处即是本穴。

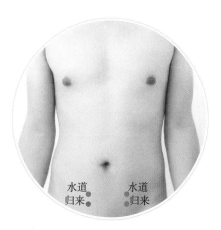

图 11-15　水道、归来的穴位定位

○ 刺法

患者取仰卧位，标记针刺穴位并常规消毒，以中粗火针在酒精灯上加热，以针体前 1/3 呈通红为度，将针快速刺入穴位，一般情况不留针或留针5分钟（图11-16、图11-17）。

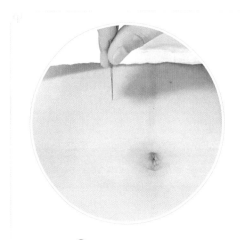
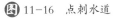
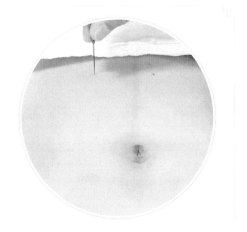

图 11-16　点刺水道

图 11-17　点刺归来

按语

　　《素问·刺要论》记载："刺有浅深，各至其理，……浅深不得，反为大贼。"强调了针刺的深度必须适当。《针灸大成》论述火针"切忌太深，恐伤经络，太浅不能去病，惟消息取中耳"。文中"消息取中"意思即深度适当。贺老采用火针治疗卵巢囊肿，主张深刺，一般以达肿物中心为度。火针治疗卵巢囊肿，方法简便，患者痛苦小。患者应定期复查，包括妇科检查、B 超等。

第四节　子宫肌瘤

概述

　　子宫肌瘤又称为纤维肌瘤、子宫纤维瘤，是女性生殖器官中最常见的一种良性肿瘤，也是人体中最常见的肿瘤之一，以 30~50 岁妇女多见。根据肌瘤生长部位的不同，临床分为肌壁间肌瘤、浆膜下肌瘤、黏膜下肌瘤、子宫颈肌瘤四种。西医认为本病与体内雌激素、胎盘生乳素、免疫等因素有关。中医将其归于"癥瘕"的范畴，认为经期、产时、产后血室正开，胞脉空虚，风寒湿邪乘虚侵入胞宫脉络；或因房室不节，损伤胞脉，瘀阻胞宫；或因脾气虚弱,气虚血瘀;或郁怒伤肝,肝郁气滞,气滞血瘀,瘀血积聚胞宫,日久而成癥瘕。

临床表现

多数患者无症状,仅在盆腔检查或超声检查时被发现。如有症状则与肌瘤生长部位、速度及有无并发症关系密切,而与肌瘤大小、数目多少关系相对较小。主症可见经行量多,周期失调,色紫红,有大小不等的血块,伴有腹痛,或不规则阴道出血,经期延长,小腹作胀,胸闷烦躁,腰酸纳差,舌质黯或有瘀点,脉沉涩。妇科检查可发现子宫增大,表面光滑或呈结节,质地偏硬,病久可见面色萎黄,精神疲倦,头晕心悸,气短懒言,面浮肢肿,或形体消瘦,面色黯黑,胸闷烦躁,五心烦热,便干,尿黄等症。

治疗

○ 处方

气海、关元、中极、水道、痞根、阿是穴(图 11–18、图 11–19)。

气海:腹正中线上,脐中下 1.5 寸。肚脐直下两横指(食中指)处即是本穴。

关元:腹正中线上,脐中下 3 寸。脐中直下四横指处即是本穴。

中极:腹正中线上,脐中下 4 寸。仰卧位,前正中线延长至下腹部之耻骨联合处,由此交点处向上一横指处即是本穴。

水道:脐中下 3 寸,旁开 2 寸。

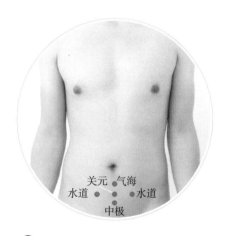

关元 气海
水道 水道
中极

图 11–18　气海、关元、中极、水道的穴位定位

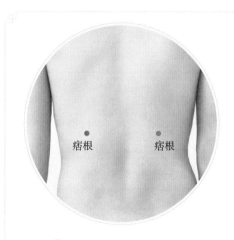

痞根：第一腰椎棘突下，旁开3.5寸。

图 11-19　痞根的穴位定位

刺法

患者取仰卧位，针刺部位常规消毒，以中粗火针采用速刺法，点刺不留针（图11-20）。针下出现坚硬感，触及肿块时，留针半分钟，且可酌情深刺。痞根一般针刺深度为0.1~0.3寸（图11-21）。

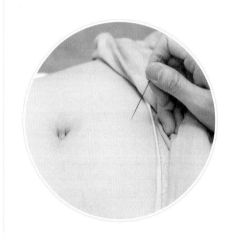

图 11-20　点刺关元（例）

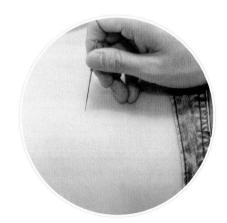

图 11-21　点刺痞根（例）

按语

火针治疗子宫肌瘤一般以任脉腧穴为主，其原理主要是利用火针对腧穴的温热刺激，激发经络之气，调整进而改变机体的病理状态，达到温通经脉、软坚散结、活血化瘀的目的。痞根为经外奇穴，善治腹内痞块，火针刺之有软坚散结之功。

第五节　外阴白斑

概述

外阴白斑，又称外阴白色病变、外阴白色病损或外阴营养不良，是指妇女外阴部皮肤黏膜色素脱失，呈白色，伴有瘙痒或浅溃疡，以及大小阴唇萎缩。可以发生于任何年龄，以中年妇女为多。中医称之为"阴疮"，认为患者素体较弱，脾胃不健，后天失养；或情志不畅，肝郁克脾，中焦健运失司，气血化源不足，经脉失于濡养，足厥阴肝经过阴器，肝经失养则阴部不荣而产生本病。

临床表现

外阴奇痒为主要症状，瘙痒剧烈程度无季节与昼夜差异。早期阴部多有红肿瘙痒，继而局部黏膜色白，有时可因搔抓而成皮炎；重者大小阴唇萎缩，白斑可蔓延至肛门周围。外阴鳞状上皮增生时患者感觉瘙痒更严重。如伴有滴虫性或霉菌性阴道炎，分泌物会增多，瘙痒所致的皮肤黏膜破损或感染会使局部出现烧灼感或刺痛。常有水肿、皲裂及散在的表浅溃疡。

治疗

○ 处方

外阴病变处、会阴、肾俞、命门、次髎、关元、气海（图11-22~图11-25）。

会阴：大阴唇后联合与肛门连线的中点。

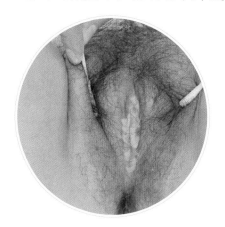

图 11-22　病变部位

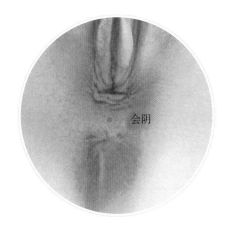

图 11-23　会阴的穴位定位

　　肾俞：第二腰椎棘突下旁开 1.5 寸。先取命门穴（参考命门穴的取穴法），再由命门穴双侧各旁开两横指（食中指）处即是本穴。

　　命门：第二腰椎棘突下凹陷中。直立，由肚脐中作一线环绕身体一周，该线与后正中线的交点即是本穴。

　　次髎：第二骶后孔中，当髂后上棘内下方。俯卧位，骨盆后面，从髂嵴最高点向内下方骶角两侧循摸一高骨突起，此处即是髂后上棘，与之平齐，骶骨正中突起处是第一骶椎棘突，髂后上棘与第二骶椎棘突之间，即第二骶后孔，亦为本穴。

　　关元：腹正中线上，脐中下 3 寸。脐中直下四横指处即是本穴。

　　气海：腹正中线上，脐中下 1.5 寸。肚脐直下两横指（食中指）处即是本穴。

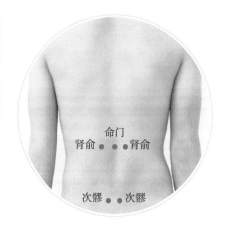

图 11-24　肾俞、命门、次髎的穴位定位

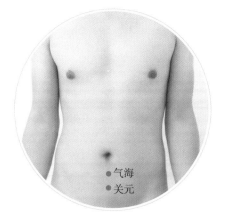

图 11-25　关元、气海的穴位定位

刺法

病变处常规消毒，若患者惧痛可在病变处行局部麻醉，再用中粗火针在酒精灯上烧红控温后（图11-26），对准病变处采用速刺法（图11-27），深度以刺到病变基底部为度，随即用消毒棉球迅速按压针孔，防止出血，如此反复操作，逐渐扩大针刺范围。

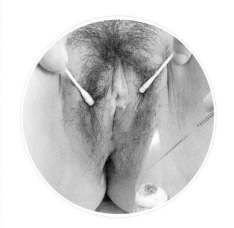

图 11-26　烧针

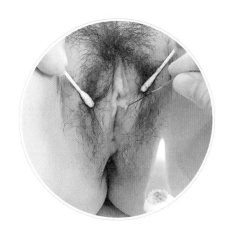

图 11-27　点刺患处

按语

冲脉起于小腹内，下出于会阴部，冲为血海，为全身气血运行的要冲，其脉与足阳明胃经会于气街，受后天水谷精微之供养。脾胃为后天之本，主健运，为气血生化之源。外阴白斑多属虚证。火针有温通、引邪外达、调和气血的作用，冲任疏通则脾运湿之功恢复，气血生化充足，诸症缓解。

第六节　霉菌性阴道炎

概述

霉菌性阴道炎是由假丝酵母菌（俗称念珠菌）引起的妇科常见外阴阴道炎症，霉菌性阴道炎属中医"带下病"范畴。近年来由于抗生素的滥用、不良的生活习惯，以及未及时诊治，在霉菌性阴道炎患者中有 40%~50% 的人有复发感染史。

临床表现

外阴瘙痒：外阴及阴道灼热瘙痒，瘙痒症状时轻时重，时发时止，瘙痒严重时坐卧不宁，妊娠期霉菌性阴道炎的瘙痒症状尤为严重，寝食难安，炎症较重时还可能出现排尿痛、性交痛等。另外还可出现外阴红斑、水肿，常伴有外阴抓痕，症状严重者可有外阴皮肤裂纹、脱皮等。

白带异常：白带增多，色白黏稠，呈凝乳状或豆腐渣样，黏附于小阴唇内侧及阴道黏膜，磨擦易出血。约 50% 的患者白带为大量水样或脓性而无白色片状物，症状较轻，仅有外阴潮湿。另外，尚有 10% 左右的妇女及 30% 孕妇虽为霉菌携带者，却无任何临床表现。

治疗

○ 处方

天枢、气海、关元、归来、中极、足三里、地机、三阴交（图 11-28、图 11-29）。

天枢：脐中旁开2寸。由脐中作一条垂直于腹正中线的水平线，再由一乳头与前正中线之间的中点作一条地面的垂直线，此两线的相交点即是本穴。

气海：腹正中线上，脐中下1.5寸。肚脐直下两横指（食中指）处即是本穴。

关元：腹正中线上，脐中下3寸。脐中直下四横指处即是本穴。

归来：脐中下4寸，旁开2寸。前正中线上，耻骨联合上缘上一横指（拇指），中极穴旁外两横指处即是本穴。

中极：腹正中线上，脐中下4寸。仰卧位，前正中线延长至下腹部之耻骨联合处，由此交点处向上一横指处即是本穴。

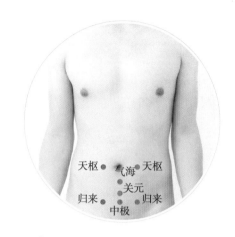

图 11-28　天枢至中极的穴位定位

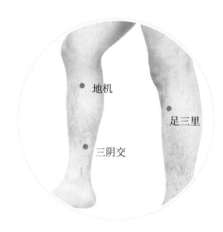

图 11-29　足三里、地机、三阴交的穴位定位

足三里：犊鼻下3寸，胫骨前嵴外一横指。站位，用同侧手掌张开虎口，围住髌骨上外缘，四指直指向下，中指尖所指处即是本穴。

地机：内踝尖与阴陵泉连线上，阴陵泉下3寸。胫骨后缘，阴陵泉穴下四横指处即是本穴。

三阴交：内踝尖上3寸，胫骨内侧缘后方。以手四指并拢，小指下边缘紧靠内踝尖上，食指上缘所在水平线与胫骨后缘的交点即是本穴。

○ 刺法

患者取仰卧位，针刺部位常规消毒，根据患者胖瘦选用1寸毫针代细火针进行火留针，施术者押手持酒精灯，靠近患者针刺部位，刺手持毫针，将毫针针尖烧至通红（图11-30），快速刺入穴位（图11-31），留针3~5分钟。起针后用干棉球按压针孔，以防出血。

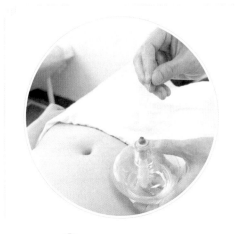

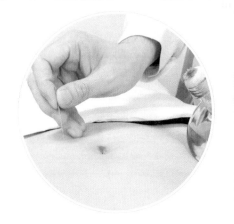

图 11-30　火留针烧针　　　　　　图 11-31　火留针进针

按语

中医学认为肝脉环阴器，肾司二阴，脾主运化升清，本病因肝肾阴虚、肝经湿热或脾虚湿盛，导致湿邪流注下焦，带脉失约，因此应以健脾、补肾、升阳、除湿为治疗原则。针刺天枢、气海、关元穴可固摄带脉，调理经气，是治疗本病的要穴；中极可利湿化浊，清利下焦；足三里、地机、三阴交健脾利湿，调理脾胃以止带。

同时还应嘱咐患者禁烟酒，调情志，合理饮食；治疗期间及经期严禁同房。治疗效果不明显者，应进行进一步妇科检查，对于40岁以上带下黄赤者，应排除癌症的可能。

第七节　排卵功能障碍性不孕症

概述

不孕症是指育龄妇女，夫妇同居二年以上，其配偶生殖功能正常，未避孕而未能受孕者。排卵障碍是指女性不能正常排出卵子。女性不排卵的原因有很多，如内分泌紊乱、卵巢病变，以及一些全身性的疾病都有可能导致不排卵。中医把不孕的病因病机分为两类，一是先天禀赋不足，二是后天病理变化。

临床表现

　　肾虚胞寒，即月经不调，量少色淡，腰酸腹冷，带下清稀，性欲淡漠，舌淡苔薄白，脉沉细而弱；冲任血虚，即月经延后，量少色淡或经闭，面黄体弱，疲倦乏力，头昏心悸，舌淡少苔，脉沉细；气滞血瘀，即月经延后或先后不定期，量少色紫有血块，经前乳房及胸胁胀痛，腰膝疼痛拒按，舌紫黯或有瘀斑，脉弦涩；痰湿阻滞，即月经延后，量少色淡，白带量多质稠，形体肥胖，面色㿠白，口腻纳呆，大便不爽或稀溏，舌胖色淡、舌边有齿痕、苔白腻，脉滑。基础体温连续记录单相 3 个月以上。

治疗

处方

　　关元、子宫、气海、肾俞、次髎、三阴交（图 11–32~ 图 11–34 ）。

　　关元：腹正中线上，脐中下 3 寸。脐中直下四横指处即是本穴。

　　子宫：中极穴旁开 3 寸。

　　气海：腹正中线上，脐中下 1.5 寸。肚脐直下两横指（食中指）处即是本穴。

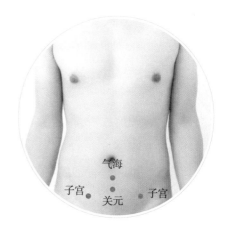

图 11–32　气海、关元、子宫的穴位定位

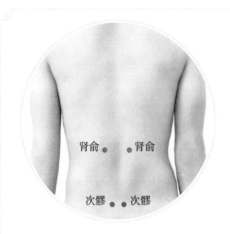

图 11-33　次髎、肾俞的穴位定位

次髎：第二骶后孔中，当髂后上棘内下方。俯卧位，骨盆后面，从髂嵴最高点向内下方骶角两侧寻摸一高骨突起，此处即是髂后上棘，与之平齐，骶骨正中突起处是第一骶椎棘突，髂后上棘与第二骶椎棘突之间，即第二骶后孔，亦为本穴。

肾俞：第二腰椎棘突下旁开 1.5 寸。先取命门穴（参考命门穴的取穴法），再由命门穴双侧各旁开两横指（食中指）处即是本穴。

三阴交：内踝尖上 3 寸，胫骨内侧缘后方。以手四指并拢，小指下边缘紧靠内踝尖上，食指上缘所在水平线与胫骨后缘的交点即是本穴。

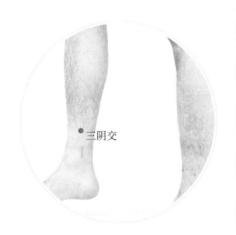

图 11-34　三阴交的穴位定位

刺法

针刺前嘱患者排空小便，选定针具，腧穴常规消毒，同时向患者解释火针针刺感应，消除患者恐惧心理。刺手持中粗火针，将火针在酒精灯上烧至通红，对准针刺穴位，速进速出，进针深度根据患者胖瘦掌握（图 11-35、图 11-36）。嘱患者注意针孔局部防止感染。月经第 5 天开始治疗。

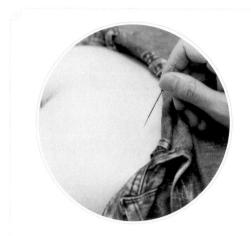

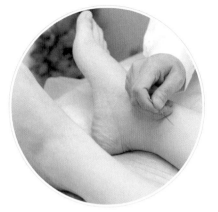

图 11-35　点刺子宫（例）　　　　图 11-36　点刺三阴交（例）

（按）（语）

　　针灸治疗排卵功能障碍性不孕症能够增强人体自身的调节功能，使下丘脑－垂体－性腺轴调节功能更加完善，从而恢复正常排卵。火针集针和灸的功能于一体，通过针刺腧穴，直接激发经气，温壮脏腑阳气及温通经脉。该疗法对肾虚胞寒、气滞血瘀证效果较好。此外，不孕不育的注意事项中最重要的一点为注意节欲，避免房事过频。

第八节　前庭大腺炎

（概）（述）

　　前庭大腺位于两侧大阴唇后 1/3 深部，其腺管开口于处女膜和小阴唇之间。因解剖部位的特点，在性交、分娩或其他情况污染阴部时，病原体易侵入而引起炎症。前庭大腺炎属混合感染，主要为细菌感染，细菌首先侵犯管状腺，引起急性炎症，甚者蕴毒化脓成为脓肿。属中医"阴肿""阴疮"范畴，病因较多，包括正气虚弱、热毒蕴结、气血凝滞等，但主要因素为湿热之毒。大多数患者可以治愈，囊肿患者可反复急性发作。

临(床)(表)(现)

急性期表现为外阴红肿、发热，疼痛明显，行走不便，甚至出现腹部坠痛及大小便困难；已成脓肿者，局部可触及明显波动感。前庭大腺炎常伴有腹股沟淋巴结肿大、体温升高等全身症状。

治疗

○ 处方

外阴红肿处、脾俞、肾俞、次髎、气海、关元、中极。

○ 定位

脾俞：第十一胸椎棘突下旁开1.5寸。与肚脐中相对应处即为第二腰椎（参考命门取穴法），由此腰椎往上摸三个椎体即为第十一胸椎，其棘突下双侧各旁开两横指（食中指）处即是本穴。

肾俞：第二腰椎棘突下旁开1.5寸。先取命门穴（参考命门穴的取穴法），再由命门穴双侧各旁开两横指（食中指）处即是本穴。

次髎：第二骶后孔中，当髂后上棘内下方。俯卧位，骨盆后面，从髂嵴最高点向内下方骶角两侧循摸一高骨突起，此处即是髂后上棘，与之平齐，骶骨正中突起处是第一骶椎棘突，髂后上棘与第二骶椎棘突之间，即第二骶后孔，亦为本穴。

气海：腹正中线上，脐中下1.5寸。肚脐直下两横指（食中指）处即是本穴。

关元：腹正中线上，脐中下3寸。脐中直下四横指处即是本穴。

中极：腹正中线上，脐中下4寸。仰卧位，前正中线延长至下腹部之耻骨联合处，由此交点处向上一横指处即是本穴。

○ 刺法

患者取合适体位，病变处先用碘伏消毒，用中粗火针在酒精灯上烧至通红，对准病变处采用速刺法，速入疾出；若已成脓肿，将火针烧红迅速刺入脓腔，进针深度视脓腔大小决定，速刺疾出，勿压针孔，让脓液充分排出，局部再次消毒。然后取腹部穴位常规消毒，中粗火针烧至通红，迅速刺入穴位，针刺深度0.3~0.5寸。最后嘱患者取俯卧位，局部消毒后，火针点刺脾俞、肾俞、次髎，深度0.2~0.3寸。针毕均用消毒干棉球轻压针孔。

按语

前庭大腺炎是常见的外阴炎症，该病易于复发，即使炎症完全控制或者手术引流造口后，又可再次患病，这可能与患者的体质有关。火针具有健脾利湿、清热解毒、益气扶正之功，以治病之本；加之对病变局部点刺排脓，以治病之标，标本同治，疗效可观。另外，保持外阴清洁、干燥是预防感染的主要方法。注意个人卫生，每日清洗外阴，勤换内衣裤，穿纯棉内裤，在一定程度上能预防前庭大腺炎的发生。

第九节　产后乳少

概述

乳少是指妇女产后乳汁极少，甚或全无，不能满足哺乳的需要，轻者发生于产后第 2~3 天至半月内，为常见，重者发生于整个哺乳期，是产科常见病之一。乳少多由气血不足或肝气郁结引起。脾胃虚弱，气血生化无源，或产后情志不调，肝失条达，气机不畅，经脉壅滞。虚证治疗时宜温补脾胃之阳，助脾胃，生气血，使乳汁生成有源。实证在治疗时宜疏肝理气，解郁通乳。

临床表现

乳汁量少或无，乳房松软，无胀感，乳汁少而清稀。气血虚弱患者常伴有面色少华，神疲食少；肝郁气滞患者常伴有乳房硬痛，胸胁胀满，情志抑郁，食欲不振，脉弦或弦滑。

治疗

○ **处方**

膻中、乳根、少泽。

虚证可配脾俞、足三里；实证可配肝俞、太冲。

○ 定位

膻中：前正中线上，平第四肋间，两乳头连线的中点。

乳根：在胸部，第 5 肋间隙，前正中线旁开 4 寸。男性在乳头下 1 肋。即乳中线与第 5 肋间隙的相交处。女性在乳房根部弧线中点处。

少泽：在手指，小指末节尺侧，指甲根角侧上方 0.1 寸（指寸）。

脾俞：第十一胸椎棘突下旁开 1.5 寸。与肚脐中相对应处即为第二腰椎（参考命门穴取穴法），由此腰椎往上摸三个椎体即为第十一胸椎，其棘突下双侧各旁开两横指（食中指）处即是本穴。

足三里：犊鼻下 3 寸，胫骨前嵴外一横指。站位，用同侧手掌张开虎口，围住髌骨上外缘，四指直指向下，中指尖所指处即是本穴。

肝俞：第九胸椎棘突下旁开 1.5 寸。取穴法类似膈俞，由膈俞穴再向下推两个椎骨为第九胸椎，该椎骨棘突下双侧各旁开两横指（食中指）处即是本穴。

太冲：足背第一、二跖骨结合部之前的凹陷中。足背，由第一、二趾间缝纹头向足背上推，至其两骨联合前缘凹陷中（约缝纹头上两横指）处即是本穴。

○ 刺法

患者选择合适体位，针刺穴位局部常规消毒后，施术者手持中粗火针在酒精灯上烧红，然后迅速对准穴位点刺不留针，少泽针刺深度 0.1 寸，余穴为 0.2~0.3 寸。

按语

《景岳全书·妇人规》云："产妇乳汁不来，其原有二：盖一因气血不足，故乳汁不来……；一因肥胖妇人痰气壅盛，乳滞而不来。"《儒门事亲》云："妇人本生无乳者不治，或因啼哭悲怒郁结，气溢闭塞，以致乳脉不行。"以上诸穴合用可补脾益气，疏肝理气，调畅气机，加之火针温通经脉、行气活血之功，乳汁即下。

第十节　压力性尿失禁

概述

压力性尿失禁是指腹压增高时出现不自主的尿液自尿道外口渗漏，45~55

岁的女性为高发人群。西医认为该病的产生有下列原因：年龄增长，绝经后雌激素水平下降；孕产次数增加；平日膀胱过度充盈、吸烟、高强度体力活动等生活习惯；妇科手术损伤，以及肥胖和遗传等因素。治疗多以盆底肌训练、生物反馈、控制体重的方法为主，效果有限。中医上属于"遗尿"范畴。中医认为，此病多为肾气不固，中气下陷，肺失治节所致，病机主要为膀胱气化不利。

临床表现

咳嗽、喷嚏、大笑、搬重物等腹压增加时不自主溢尿，腹压增加时，能观测到尿液不自主地从尿道流出。可伴有畏寒肢冷、神疲乏力、体倦肢软、少气懒言、内脏下垂等症。尿动力学检查表现为充盈性膀胱测压时，在腹压增加而无逼尿肌收缩的情况下出现不随意漏尿。

治疗

处方

肾俞、膀胱俞、次髎、会阳、中极、气海、三阴交。
肾阳虚者加关元、命门；脾阳气虚者加足三里、中脘。

定位

肾俞：第二腰椎棘突下旁开1.5寸。

膀胱俞：位于骶正中嵴（第2骶椎棘突下）旁开1.5寸。

会阳：在骶部，尾骨端旁开0.5寸。跪位或跪俯位，骶部尾骨旁凹陷处及是本穴。

次髎：第二骶后孔中，当髂后上棘内下方。俯卧位，骨盆后面，从髂嵴最高点向内下方骶角两侧循摸一高骨突起，此处即是髂后上棘，与之平齐，骶骨正中突起处是第一骶椎棘突，髂后上棘与第二骶椎棘突之间，即第二骶后孔，亦为次髎穴。

中极：腹正中线上，脐中下4寸。仰卧位，前正中线延长至下腹部之耻骨联合处，由此交点处向上一横指处即是本穴。

气海：腹正中线上，脐中下1.5寸。肚脐直下食中两横指（约1.5寸）处即是本穴。

三阴交：内踝尖上3寸，胫骨内侧缘后方。以手四指并拢，小指下边缘紧靠内踝尖上，食指上缘所在水平线与胫骨后缘的交点即是本穴。

关元：腹正中线上，脐中下3寸。脐中直下四横指处即是本穴。

命门：第二腰椎棘突下凹陷中。

○ 刺法

选取合适体位，对针刺部位常规消毒，施术者以中粗火针在酒精灯上烧至通红，在所选穴位上施以速刺法，不留针。脾肾阳虚者可应用火留针。

按语

压力性尿失禁虽不属危重症，却给日常生活带来严重不便。往往因其症状难以启齿，导致患者羞于治疗，延误病情。同时由于患者多为中老年人，常合并其他内科疾患（糖尿病、高血压等），一定程度上限制了手术（尿道中段悬吊带术）的可实施性。《素问·灵兰秘典论》有云："膀胱者，州都之官，津液藏焉，气化则能出矣。"本病多属肺脾不足，不能通调水道，中气不足或产伤气血以致肾气不固，或命门火衰以致膀胱气化失司，开阖不利。火针有补火助阳、益气升阳之功，阳气复则气化行，气化行则膀胱开合有度。此外，平日应减少过度劳作，加强锻炼，如太极拳、传统的提肛运动，皆有助于该病的康复。

第十一节　子宫脱垂

概述

子宫脱垂中医称之为"阴挺"，是指子宫位置沿阴道下降，宫颈达坐骨棘水平以下，甚至子宫全部脱出阴道口外，或阴道壁膨出。本病多因分娩时用力过度，或产后过早体力劳动，以致脾虚气弱，中气受损而气虚下陷；或因禀赋虚弱，孕育过多，房劳伤肾，以致络脉损伤不能维系胞宫而成。另外，平素长时间的腹压增高及盆底组织发育不良均可导致本病。

临床表现

子宫下移或脱出阴道口外，状如鹅卵，咳嗽、走路、劳累时加重，小腹下坠感，腰骶酸痛。兼见精神疲惫，四肢无力，带下色白，质稀量多，舌淡，苔白，脉虚弱，为脾虚；兼见腰膝酸软，小便频数，头晕耳鸣，舌淡红，脉沉而弱，为肾虚。

治疗

○ 处方

百会、气海、维道、子宫、三阴交。脾虚加脾俞、足三里；肾虚加关元、肾俞。

○ 定位

百会：前发际正中直上 5 寸，或两耳尖连线的中点。

气海：腹正中线上，脐中下 1.5 寸。肚脐直下两横指（食中指）处即是本穴。

三阴交：内踝尖上 3 寸，胫骨内侧缘后方。以手四指并拢，小指下边缘紧靠内踝尖上，食指上缘所在水平线与胫骨后缘的交点即是本穴。

维道：在侧腹部，当髂前上棘的前下方，横平脐下 3 寸处（五枢穴所在处）的前下 0.5 寸处。

子宫：仰卧位，在下腹部，当脐中下 4 寸（中极穴所在处）旁开 3 寸。

脾俞：第十一胸椎棘突下旁开 1.5 寸。与肚脐中相对应处即为第二腰椎（参考命门穴取穴法），由此腰椎往上摸三个椎体即为第十一胸椎，其棘突下双侧各旁开两横指（食中指）处即是本穴。

足三里：犊鼻下 3 寸，胫骨前嵴外一横指。站位，用同侧手掌张开虎口，围住髌骨上外缘，四指直指向下，中指尖所指处即是本穴。

关元：腹正中线上，脐中下 3 寸。脐中直下四横指处即是本穴。

肾俞：第二腰椎棘突下旁开 1.5 寸。先取命门穴（参考命门穴的取穴法），再由命门穴双侧各旁开两横指（食中指）处即是本穴。

○ 刺法

患者取仰卧位，暴露施术部位，常规消毒，施术者持中粗火针高温烧至通红，速刺法。百会穴轻浅点刺，深度 0.1~0.2 寸；气海、关元、维道点刺深度 0.3~0.5 寸，腹部此三穴可火留针 3~5 分钟；足三里、三阴交点刺深度 0.2~0.3 寸；俯卧位点刺脾俞、肾俞 0.1~0.2 寸。

按语

治疗期间应避免负重、下蹲过久，应禁房事。为了预防本病的发生，产后生理体力恢复之前避免重体力劳动和活动；积极预防和治疗慢性咳嗽、习惯性便秘等增加腹压之疾患；坚持做产后保健操，如多做提肛运动，提高盆底肌肉张力；保持心情愉快、大便通畅。

第十二节　阳痿

(概)(述)

　　阳痿是指男子虽有性欲，但阴茎不能勃起或举而不坚，并持续 3 个月以上不能完成正常性交，以致影响正常性生活的一种病证。本病多由纵欲过度，命门火衰；或房事之中，卒受惊恐，功能失用；或嗜食肥甘，湿热郁蒸，宗筋弛纵不收；或肝失条达，血不养筋，宗筋失养而致。西医学之神经衰弱、内分泌功能紊乱、生殖器官神经性损害、睾丸疾病及其他慢性疾病表现以阳痿为主症者，均可参照本节辨证施治。

(临)(床)(表)(现)

　　阳痿表现为男性在有性欲情况下，阴茎不能勃起或能勃起但不坚硬，不能进行性交活动而发生性交困难。阴茎完全不能勃起者称为完全性阳痿，阴茎虽能勃起但不具有性交需要的足够硬度者称为不完全性阳痿。偶有发生阳痿，在下一次性生活时完全正常，可能是一时紧张或劳累所致，不属于病态。年轻人由于与性伴侣情感交流不充分或性行为习惯不统一，出现焦虑和急躁，亦可伴有阳痿。

治
疗

　◎　处方

　　肾俞、命门、关元、中极、曲骨、三阴交、太冲、太溪（图 11-37~ 图11-39）。

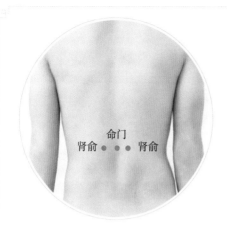

图 11-37 肾俞、命门的穴位定位

肾俞：第二腰椎棘突下旁开 1.5 寸。先取命门穴（参考命门穴的取穴法），再由命门穴双侧各旁开两横指（食中指）处即是本穴。

命门：第二腰椎棘突下凹陷中。直立，由肚脐中作一线环绕身体一周，该线与后正中线的交点即是本穴。

关元：腹正中线上，脐中下 3 寸。脐中直下四横指处即是本穴。

中极：腹正中线上，脐中下 4 寸。仰卧位，前正中线延长至下腹部之耻骨联合处，由此交点处向上一横指处即是本穴。

曲骨：前正中线上，耻骨联合上缘的中点。

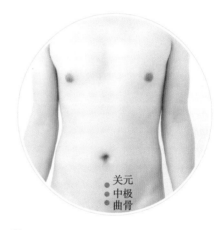

图 11-38 关元、中极、曲骨的穴位定位

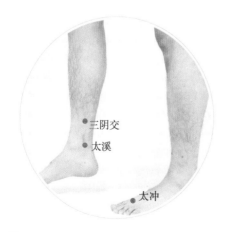

图 11-39 三阴交、太冲、太溪的穴位定位

三阴交：内踝尖上 3 寸，胫骨内侧缘后方。以手四指并拢，小指下边缘紧靠内踝尖上，食指上缘所在水平线与胫骨后缘的交点即是本穴。

太冲：足背第一、二跖骨结合部之前的凹陷中。足背，由第一、二趾间缝纹头向足背上推，至其两骨联合前缘凹陷中（约缝纹头上两横指）处即是本穴。

太溪：内踝尖与跟腱之间的凹陷中。

○ 刺法

选定穴位后，常规消毒，将针尖、针体烧至通红，采用速刺法，不留针（图 11-40~ 图 11-43）。出针后即用消毒干棉球按压针孔以减轻疼痛。病情严重者亦可应用火留针。

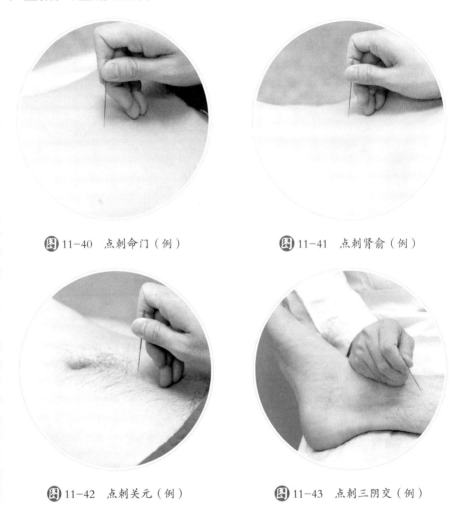

图 11-40　点刺命门（例）　　　　**图** 11-41　点刺肾俞（例）

图 11-42　点刺关元（例）　　　　**图** 11-43　点刺三阴交（例）

按语

《景岳全书》曰："阳痿者，火衰者十居七八，火盛者仅有之耳。"说明阳痿以肾虚火衰者为主。肾为先天之本，与命门同为人体阳气之根。肾阳不足，命门火衰则致阴器不用。火针具有针、灸双重功效，运用火针疗法治疗此病，正是凭借火针之热力直接温补壮大命门之火、肾中元阳，使肾经气血通畅，达到益肾壮阳之目的。对阳痿患者，应解除其忧虑及紧张心理，使其清心寡欲，劳逸结合。

第十三节　前列腺增生

(概)(述)

前列腺增生为老年男性的常见病，发病年龄大多数在 50~70 岁之间。前列腺增生肥大引起的病理变化主要是由于肥大的腺体压迫膀胱颈部和后尿道而造成尿路梗阻，从而产生一系列泌尿系统症状。

(临)(床)(表)(现)

以尿频尿急、排尿困难、急性尿潴留、尿失禁、尿血为主要临床表现。本病后期梗阻程度加重，时间较长时可造成肾功能衰竭、酸中毒，而引起一系列胃肠道、心血管和精神症状。长期为克服膀胱颈部阻力而增加腹压，可引起痔疮、脱肛、疝、下肢静脉曲张等并发症。

(治)(疗)

○ 处方

会阴、曲骨、三阴交、肾俞（图11-44~图 11-47 ））。

会阴：阴囊根部与肛门连线的中点。

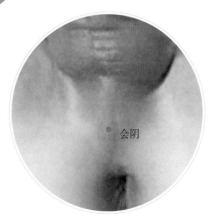

会阴

图 11-44　会阴的穴位定位

曲骨：前正中线上，耻骨联合上缘的中点。

三阴交：内踝尖上3寸，胫骨内侧缘后方。以手四指并拢，小指下边缘紧靠内踝尖上，食指上缘所在水平线与胫骨后缘的交点即是本穴。

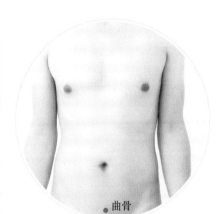

图 11-45　曲骨的穴位定位

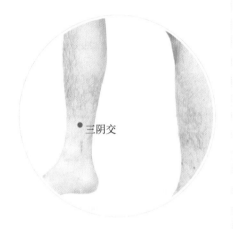

图 11-46　三阴交的穴位定位

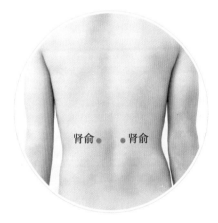

图 11-47　肾俞的穴位定位

肾俞：第二腰椎棘突下旁开1.5寸。先取命门穴（参考命门穴的取穴法），再由命门穴双侧各旁开两横指（食中指）处即是本穴。

刺法

选定穴位后，常规消毒，将针尖、针体烧至通红，迅速准确地刺入穴位，并即刻敏捷地将针拔出（图 11-48、图 11-49）。出针后即用消毒干棉球按压针孔以减轻疼痛。

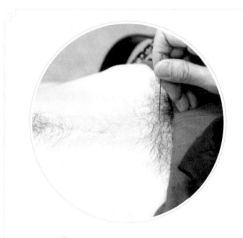

图 11-48　点刺曲骨（例）

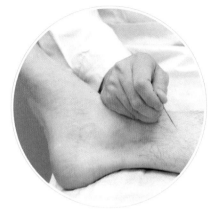

图 11-49　点刺三阴交（例）

按语

　　针刺曲骨、会阴两穴刺激到深部支配前列腺的盆丛和其分支前列腺丛（盆丛是由副交感和交感纤维构成的自主神经丛，位于直肠与前列腺两侧）。当盆丛受到刺激时，可增强神经的调节功能，加快组织细胞的代谢过程，起到调整泌尿系统功能的作用。而火针借助火力，较之毫针刺激量更大，针感更持久，疗效令人满意。

五官科病证

五官科疾病经常影响我们的正常生活。如过敏性鼻炎，发病的临床症状各异，危害极大，当影响鼻腔的生理功能时，会出现呼吸障碍，导致血氧浓度降低，影响组织和器官的功能与代谢。火针疗法在五官科的应用不断发展，本章主要介绍常见五官科疾病的火针治疗。

第一节 过敏性鼻炎

概述

过敏性鼻炎是人体对某些过敏原敏感性增高而出现的以鼻黏膜病变为主的一种变态反应，亦称"常年发作型变应性鼻炎"，属Ⅰ型变态反应性疾病。因机体对外界某些特异性过敏原，如冷空气、油烟、花粉、灰尘、螨虫、真菌、化学制剂等的敏感性增高而致，同时，也与人的体质、遗传、免疫功能等有重要关系。

临床表现

临床以喷嚏、流涕、鼻塞、鼻痒为主症，具有反复发作、迁延难愈的特点，可发生于一年四季，男女老幼、任何年龄均可发病。可伴有眼痒、结膜充血等眼部症状。体征常见鼻黏膜苍白、水肿、鼻腔水样分泌物。喷嚏每天数次阵发性发作，每次多于 3 个，多在晨起、夜晚或接触过敏原后立刻发作；大量清水样鼻涕，有时可不自觉从鼻孔滴下；间歇或持续鼻塞，单侧或双侧，轻重程度不一；大多数患者鼻内发痒，花粉症患者可伴眼痒、耳痒和咽痒。

治疗

⊙ 处方

印堂、迎香、上星、风池、合谷、神阙（即脐窝中央）（图12-1~图12-3）。

印堂：两眉头连线的中点。

迎香：鼻翼外缘中点旁开约0.5寸，当鼻唇沟中。

上星：前发际正中直上1寸。

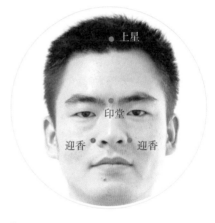

图 12-1 印堂、迎香、上星的穴位定位

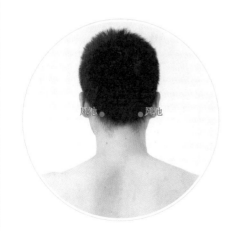

图 12-2 风池的穴位定位

风池：后发际正中上1寸，胸锁乳突肌与斜方肌上端之间的凹陷处。俯伏坐位，医者从枕骨粗隆两侧向下推按，当至枕骨下凹陷处与乳突之间时，用力按有麻胀感处即是本穴。

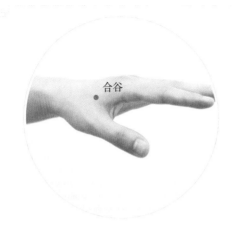

合谷：手背第一、二掌骨间，当第二掌骨桡侧中点处。拇、食指并拢，第一、二掌骨间的肌肉隆起之顶端处即是本穴。

图 12-3　合谷的穴位定位

刺法

　　穴位局部常规消毒后，手持细火针在酒精灯上将针烧红，然后迅速对准穴位点刺。症状较轻者点刺后立即将针提离穴位，症状较重或病程较长者，可将针在穴位处停留数秒（图 12-4~ 图 12-7）。然后取神阙穴，用闪罐法连拔 4~5 次，再留罐 3~5 分钟，以皮肤潮红为度。

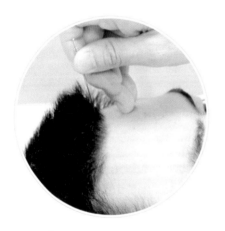

图 12-4　点刺上星（例）

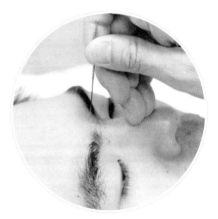

图 12-5　点刺印堂（例）

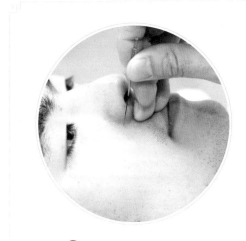

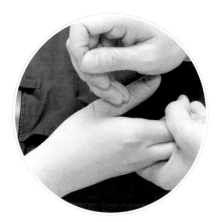

图 12-6　点刺迎香（例）　　　　　图 12-7　点刺合谷（例）

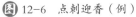

按语

　　过敏性鼻炎属中医"鼻鼽"范畴，如"鼽、嚏、鼽水"等。《释名》曰："鼻塞曰鼽，鼽，久也，涕久不通，遂致窒塞也。"火针具有温通经脉、活血祛瘀、通督调神、振奋阳气的功效。以细火针点刺治疗过敏性鼻炎，疗效迅速，一般针后即可见效；对于病程较长的患者，亦可经一到数疗程的治疗而好转。神阙穴闪罐具有调整脏腑功能、疏风通络、祛风止痒、温经散寒的作用。治疗期间避免接触致敏物，忌食海鲜。另外，血管运动性鼻炎与此症状相似，治疗可参考此法。

第二节　口腔溃疡

概述

　　口腔溃疡是口腔黏膜疾病中最常见的溃疡性损害，可单发或多发于口腔黏膜的任何部位，为反复发作的大小不等的圆形或椭圆形溃疡，此愈彼起，伴有局部烧灼疼痛。本病可发生于任何年龄，而以青壮年更为多见，女性患者略多于男性。本病有一定的自限性，一般 7~10 日可愈。西医学认为，本病发作与胃溃疡、十二指肠溃疡、慢性或迁延性肝炎、结肠炎、贫血、偏食、消化不良、腹泻、便秘、发热、睡眠不足、疲劳、月经不调、食物变态反应等相关。中医称之为"口疮"，认为多因七情内伤，素体虚弱，外感六淫之邪，致肝郁气滞，郁热化火，心火炽盛，胃火上攻，心肾不交，虚火上炎，熏蒸于口而发病。

临床表现

　　本病易反复发作，可发生于口腔黏膜的任何部位，以唇、颊、舌部多见。其典型表现为初起时为很细的小斑点，伴有灼热不适感，然后逐渐扩大为直径 2~3mm 或更大的浅溃疡。溃疡微微有些凹陷，表面有一层淡黄色的假膜覆盖，溃疡周围的黏膜由于充血而呈红晕状，灼痛明显。当接触有刺激性的食物时疼痛更加剧烈。其有自限性和周期性，一般的复发性口腔溃疡如果不经特殊治疗 7~10 天可逐渐愈合，间歇期长短不等，几天到数月，此起彼伏，反复发作。

治疗

○ 处方

　　阿是穴（图 12-8）。

○ 刺法

　　根据溃疡面大小，选择平头火针。先将溃疡面完全暴露，固定好位置，常规消毒，将火针在酒精灯上烧至针柄有热感（图 12-9），对溃疡面逐个进行快速烙刺，直至全部点净，但不伤及正常组织（图 12-10、图 12-11）。溃疡面大者可选择中央两点或三点。1 周后不愈者再治疗 1 次，以 2 次为限。

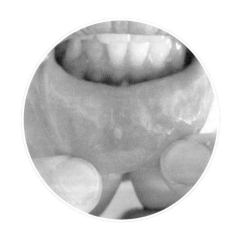

图 12-8　病变部位

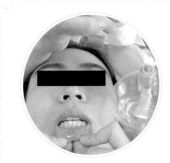 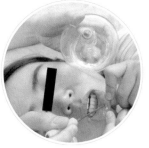 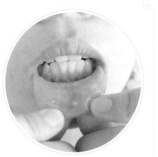

图12-9　固定针刺部位后烧针　图12-10　烙刺溃疡面　图12-11　烙刺后

按语

　　火针烙刺溃疡面可快速止痛，有效促进疮面愈合。复发性口疮患者应避免精神紧张。饮食以清淡为主，多吃蔬菜，少食生冷、辛辣、醇酒厚味之品。治疗期间还可配合锡类散或珠黄散、养阴生肌散外吹患处，既可减轻疼痛，缓解症状，又可促使口腔溃疡康复。

第三节　慢性咽炎

概述

　　慢性咽炎为咽黏膜、黏膜下及淋巴组织的慢性炎症，属中医学"喉痹"的范畴。弥漫性咽部炎症常为上呼吸道慢性炎症的一部分；局限性咽部炎症则多为咽淋巴组织炎症。本病在临床中常见，病程长，容易反复发作。

临床表现

　　慢性咽炎多见于成年人，儿童也可出现。全身症状均不明显，以局部症状为主。各型慢性咽炎症状大致相似，如咽部不适感、异物感、咽部分泌物不易咯出、咽部痒感、烧灼感、干燥感或刺激感，还可有微痛感。由于咽后壁通常因咽部慢性炎症造成较黏稠分泌物黏附，以及鼻、鼻窦、鼻咽部病变造成夜间张口呼吸，常在晨起时出现刺激性咳嗽及恶心。由于咽部异物感可表现为频繁吞咽。咽部分泌物少且不易咳出者常表现为习惯性的干咳及清嗓子咳痰动作，若用力咳嗽或清嗓子可引起咽部黏膜出血，造成分泌物中带血。

治疗

○ 处方

廉泉、天突、扶突（图 12-12），咽后壁增生的淋巴滤泡或扩张的小血管。

廉泉：喉结上方，舌骨体上缘的中点处。

天突：胸骨上窝中央。仰靠坐位，胸骨上端凹陷中即是本穴。

扶突：喉结旁，当胸锁乳突肌的前、后缘之间。喉结高点向外旁开四横指处即是本穴。

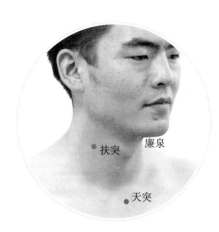

图 12-12　廉泉、天突、扶突的穴位定位

○ 刺法

令患者取仰卧位，肩背部垫高，下颌上抬，充分暴露前颈部，将所取穴位准确做出标记，常规消毒，点燃酒精灯，将细火针烧至通红，速刺廉泉穴，针尖应斜向舌根部（图 12-13）；刺天突穴，针尖略向斜下（图 12-14）；刺扶突穴，垂直进针（图 12-15）。针刺以上 3 穴，均要速刺疾出，而后在各穴周围点刺 2~3 针。刺咽后壁增生的淋巴滤泡或扩张的小血管，嘱患者张大嘴，并发出"啊"音，以充分暴露咽部，此时用单头粗火针快速点刺1~2 次即可（图 12-16）。

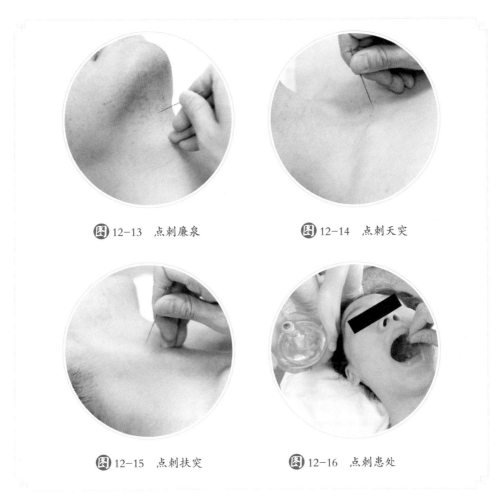

图 12-13　点刺廉泉

图 12-14　点刺天突

图 12-15　点刺扶突

图 12-16　点刺患处

按语

　　本病首记载于《素问·阴阳别论》："一阴一阳结，谓之喉痹"，有"急喉痹"和"慢喉痹"之分。中医学认为天突、廉泉穴皆为阴维、任脉之会，扶突为手阳明经穴，火针刺之，有清热解毒、利咽化痰之效。火针点刺咽后壁增生的淋巴滤泡或扩张的小血管，消癥散结，活血祛瘀，进而达到治疗疾病的目的。

第四节 冷泪症

概述

冷泪症是指清稀泪液经常外溢、泪无热感及目无赤痛的眼病。在历代文献中，有目风、泪风、目泪出不止（《诸病源候论》），风冲泣下（《儒门事亲》），充风泪出、迎风洒泪症（《银海精微》）等别名。流泪症伴脓液自泪窍而出，名曰"眦漏"，亦名"漏睛"，是一种慢性顽固性疾患。多由肝血不足，泪窍不密，风邪外引而致迎风泪出；气血不足，或肝肾两虚，不能约束其液，而致冷泪常流。而病机方面，前者多窍虚招邪，属轻症；无时冷泪者多脏腑自虚，属重症。正如《审视瑶函·迎风冷泪》中提出二者的不同，云："此为窍虚，因邪引之患，若无时冷泪则内虚，胆肾自伤之患也"。急慢性泪囊炎可参照本病治疗。

临床表现

迎风冷泪者平素患眼无红赤肿痛，亦不流泪，但遇风则引起流泪，无风则止，或仅在冬季、春初时遇寒风刺激即泪出汪汪，有湿冷感。冲洗泪道时，泪道通畅或通而不畅。无时冷泪者，患眼不分春夏秋冬、无风有风，不时泪下，迎风尤甚。冲洗泪道时，泪道可有狭窄或不通，或有泪窍外翻现象，多为迎风冷泪演变而来。冷泪多虚证，迎风冷泪与无时冷泪局部表现仅为程度上的不同。

治疗

处方

睛明（图 12-17）。

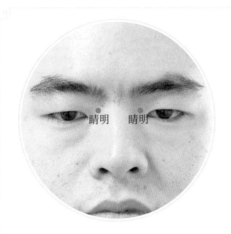

睛明：目内眦角稍内上方凹陷处。

图 12-17　睛明的穴位定位

⚫ **刺法**

令患者取仰靠坐位或仰卧位，闭目，施术者持细火针在酒精灯外焰烧红，随即刺入睛明穴，不留针（图 12-18），针提离穴位后，用消毒干棉球按压针孔以防止出血。

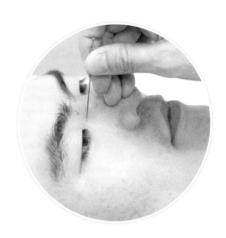

图 12-18　点刺睛明

按语

冷泪症、泪道未阻塞而迎风流泪者，针刺效果颇佳。如泪道狭窄或鼻泪管长期阻塞，经治疗仍未通畅者，可考虑手术治疗。古代还用灸法治疗冷泪症，《银海精微·充风泪出》云："久流冷泪，灸上迎香二穴，天府二穴，肝俞二穴，第九骨开各对寸"，又云："治肝虚迎风泪出不止，宜灸睛明二穴，系大眦头，风池二穴，临泣二穴。"火针化湿行气，活血祛瘀，以热引热，正对病机。

第五节 麦粒肿

概述

麦粒肿又称针眼、睑腺炎，是睫毛毛囊附近的皮脂腺或睑板腺的急性化脓性炎症。麦粒肿分为内麦粒肿和外麦粒肿两型。外麦粒肿，为 Zeis 腺（蔡氏腺）的急性化脓性炎症，初起睑缘部呈局限性充血肿胀，2~3 日后形成硬结，胀疼和压痛明显，以后硬结逐渐软化，在睫毛根部形成黄色脓疱，穿破排脓迅速。重症病例可有畏寒、发烧等全身症状。内麦粒肿，为睑板腺的急性化脓性炎症，其临床症状不如外麦粒肿来得猛烈，因为处于发炎状态的睑板腺被牢固的睑板组织所包围，在充血的睑结膜表面常隐约露出黄色脓块，可能自行穿破排脓于结膜囊内，睑板腺开口处可有轻度隆起，充血，亦可沿睑腺管排出脓液，少数亦有从皮肤而穿破排脓，如果睑板未能穿破，同时致病的毒性又强烈，则炎症扩大，侵犯整个睑板组织，形成眼睑脓肿。中医认为本病的病因病机为外感风热毒邪，客于胞睑，气血壅阻发为本病；或为过食辛辣炙煿，脾胃蕴积热毒，上攻于目，气血凝滞，壅阻于眼睑皮肤经络之间而发。

临床表现

主症可见眼睑皮肤局限性红、肿、热、痛，邻近球结膜水肿。眼睑皮肤局限性红肿，当脓液局限积聚时出现黄色脓头，外麦粒肿发生在睫毛根部皮脂腺，表现在皮肤面；内麦粒肿发生在睑板腺，表现在结膜面，破溃排脓后疼痛缓解，红肿消退。重者伴有耳前、颌下淋巴结肿大及压痛、全身畏寒、发热、头痛咳嗽，或口臭、口渴、心烦、便秘、舌苔黄、脉数等。

治疗

处方

阿是穴、肝俞附近阳性反应点（图 12-19、图 12-20）。

肝俞：第九胸椎棘突下旁开1.5寸。取穴法类似膈俞，由膈俞穴再向下推两个椎骨为第九胸椎，该椎骨棘突下双侧各旁开两横指（食中指）处即是本穴。

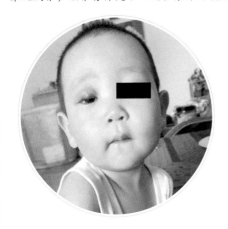

图12-19　病变部位

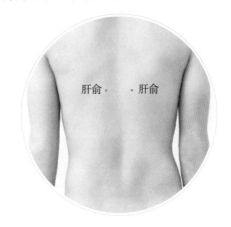

图12-20　肝俞的穴位定位

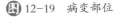 刺法

以细火针，对准麦粒肿的脓点正中或麦粒肿的粒状体微隆起处正中直刺，速进速出。一般针刺后脓血即流出，患者即感疼痛减轻。然后轻轻挤压麦粒肿，用酒精棉球擦出脓血，务必令脓尽出（图12-21~图12-24）。病程较长者，在肝俞及其附近寻找痣点2~3个，以三棱针挑刺并放血。

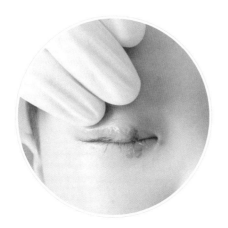

图12-21　固定针刺部位

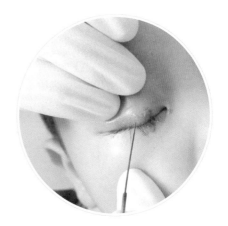

图12-22　火针点刺

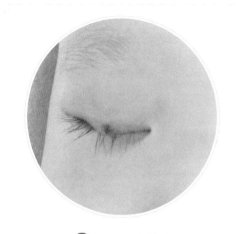

图 12-23　点刺后

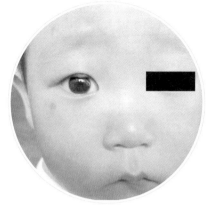
图 12-24　治疗 4 天后

按语

本病病程较短，结肿初起或刚溃破时，火针疗效很好。早期可热敷，每日 3 次，每次 20 分钟左右，以促进血液及淋巴循环，消散肿物。平素注意用眼卫生，千万不要用手挤压或用没有消过毒的针去挑，因为面部有丰富的淋巴管和血管网，直接和颅内的血管相通，再加上面部的静脉无静脉瓣膜，挤压后炎症易向颅内扩散，可引起后果严重的海绵窦炎或脑膜炎等。

第六节　流行性腮腺炎

概述

流行性腮腺炎是由腮腺炎病毒引起的呼吸道传染病。该病主要在儿童和青少年中发生，尤以 5~15 岁较为多见，2 岁以下、40 岁以上很少发病。流行性腮腺炎冬春季节发病较多，一次感染后大多可获得终身免疫，但个别抗体水平低下者，亦可再次感染。流行性腮腺炎中医称"痄腮"，认为本病是由感受风湿邪毒所致，邪毒从口鼻而入，侵犯少阳胆经，热毒蕴结经脉，郁结不散，气滞血瘀而成。

（临）（床）（表）（现）

本病初起出现一侧或两侧耳下腮部肿胀酸痛，咀嚼不便，可伴有全身轻度不适，如恶寒发热，咽红；重症则腮部焮热红肿，咀嚼困难，高热头痛，呕吐，烦躁口渴，大便干结，小便短赤，或伴有睾丸肿大，甚至出现昏迷、呕吐等症状。

治疗

◯ **处方**

患侧腮腺局部。

◯ **刺法**

对患侧腮腺部位皮肤常规消毒，点燃酒精灯，将细火针在酒精灯外焰上烧红（图 12-25），快速刺入患部皮肤 1~5mm，疾进疾出。针刺时以肿胀最高点为中心、1.5cm 为半径进行围刺，外周围刺 5~6 针，中心部位刺 2~3 针（图 12-26）。施术后局部有少量血及浅黄色液体流出者效果更佳。

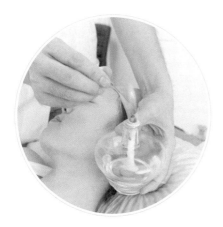

图 12-25　烧针

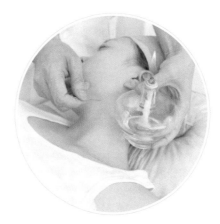

图 12-26　点刺患处

[按][语]

　　本病具有传染性，自起病至腮腺肿胀完全消退期间注意隔离，以免传染。急性期应卧床休息，肿痛局部可予冷敷。保持饮食清淡，少食辛辣、肥甘厚腻之品，多食水果、蔬菜。本病患者出现睾丸肿大、神昏、抽搐等症时应采取综合疗法治疗，及时控制病情。

第七节　扁桃体肿大

[概][述]

　　扁桃体肿大是指腭扁桃体的非特异性炎症，多由溶血性链球菌感染所致。急性扁桃体炎往往是在慢性扁桃体炎基础上反复急性发作。中医称腭扁桃体炎为"乳蛾"或"喉蛾"，急性扁桃体炎则为"喉蛾胀"或"蛾风"。乳蛾可为双侧咽核同时发病，也可单侧发病。

[临][床][表][现]

　　咽痛、咽部黏膜呈弥漫性充血，以扁桃体及两腭弓最严重，在其表面可见黄白色点状滤泡（脓泡），或在隐窝口处有黄白色或灰白色点状豆渣样渗出物，可连成一片，形似假膜，不超出扁桃体范围，易拭去，不易出血。颌下淋巴结肿大，且有明显压痛。急性扁桃体炎还可伴有突然高热、咽痛，常放射至耳部，剧痛者有吞咽困堆、全身酸痛不适。

治
疗

○　**处方**

　　阿是穴。

○　**刺法**

　　患者取仰靠坐位，为防止患者针刺时因对火针的畏惧心理产生躲避，可由助手双手固定患者头部，医者与患者正面对坐。嘱患者张大嘴，医者押手用无菌纱布牵拉固定住患者舌体，以充分暴露出肿大的扁桃体。嘱患者发"啊"音，医者刺手持贺氏中粗火针在酒精灯上烧至白赤，采用点刺手法将针迅速刺入肿大的扁桃体，进针深度以针尖达肿大扁桃体中部为宜，一侧点刺 1~3 针，以局部少量出血为度，每周针刺 1 次（图 12-27、图 12-28）。

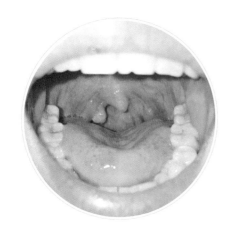

图 12-27　治疗前

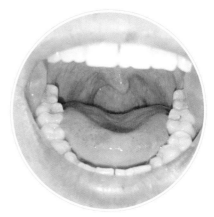

图 12-28　治疗后

按语

咽喉位处一身之要冲，"体阴而用阳"。咽喉表面组织为黏膜，其特点为其中含有丰富的津液。咽喉表面属膜，是膜原的一部分，所以咽喉位处半表半里。咽喉与脏腑关系密切，尤其是脾、胃、肺，为人体气机升降之枢，少阳为枢。咽喉病位在少阳，咽喉为病，即可从少阳辨证论治。少阳为病，上郁而化火伤津，易引起咽喉疼痛、溃烂、脓肿、干痒、梗阻感、异物感等症状，故治疗当以和解少阳为法。采用火针疗法一方面可疏通经络，行气活血，消癥散结；另一方面又能助阳化气，使气机疏利，津液运行畅达，凝滞之痰邪、湿邪因而化解，咽喉功能恢复正常。

第八节 颞下颌关节紊乱综合征

概述

颞下颌关节紊乱综合征是指累及颞下颌关节和（或）咀嚼肌，以关节区咀嚼痛、压痛、弹响、功能障碍（张口、闭口受限）为主要症状的综合征，是五官科常见的难治性疾病之一。多发于青壮年，多为一侧发病，也可两侧同时发病。本病属中医学"痹证""颌痛""颊痛""面痛""口噤"等范畴。其病因病机为气血营卫不固，风寒湿邪客于面部致筋脉拘急或气血亏虚，经脉失养。临床常见的颞下颌关节炎亦可参照本节论治。

临床表现

颞下颌关节及咀嚼肌疼痛，局部酸胀或疼痛、弹响和功能障碍。疼痛部位可在关节区或关节周围，并可伴有轻重不等的压痛。关节酸胀或疼痛尤以咀嚼及张口时明显。弹响在张口活动时出现，响声可发生在下颌运动的不同阶段，可为清脆的单响声或碎裂的连响声。常见的功能障碍为张口、闭口受限，但也可出现张口过大或张口时下颌偏斜。此外，还可伴有颞部疼痛、头晕、耳鸣等症状。

治疗

处方

下关、颊车、合谷、太冲、手三里。

定位

下关：颧弓与下颌切迹之间的凹陷中。闭口，由耳屏向前循摸有一高骨，其下有一凹陷即是本穴。

颊车：下颌角前上方约一横指，当咀嚼时咬肌隆起处。当上下齿咬紧时，在咬肌隆起的高点处。

合谷：手背第一、二掌骨间，当第二掌骨桡侧中点处。拇、食指并拢，第一、二掌骨间的肌肉隆起之顶端处即是本穴。

太冲：足背第一、二趾骨结合部之前的凹陷中。由第一、二趾间缝纹头向足背上推，至其两骨联合前缘凹陷中（约缝纹头上二横指）处即是本穴。

手三里：在前臂背面桡侧，在阳溪与曲池穴连线上，肘横纹下2寸处。

刺法

患者取仰卧位，针刺部位常规消毒，施术者持细火针在酒精灯上烧至通红控温后，快速、准确地刺入穴位，随即出针，针刺深度以浅刺为度。

按语

颞下颌关节紊乱综合征病机多为"不通则痛""不荣则痛"，火针疗法可以温经通络，直达病所，使气血调和，针刺后疼痛即可缓解。尽量在疾病早期进行治疗。本病常见诱因有单侧咀嚼、喜欢张大口、牙齿咬合不良和正畸史、紧咬牙和叩齿力度过大、精神压力大、颈椎病、外伤等。因此，本病患者应尽量避免这些情况的发生，治疗期间也要注意保持心情愉快，改变不良习惯，进食软食。

参考文献

[1]贺普仁. 针具针法 [M]. 北京：科学技术文献出版社，2003.

[2]贺普仁. 针灸三通法操作图解 [M]. 北京：科学技术文献出版社，2006.

[3]李岩，李志道. 九针中大针当为火针 [J]. 中国针灸，1999，19（4）：62.

[4]贺林. 国医大师贺普仁教授针灸三通法原理 [J]. 环球中医药，2009，2（6）：454-456.

[5]贺小靖，贺伯汉.国医大师贺普仁学术人生探讨 [J]. 中医学报，2011，26（10）：1171-1174.

[6]贺小靖，贺林，贺普仁. 浅析针灸三通法的"病多气滞"理论 [J].环球中医药，2013，6（10）：740-744.

[7]李岩，周震. 关于火针疗法的几点思考 [A]. 中国针灸学会刺法灸法学分会刺络疗法学术委员会、中国针灸学会实验针灸学分会刺络原理研究会. 第三届全国刺络放血学术研讨会暨首届亚洲刺络放血学术研讨会暨高等中医药院校创新教材《实验针灸学》教材编写会论文集 [C]. 中国针灸学会刺法灸法学分会刺络疗法学术委员会、中国针灸学会实验针灸学分会刺络原理研究会：2007：4.

[8]李岩，周震，王遵来，等. 贺普仁教授火针刺络放血法临证验案举隅 [J]. 上海针灸杂志，2009，28（3）：129-131.

[9]石珍. 火针加火罐治疗外感咳嗽疗效观察 [J]. 临床医药实践，2010，19（7B）：969.

[10]李保华，王翠萍. 三头火针治疗内耳眩晕症30例 [J]. 中医药研究，1999,15（6）：29.

[11]李岩，周震. 贺普仁教授治疗偏头痛经验举隅 [J]. 天津中医药，2007，24（2）：96-97.

[12]洪永波. 以痛为输火针点刺治疗枕神经痛随机对照研究 [J]. 医学研究杂志，2014，43（8）：169-171.

[13]李岩. 火针疗法在头面部疾患中的应用 [J]. 河南中医药学刊，2002，17（5）：45-46.

[14]王敏. 火针治疗中风后遗指趾肿胀 [J]. 浙江中医杂志，2003，10（3）：35.

[15]苏敏，何希俊. 火针疗法治疗卒中后肩手综合征43例疗效观察 [J].世界中医药，

2012, 7（2）：144-146.

［16］阎翠兰. 火针"以肿为腧"治疗水肿［J］. 亚太传统医药，2009，5（10）：79-80.

［17］钱洁，曲延华. 针灸治疗面偏侧萎缩症8例的临床体会［J］. 北京中医，2003，22（3）：46-47.

［18］刘保红，李岩. 火针治疗癔症性瘫痪案［J］. 中国针灸，2008，28（S1）：37.

［19］李岩，周震. 火针疗法治疗痛风临症举隅［J］. 针灸临床杂志，2003，19（7）：37-38.

［20］安金格. 火针治疗小儿遗尿16例［J］. 针灸临床杂志，2002，18（12）：28.

［21］祁越，金永明. 火针治疗弹响指100例疗效观察［J］. 中国针灸，1994，14（1）：45.

［22］李岩，周震，孟凡征，等."治风先治血，血行风自灭"理论在针灸治疗行痹中之我见［J］. 针灸临床杂志，2006，22（7）：5-6.

［23］李岩，周震，贺小靖，等. 火针疗法治疗痹症的疗效观察［J］. 中国针灸，2003，23（7）：408-411.

［24］金凤彩. 火针治疗颈部肌群痉挛57例疗效观察［J］. 颈腰痛杂志，2000，21（3）：262-263.

［25］熊军霞，章绮霞，李秀兰. 火针治疗背肌筋膜炎60例［J］. 湖北中医杂志，2008，30（3）：57.

［26］张文兵，余小青. 火针治疗慢性冈下肌劳损52例［J］. 上海针灸杂志，1996，15（3）：241.

［27］刘晓琴. 火针治疗腰肌劳损84例小结［J］. 甘肃中医，2000，13（2）：50-51.

［28］李岩，李平，周震，等. 火针对坐骨神经损伤模型大鼠COX-2、IL-1β、BDNF表达的干预研究［J］. 针灸临床杂志，2007，23（12）：36-39.

［29］杨翊. 火针治疗股外侧皮神经炎疗效观察［J］. 上海针灸杂志，2013，32（7）：571-572.

［30］王世广. 火针承山穴治疗腓肠肌痉挛31例［J］. 中国针灸，2002，22（3）：193.

［31］张鑫杰，王俊发，皮书高，等. 火针疗法对股骨头缺血性坏死髋关节疼痛的影响［J］. 河南中医，2015，35（2）：403-405.

［32］张玉华，李建新，吴玲焕. 火针治疗膝关节慢性创伤性滑膜炎100例［J］. 陕西中医，2007，28（12）：1672-1673.

［33］郑秋枫. 火针治疗髌下脂肪垫损伤疗效观察［J］. 现代医药卫生，2012，28（8）：1248-1249.

［34］范春兰，施秀华. 火针治疗髌骨软化症 40 例临床观察［J］. 世界中西医结合杂志，2013，8（10）：1013-1015，1036.

［35］洪成贵，赵锦河，潘彩华. 火针治疗膝关节侧副韧带损伤 137 例［J］. 中医外治杂志，2013，22（5）：11.

［36］李岩，周震，刘保红，等. 火针刺络放血治疗下肢复发性丹毒 28 例［J］. 中国针灸，2008，28（1）：60.

［37］马新平. 火针治疗腘窝囊肿 12 例临床疗效观察［J］. 天津中医药，2006，23（3）：226.

［38］贺小靖，贺林，赵祥斐. "贺氏三通法"治疗下肢静脉曲张临床经验［J］. 中国卫生标准管理，2014，5（9）：12-14.

［39］丁向荣，蒋又祝. 火针点刺龈交穴治疗痔疮［J］. 中国针灸，2003，23（10）：39.

［40］胡承晓. 火针排脓治疗肛周脓肿 120 例［J］. 中国中医急症，2003，12（4）：369.

［41］苑婷，王彩悦，蔡志敏，等. 火针配合阳和汤治疗皮肤病验案 4 则［J］. 上海针灸杂志，2012，31（3）：186-187.

［42］李岩，何亮，刘保红，等. 火针配合阳和汤治疗阳虚型痤疮的临床研究［J］. 针灸临床杂志，2011，27（4）：11-13.

［43］Zhao Zhiheng, Li Yan, Xu Jiachun, et al. Unique half-body symptoms of herpes zoster［J］. JOURNAL OF CHINESE MEDICINE IN THE UK, 2014, 3（2）：18-23.

［44］刘新卿，于洪梅. 火针治疗腋臭 32 例［J］. 中国民间疗法，2000，8（4）：19.

［45］付源鑫，李岩，苑婷，等. 火针治疗斑秃临床观察［J］. 上海针灸杂志，2013，32（12）：1032-1034.

［46］马良志，宋言壮. 火针治疗鸡眼 60 例［J］. 针灸临床杂志，2004，20（9）：36.

［47］李卫红. 火针治疗胎记［J］. 中国针灸，1996，16（11）：27.

［48］李岩. 火针疗法在妇科疾患应用举隅［J］. 针灸临床杂志，2005，21（6）：31-32.